逗号张文化
孕育幸福事
好孕系列

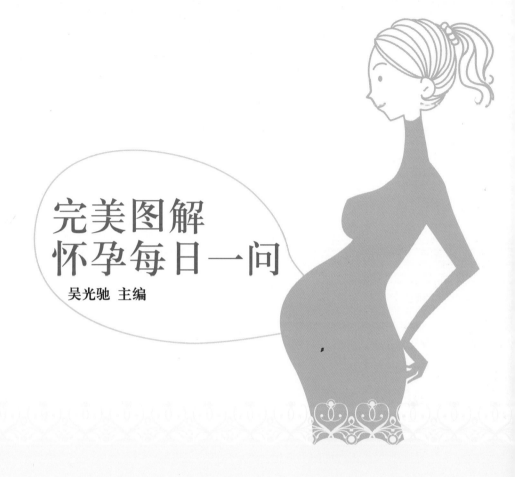

完美图解
怀孕每日一问

吴光驰 主编

电子工業出版社.
Publishing House of Electronics Industry
北京·BEIJING

图书在版编目（CIP）数据

完美图解怀孕每日一问／吴光驰主编. — 北京：电子工业出版社，2013.8

（孕育幸福事•好孕系列）

ISBN 978-7-121-20412-8

Ⅰ.①完… Ⅱ.①吴… Ⅲ.①妊娠期—妇幼保健—图解 Ⅳ.①R715.3-64

中国版本图书馆CIP数据核字（2013）第099661号

逗号张文化创意
13910136213
全案策划

责任编辑：牛晓丽

特约编辑：王　平

印　　刷：北京捷迅佳彩印刷有限公司

装　　订：北京捷迅佳彩印刷有限公司

出版发行：电子工业出版社

　　　　　北京市海淀区万寿路173信箱　　邮编：100036

开　　本：889×1194　　1/24　　印张：12　　字数：403千字　　彩插：1

印　　次：2013年8月第1次印刷

定　　价：49.90元

　　凡所购买电子工业出版社图书有缺损问题，请向购买书店调换。若书店售缺，请与本社发行部联系，联系及邮购电话：（010）88254888。

　　质量投诉请发邮件至zlts@phei.com.cn，盗版侵权举报请发邮件到dbqq@phei.com.cn。

　　服务热线：（010）88258888。

前言

怀孕后，
年轻的夫妻一下子从孩子变成了准爸爸、准妈妈，
难免会有些惶恐，
即便已有心理准备，
也还会有太多的未知和茫然。

工作、生活、健康、安全、营养、孕检、胎教……
无数的问题等着年轻的准爸爸、准妈妈。
完全听老人的？
显然不符合现代新父母的想法，
而且老一辈的经验固然宝贵，
但仍有一些不科学的东西。

参加一些培训班？
经济、时间条件允许的话，显然是不错的选择，
但是昂贵的培训费用不是每个家庭都负担得起的。

咨询相关的大夫或专家？
这是最好的选择，
但是我们未必有这样便利的条件。
准爸爸、准妈妈最需要的就是有一个指南性的东西，
帮助他们解决一些常见的小问题。

本书总结了怀孕过程中大多数准爸爸、准妈妈会遇到
或者关心的280个问题，涉及了怀孕的方方面面，
贴身帮您解决孕期各种问题，
伴您在健康、安心、幸福中等待宝宝出生。

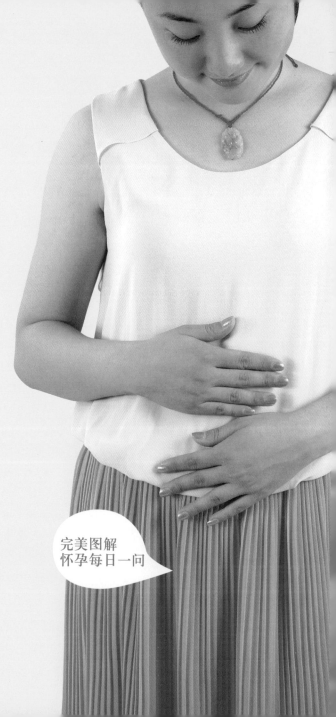

完美图解
怀孕每日一问

目 录

孕一月 /17

孕二月 / 45

孕三月 /69

孕四月 /95

孕五月 / 121

孕六月 /147

孕七月 / 175

孕八月 / 203

孕九月 / 233

孕十月 /259

完美图解
怀孕每日一问

孕一月

　　生活与工作逐渐稳定的你，是不是内心开始有所期盼，开始渴望做一名母亲呢？这个时候的你一定迫切地想拥有自己的孩子吧。那么从这一刻开始，你要计划怎样来培养、孕育这个小生命，而在最初的这一个月中，你的目标就应该是和你的爱人一起，养成良好的生活、饮食习惯，在备孕期间努力创造出一个优质健康的受精卵。

第1周

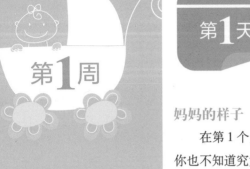

第1个月妈妈和宝宝分别是什么样子的

妈妈的样子

在第1个月，其实妈妈们还不能称为准妈妈，因为这个阶段还是处在备孕期，你也不知道究竟能否怀上宝宝，所以在这一个月的首要任务是养成好习惯，为怀孕做好一切准备，所以这时候的未准妈妈们也可以称为备孕女性，这期间身体自然是没有什么变化的，主要是心理上的变化。

胎宝宝的样子

一个月的宝宝就像一颗小胚芽，在本月末，宝宝的心脏会开始形成，血液循环也会开始。同时，还能看到肺部的萌芽。

受精卵的形成过程一般只需要12个小时，新的生命便从此开始。只有0.2毫米左右的受精卵，在输卵管里逐渐向子宫方向移动，同时迅速地进行裂变，分裂成为两个相等的一半。

大约10小时后发生第2次分裂，分裂为大小相同的4个细胞。这种分裂就这样持续下去，直至分裂为32个细胞。大约4天以后，由分裂细胞组成的卵球中心形成一个空隙，从此，有些细胞明显地比其他细胞大，直至第4周，器官的原始形成分化越来越快，胚胎已经长成0.4厘米左右。这时候，胚胎头部变曲，明显地带有一个短而尖的尾巴。

本月末，胚胎身长0.7~0.8厘米，重约1克。虽然眼睛、鼻子的原形还未形成，没有胳膊没有腿，但嘴和下巴已经能够看到。这个时期，脑的发育特别快，并且出现了大脑分化。在这个时候适当吃点核桃有助于宝宝的大脑发育。

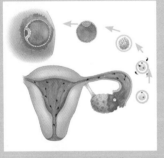

卵子沿着输卵管行进，当遇到精子的时候，精子与卵子结合就形成受精卵。

第2天　如何提高卵子的质量

1 选择适当的生育年龄

女性最佳的生育年龄是 24~30 岁，女性生育能力较男性更容易受年龄影响。40 岁以上女性的卵子与 30 岁以下男子的精子配对明显比 30 岁以下女性的卵子和 50 岁以上男子的精子配对的成功率低。这说明年龄对卵子质量有极为重要的影响。

2 保持身体健康

卵子发生染色体变异的概率越低，就越容易怀孕，怀孕后的流产率也会越低。当然，身体素质越差，卵子发生染色体变异的概率就越高，卵子质量就越差，导致不孕、流产的概率就会越大。因此，保证身体健康是十分必要的，一旦发生疾病必须尽快到医院接受医生的治疗。

3 适当的运动

这可以帮助女性提高身体素质，确保卵子的质量。因此，对于任何一个计划怀孕的女士而言，应该进行一段时期有规律的运动后再怀孕。最好在计划怀孕前的 3 个月，进行适宜与合理的运动或相关的体育锻炼，如慢跑、柔软体操、游泳、太极拳等，以提高自身的身体素质，为怀孕打下坚实的基础。

4 调整情绪

压力持续存在或经常发生时，体内会产生大量的"焦虑激素"，加重紧张感。单一品种激素分泌过多打破了原有的激素平衡，导致内分泌紊乱，从而影响卵巢排卵能力。因此适量减压、舒缓紧张情绪可有效提高女性的怀孕概率。

5 调节饮食

尽量戒烟戒酒，避免暴饮暴食，防止营养平衡失调。日常生活中还可以多食黑豆、豆浆、水煮鱼汤，黑豆可以预防卵巢早衰，豆浆则可有效调节内分泌，防止内分泌失调影响排卵，水煮鱼汤可促进卵泡发育，利于女性排出优势卵泡。当然还有许多预防卵巢早衰的食物，备孕妈妈们可以查阅相关资料来研究一下。

> **小贴士**
>
> 改善日常生活环境也很重要，汽车尾气、工业排放、电子辐射等皆会导致女性卵子发生染色体变异，影响生育。想要怀孕生宝宝的备孕妈妈们一定要知道如何培育高质量的卵子，尽量让自己的宝宝更健康聪明。

第3天　**哪些情况下不宜怀孕**

1 不要在旅行途中受孕

在旅行途中生活起居没有规律,居无定所、睡眠不足、饮食失调、营养不足,加上旅游过程中过度疲劳和旅途颠簸,会影响胎儿生长或引起受孕子宫收缩,容易导致流产或先兆流产。

2 不要在蜜月期间受孕

由于在新婚前后男女双方为操办婚事和进行应酬而奔走劳累,体力超负荷消耗,因而精子和卵子的质量会有所下降,再加上新婚蜜月时性生活频繁,也会影响精子和卵子在子宫里着床,降低胎卵质量,从而不利于优生。

3 不要在炎热或严寒季节受孕

怀孕早期正是胎儿的大脑皮质初步形成的阶段,若天气炎热,会影响人的食欲,导致蛋白质摄入量减少,机体消耗量大,影响胎儿大脑的发育。而在严寒季节受孕的话,准妈妈多在室内活动,新鲜空气少,接触呼吸道病毒的机会增多,容易感冒而损害胎儿。

4 不要在患病期间受孕

因为疾病会影响体质、受精卵的质量及宫内着床环境,患病期间服用的药物也可能对精子和卵子产生不利的影响。

5 不要在停用避孕药后立即受孕

长期口服避孕药的女性,应在停药至少两个月后再受孕,放置避孕环的女性,在取环后应等来过 2~3 次正常月经后再受孕。这样可使子宫内膜和排卵功能有一个恢复适应的过程,有利于受精卵的生长发育。

小贴士

锌的作用

　　锌缺乏是导致男性不育和女性不孕的重要原因之一。

　　植物性食物中,含锌量比较高的有豆类、小米、萝卜、大白菜等。

　　动物性食物中,以牡蛎含锌最为丰富,其他如羊排、仔鸡、熏鲟鱼等也含有较丰富的锌。

　　实践证明,经常多吃一些含锌丰富的食物,不但可使矮个子长高,瘦者体重增加,而且可通过性激素分泌的增加,促进第二性征的发育,使精子数量增多或促进排卵,从而增加受孕机会。因此正在备孕的准妈妈们一定要注意补锌。

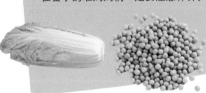

第4天 有流产史的女性备孕需要注意什么

流产的危害

流产与正常生产（自然分娩）相同，都要在子宫内留下相应的创伤。而且流产后还要进行刮宫手术，对子宫损伤较大，这些创伤需要至少 3 个月的时间才能修复。另外，由于刮宫、流产、妊娠等，人体的生理周期也发生了变化，其完全恢复也需要一段时间。

流产后想要备孕的注意事项

流产后怀孕要注意心理、休息和饮食方面的问题。保持良好的心理状态，要心情舒畅；注意休息，适当进行运动，忌剧烈运动，头三个月夫妻最好不要同房；注意饮食，慎用各类药物，多进食含叶酸丰富的食物。

这时，应让子宫和身体有一段时间的调整、休息，应避免吸烟、干重体力活等，保持心情愉快，至少要恢复半年，不可急于怀孕。可以通过这段时间调整情绪、恢复身体，为下次妊娠做好充分的准备。一切都准备好后就可以放心地受孕、分娩了。另外，再次妊娠时，如发现有异常情况，应立即去医院妇产科检查，根据具体情况，考虑保胎的问题。

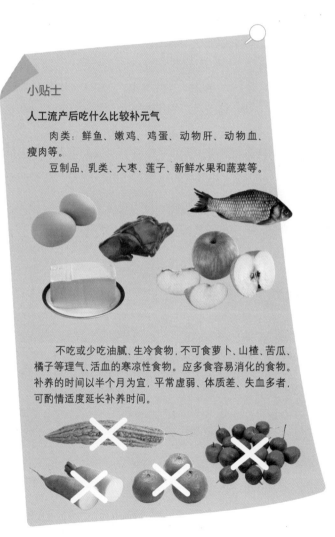

小贴士

人工流产后吃什么比较补元气

肉类：鲜鱼、嫩鸡、鸡蛋、动物肝、动物血、瘦肉等。

豆制品、乳类、大枣、莲子、新鲜水果和蔬菜等。

不吃或少吃油腻、生冷食物，不可食萝卜、山楂、苦瓜、橘子等理气、活血的寒凉性食物。应多食容易消化的食物。补养的时间以半个月为宜。平常虚弱、体质差、失血多者，可酌情适度延长补养时间。

第5天　流产后为什么不能马上怀孕

流产后患者的身体比较虚弱，需要一定的时间才能恢复正常，如果过早地怀孕，会给身体带来很大的伤害。因为人工流产手术会对子宫内膜造成一定的损伤，而且这种损伤在一两个月之内是无法完全恢复的。如果经过人工流产的女性过早地怀孕，就会对受精卵着床和发育产生不利的影响，很容易出现流产的现象。

快速补充元气的食谱

归芪蒸鸡

原料 母鸡 1 只，炙黄芪 100 克，当归 20 克，葱、姜适量，鸡清汤适量，调料少许。

做法 先将归芪（当归和炙黄芪）用布包好，把母鸡处理干净，放入沸水锅内汆透，取出，放入凉水内冲洗干净，沥净水分，纳归芪于鸡腹中，放盆内，摆上葱、姜，加鸡清汤、黄酒、胡椒粉等，用湿棉纸将盆口封严，上笼蒸约两小时取出。去棉纸及葱、姜、黄芪等，加味精、食盐调味服食，可滋补精血。

猪脊肉粥

原料 猪脊肉 60 克，大米 90 克，淀粉少许，葱、姜适量，调料少许。

做法 先将猪脊肉洗净，切丝，加淀粉、料酒、酱油少许调匀备用。取大米淘净，加清水适量煮粥，待沸时调入猪脊肉，煮至粥熟，加食盐、味精、姜、葱调味，再煮至沸后服食，每日 1 剂，可滋养脏腑，润泽肌肤。

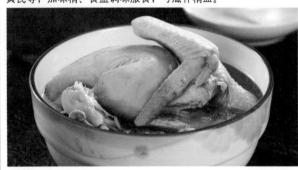

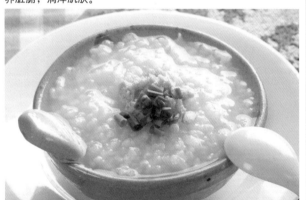

虫草炖鸭

原料 虫草 10 克，老雄鸭 1 只，葱、姜适量，骨头汤适量，调料适量。

做法 将鸭处理干净，放入沸水锅中汆一下，而后将鸭头顺颈劈开，取虫草 8~10 枚装入鸭头中，再用棉线缠紧，余下的虫草加葱、姜适量，置鸭腹中，放入盆内，再放骨头汤、食盐、胡椒粉、黄酒等，封口蒸熟。而后去掉葱、姜，调入味精少许即成，分 2~3 天食用，可补肾健脾。

第6天 节律高潮跟怀孕有什么关系

什么是节律高潮

节律是人体生命活动的内在规律，节律高潮是指这些规律处于比较活跃，比较高昂的一段时间。这种节律有生理上的，也有心理上的。我们都有这样的经历，每过一段时间精神很亢奋，做什么都来劲，这说明你处于精神的节律高潮期，又过了一段时间又会觉得什么都打不起精神，那么说明你处在情绪的节律低潮期。类似的还有智力的节律——高潮期学习效率高，记性好；体力的节律——高潮期体力充沛等。

节律高潮跟怀孕的关系

一般来说，在这些节律的高潮期，人体常常体力充沛、情绪高昂、思维敏捷，整个机体处于最佳状态。若在这个时候怀孕，优质的精子与卵子会形成优质的受精卵及胚胎，就会形成优质胎儿。反之，如果在低潮期，人体常常疲劳无力、情绪低落、反应迟钝，若在这时怀孕，就有可能生出一个身体虚弱、智力较低的孩子。

那么，应该怎样把握人体生物钟规律，选择高潮期受孕呢？这里介绍一种简单的方法供未来的爸爸妈妈们参考。

首先算出你的出生日到计算日的总天数，然后除以生物节律的天数23，28，33，所得到的余数x，y，z就是你想要了解的3个周期的天数。当x大于0或小于等于11的时候为最佳时期，根据以上计算生物节律的方法，夫妻双方在计划怀孕时期，对于自己选择的受孕日期进行推算，可以选择双方的高潮期、避开低潮期，对优生是很有帮助的。

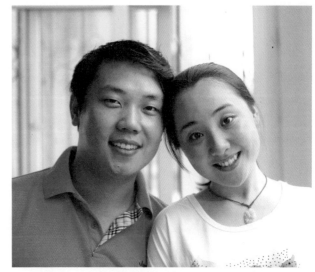

在身体、心理都最佳的状态下怀孕，宝宝出现健康问题的可能性最小。

第7天 备孕期间应该怎样用药

有很多备孕的未准妈妈，因为身体原因，在未知怀孕的情况下服了药，在确定自己怀孕的消息后忐忑不安，不知道如何取舍。

其实怀孕前和怀孕期间也有用药的安全期，并非一律不能用药。除此之外，有些药物也是适合准妈妈服用的，只不过在服用药物之前，最好咨询一下医生，如果在不知情的情况下服了药，也需要将所服用药品的名称和服用药品的时间告诉医生，请医生做一下判断，以免自己无谓地紧张。

警惕

备孕期间准妈妈和准爸爸要注意，许多药物会影响精子与卵子的质量，或者使胎儿致畸，所以"孕

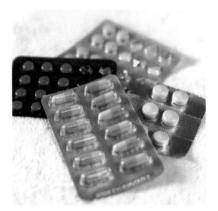

备孕期，整个孕期，哺乳期，这三个阶段的用药最好都在医生的指导下进行。

前用药问题"必须引起准爸爸、准妈妈的警惕，有些药物，如激素、某些抗生素、止吐药、抗癌药、安眠药等，都会对生殖细胞产生一定程度的影响。卵子从初期卵细胞到成熟卵子约需14天，在此期间卵子最容易受药物的影响。一般来说，女性在停药20天后受孕，比较安全。但有些药物的影响时间可能更长，因此有长期服药史的女性一定要咨询医生，才能确定安全受孕时间。

另外，很多药物可能对男性的精子质量产生不良影响，如抗组织胺药、抗癌药、咖啡因、吗啡、类固醇、利尿药等。这些药物不仅可能导致新生儿缺陷，还可能导致婴

儿发育迟缓、行为异常等。因此备孕期的男性，一定要在医生的指导下服药。

用药小误区

许多备孕女性认为备孕期间服药应该选用中药，因为中药自然无害，没有化学添加剂。对于这种想法要纠正一下，因为中药是复方药物，对于生殖细胞的影响不容易被察觉。而许多人始终认为中药性温，补身无害，甚至随便去药房抓药使用，这是非常不正确的做法。想要怀孕的准爸爸和准妈妈们一定要记住，不论是中药还是西药，一定都要在医生的指导下服用，才会培育出优质的宝宝。

第2周

第8天　怀孕前该如何接种疫苗

孕前提前11个月注射乙肝疫苗

乙肝发病率较高，如果在孕早期感染乙肝病毒，使早孕反应加重是小事，严重者易发展为急性重症肝炎，危及准妈妈生命，还可通过胎盘传染给胎儿。如果你没有任何慢性疾病，到目前为止还很健康，那么你应该在计划怀孕前11个月去注射乙肝疫苗。

乙肝疫苗是按照0，1，6的程序注射的。即从第一针算起，在此后1个月时注射第二针，6个月时注射第三针。所以孕前至少提前11个月进行注射，才能保证怀孕的时候体内乙肝疫苗病毒完全消失，并且已经产生抗体。

提前8个月注射风疹疫苗

风疹病毒感染是目前发现最主要的导致先天畸形的生物因素之一。受风疹病毒感染的胎儿常常发生多个组织的损害，即先天性风疹综合征。最常见的是三联症、耳聋、白内障及先天性心脏病等。风疹病毒感染的危害主要发生在孕早期。

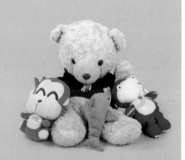

注意

在怀孕第1个月患风疹，婴儿先天畸形的概率为50%。

准妈妈在怀孕第2个月患风疹，婴儿先天畸形的概率为22%。

准妈妈在怀孕第3个月患风疹，婴儿先天畸形的概率为6%。

有些感染了风疹病毒的婴儿并不是出生后立即出现先天性风疹综合征症状，而是在出生后数周、数月，甚至数年后才逐渐显现出来，所以准妈妈们一定要注意。

提前3个月注射甲肝疫苗

甲肝病毒可以通过水源、饮食传播。而妊娠期因内分泌的改变和营养需求量的增加，肝脏负担加重，抵抗病毒的能力减弱，极易被感染。

因此，经常出差或经常在外面就餐的女性，更应该在孕前注射疫苗。注射时间至少在孕前3个月。接种甲肝疫苗后8周左右，便可产生很高的抗体，获得良好的免疫力。接种疫苗3年后可进行加强免疫。

第9天　怀孕成功的症状有哪些

1 月经停止
也可能在你本该行经或受精卵在子宫中着床时，大概受精后的 7~10 天，会有轻微的出血。

2 疲倦和嗜睡
受精卵着床后，你会很容易觉得疲倦，没有心情做任何事情，还会觉得明明睡够了却还是困，这些都是怀孕成功后的症状。

3 尿频
经常想上洗手间，但到了洗手间却又没有便意。

4 恶心
总是感觉莫名的恶心，伴随或不伴随呕吐，以及过多的唾液分泌。

5 胃难受
胃灼热、消化不良、胃胀、水肿。

6 厌食和偏食
总是觉得什么菜都不合胃口，对食物越来越挑剔。

7 乳房变化
丰满、沉重、柔软、刺痛感、乳晕颜色变深。乳晕的汗腺变得明显，看起来像是鸡皮疙瘩；随着提供给乳房的血液增多，皮肤下面会出现网状的蓝色纹路。

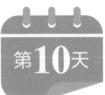

第10天　怀孕早期唾液多该怎么办

过度分泌唾液是怀孕的另一个常见症状。虽然它很令人讨厌，但并没有害处，而且一般持续时间很短，通常在几个月之后就会消失。在那些有过晨吐经历的女性中，也更容易出现这一现象，而且好像也会伴随着恶心。

清洁舌苔
当嘴里出现怪味时，在刷牙后可以顺便清洁一下舌苔，以彻底清除残留在舌头上的食物，有助于消除口腔内的异味，并可恢复舌头味蕾对于味道的正确感觉，而不至于对食物口味要求越来越重。

时常漱口、喝水
准妈妈可以时常漱口，将口中的坏气味去除，也可以准备一些降火的饮料，或淡绿茶水、果汁等，以除去口腔中的异味，并且同时注意饮食前后的口腔卫生，让难闻的口气无处可躲。

避免食用辛辣、生冷食物
辛辣食物如辣椒、生葱、生姜，以及一些调料等大多属热，会引起口腔上火，伤津液导致唾液减少；而生冷的食物则会导致口腔内表面收缩，唾液分泌不出。

第**11**天　怎样预防孕育缺陷宝宝

孕育缺陷宝宝的原因

导致生出缺陷宝宝的因素包括物理因素、化学因素及病毒感染等，应该积极避免，这个工作应该在备孕时就开始。

缺陷宝宝的特征

一般缺陷宝宝的特征表现为：先天畸形、功能障碍、智力低下及发育迟缓等。

其中先天畸形包括有体表肉眼可见的畸形，如兔唇、并指等；还有体内器官组织畸形等，如肾积水、先天性心脏病等。

功能障碍包括先天聋、哑、盲，也包括代谢异常，如苯丙酮尿症等。

智力低下包括先天愚型、铅中毒、先天性风疹综合征等。

预防孕育缺陷宝宝应注意哪些因素

避免物理因素导致缺陷：X射线对胚胎有很强的致畸作用，从备孕开始就应该远离，一般要求从怀孕前6个月开始都不要接受X射线照射。

避免化学因素导致缺陷：铅、砷、苯等化学元素都会给胎儿带来不利影响，要尽量避免。还要注意用洗涤剂的时候戴塑胶手套，不在备孕时装修房屋、使用杀虫剂等。

避免病毒感染导致缺陷：肝炎、巨细胞病毒感染、疱疹病毒感染、腮腺炎、麻疹等，以及感染性皮肤病如水痘等都可能导致胎儿畸形。由此看来，准妈妈需要从生活上做好自我防护和保健。

小贴士

发育快慢虽然有遗传因素的影响，但更多是环境因素造成的，如营养不良、酗酒、吸烟、宫内感染等，出生后大多有身体畸形，并伴智力发育较差等不良结果。所以在备孕期间准爸爸和准妈妈们就应该着手预防这些对宝宝孕育不利的环境和因素，以免对宝宝造成伤害。

温馨提示

X射线源

X射线过量会导致宝宝缺陷，生活中常见的X射线源有：

1. 医学上的检测设备，除了必要的X光检测，准妈妈不要轻易做医学X光检查。

2. 安检设备有少量X射线，因此准妈妈应尽量避免进行需要安检的活动。

3. 照片的冲洗，从事类似工作的准妈妈应提早休假。

4. 其他一些特殊科研场所，准妈妈如有相关的工作需要，应及早调换岗位。

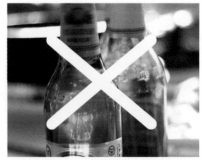

大多数人备孕时会戒烟，但是对酒的危害认识不足。

第12天　孕早期晨吐该怎么办

尽可能食用富含蛋白质和碳水化合物的食物

这些食物能够阻遏反胃，减轻晨吐。常见的营养食品也有帮助，因此可根据自己的条件尽量吃点，或者适当服用孕期维生素来弥补你无法得到的营养，但要选择一天当中最不容易把它吐出来的时间服用。

充足饮水

呕吐会流失大量水分。如果你在恶心时，感觉稀汤类食物比固体食物更容易下咽，那就用稀汤类食物来补充营养。可以尝试下列任何你能获取的东西：

1. 特浓奶昔；
2. 水果汁或蔬菜汁；
3. 蔬菜汤或牛肉汤等。

如果你觉得稀汤类食物使你更恶心，那就吃一些水分含量比较高的固体食物，例如新鲜的水果和蔬菜，尤其是莴苣、西瓜和柑橘类水果。

避免那些形状、气味及味道会让你感觉恶心的食物

避免一切闻后能引起恶心反应的食物，由于过于敏感的嗅觉，有些食物对很多怀孕的女性都会有影响。如果有的食物的气味会让你想要冲向洗手间的话，不要自我牺牲为你的家人准备这些，如果隔壁窗户传出的味道让你受不了，可以在房门的下面放几条毛巾来遮挡，必要时可去找邻居沟通，不能勉强忍耐。

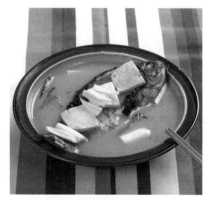

孕吐期间以选择自己爱吃的食物为主，不要勉强自己吃不爱吃的东西。

> **小贴士**
>
> 可试一试姜，这是一种久为人知有治疗腹泻功效的香料。试一试吃点姜糖，在做饭时使用姜，喝点姜酒，甚至新鲜姜的气味对孕早期的准妈妈来说都能止住反胃。

从容迎接清晨

不要从床上跳起并冲出门外，过度匆忙也会加重反胃。

尝试穴位防晕止吐腕套

这种弹性腕套，戴在两个手腕上，向腕内的穴位施加压力，通常都能缓解呕吐。它们没有副作用，并在药店和健康食品店中都能买到。

使用辅助性的医疗方法

例如针灸、指压按摩、生物反馈或催眠，这些方法通常都能减轻呕吐的状况，但注意要在医生的指导下进行。药物和视觉成像有时对一些准妈妈也有帮助。

第13天 哪些常见病会对准妈妈有影响

有些妇科疾病对怀孕可能会有影响，因此在备孕阶段应先检查有没有这些妇科疾病，检查后如没有问题，就可放心地做其他准备工作了。如果检查出有某种疾病，应配合医生治疗，待治愈后再准备怀孕。

阴道炎

常见的阴道炎是由滴虫或霉菌引起的。阴道受感染后白带会增多，并有颜色的改变及有臭味。由于这些滴虫或霉菌消耗了阴道细胞内的糖原，因而改变了阴道的酸碱度，使阴道内酸性程度更高。这种酸碱度的改变会影响精子的活动力，以致妨碍精子继续上行，而有些细菌还会使精子凝集在一起，使女性不容易怀孕。如果患阴道炎的同时还患有子宫颈管炎，那么宫颈黏液的性能就会发生改变，对精子的影响就会更大；阴道分泌物太多，会使射入的精液稀释，对精子的上行也会产生影响。

宫颈糜烂

宫颈糜烂的患者由于宫颈的分泌物较正常情况多，且黏稠，使精

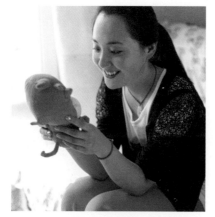

妇科疾病和不适要先调理好再怀孕。

子不易通过，影响精子的活动度，妨碍精子进入宫腔；宫颈的炎性环境也会影响到精子，降低精子的活力；宫颈分泌物中含有大量的白细胞，它们也会吞噬精子；宫颈的细菌及其毒素会杀伤精子，如大肠杆菌会使精子产生较强的凝集作用，可使精子丧失活力。

子宫肌瘤

子宫肌瘤是女性生殖器官中最常见的一种良性肿瘤，多发生于中年女性，约一半的子宫肌瘤患者不孕。其原因可能是由于肌瘤阻碍受精卵着床，或由于宫腔变形，输卵管入口受阻，妨碍精子进入输卵管，肌瘤如接近浆膜层，则对妊娠影响不太大。

小贴士

患有妇科常见病的备孕女性一定不要害羞，放下面子去找医生做一个全面、详细的妇科检查，这不仅对自身的身体健康有很大的帮助，同时尽早地治好妇科疾病也会帮助你培育出一个优良的卵子，进而培育出优质宝宝。

第14天　如何做好妊娠期妇科疾病的预防与早期发现

妊娠期常见的妇科疾病有细菌性阴道炎、念珠菌性阴道炎（俗称霉菌性阴道炎）、滴虫性阴道炎、淋病（包括沙眼衣原体感染）、尖锐湿疣、梅毒等。

妊娠期妇科疾病的早期发现与传播途径

妊娠期妇科疾病很容易被发现，其表现为白带呈稀糊状，为灰白色、灰黄色或乳黄色，带有特殊的腥臭味；外阴有明显瘙痒、灼痛感，白带较稠，呈白色或黄白色凝乳状或豆腐渣样，阴道壁往往有充血，有时还伴有尿频、尿痛；白带增多，呈脓性泡沫状，外阴瘙痒，伴泌尿系统感染时，可引起尿痛、尿频，甚至血尿。初期症状为外阴瘙痒，有灼痛感，有乳头状疣状病灶存在，随着病情加重，可扩散到阴道及宫颈，但不痛，外生殖器有红色炎性硬结，数周后出现全身性皮疹，外阴有扁平湿疣及淋巴结肿大等。

妊娠期妇科疾病的传染渠道主要有性传播和通过浴具等间接传染。

妊娠期妇科疾病很可能导致胎膜早破、早产、绒毛膜羊膜炎、产褥感染等。胎儿经产道感染，可引起口腔念珠菌病，如鹅口疮。

妊娠期妇科疾病的预防

1 孕前体检对于保证妈妈和宝宝的健康是非常重要的，所以一定要进行孕前体检。

2 如果孕前没有进行体检，产前检查就更重要了，要按时到正规医院（最好是三级医院）接受常规检查，如有必要可向医生咨询并做一些特殊的检查。

3 孕期性生活最好使用安全套，避免疾病传播。

4 如果准妈妈发现身体有异常情况，不要羞于启齿或盲目用药，应立即就医。

5 无论是产前检查或是就医都应选择医疗条件好、技术先进的大医院，以防误诊或延误病情。

6 准妈妈一定要注意在公共场所的卫生，尽量避免出入公共浴室或到消毒条件不好的游泳池游泳，以免影响自己和胎儿的健康。

7 养成良好的卫生习惯，洗漱用具及毛巾用品要与家人分开使用，便前、便后都要洗手。内衣裤最好单独清洗，不要和其他衣服混在一起机洗。

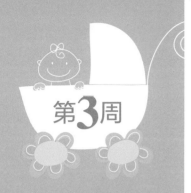

第3周

第15天 双胞胎和多胞胎是怎样形成的

人类双胞胎的形成有以下两种类型

一是由一个受精卵在囊胚期分成两个内细胞群而发育成两个胎儿，称为同卵双胞胎。这种分裂产生的孪生子具有相同的遗传特征，因此，性别相同，性格和容貌酷似。

二是由两个卵细胞同时受精并发育长大而成两个胎儿，称为异卵双胎，大多数双胞胎（约75%）属此类。由于他们是由两个不同的受精卵发育的，故具有不同的遗传特性，性格和容貌的相似性也就逊于前者。

同卵双胞胎的出生频度相当稳定，地域间、人种间，以及不同时期的变化不大。而异卵双胞胎的出生频度的地域和人种差异较大，且近年来有逐年增长的趋势。

同卵双胞胎的产生主要受家庭遗传因素的影响。

异卵双胞胎的产生除有家族性外，还与女性生育年龄、食物、医源性因素有关。

双胞胎准妈妈罹患妊娠高血压综合征的机会约为普通准妈妈的4倍左右，所以一旦确认怀上了双胞胎，你就得把跟医生的"约会"安排得更频繁和规律。对于怀了双胞胎的准妈妈来说，怀孕中胎儿患上各种病症的概率大大增加，所以产前检查要与一般单胎准妈妈的产检有所区别，相对次数应更多，因为你需要更频繁地监测胎儿发育的状况，有时甚至需要住院安胎或监测胎儿的生长状况等。所以双胞胎准妈妈每次产检后应跟医生确定下次产检的时间，询问是否要增加产前照顾与检查的频率，以确保胎儿的健康。生产前可能需要多做一次超声波检查以确定宝宝们的胎位与体重，作为生产方式与时间的参考。

双胞胎准妈妈应定期产检并测量血压值、尿蛋白及水肿的状况，以便及时发现妊娠高血压综合征并及早进行处理。

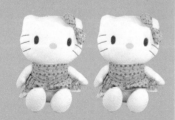

什么因素决定了宝宝的性别

生男生女，自古以来就是人们很关注的问题，特别是在提倡一对夫妇只生一个孩子的今天，人们对此倍加关心。那么生男生女是如何决定的呢？

人体细胞的染色体共有 23 对，其中 22 对为常染色体，一对为性染色体。女性的一对性染色体是两条大小形态相同的 XX 染色体，男性的一对性染色体则一条是 X 染色体，一条是较小的 Y 染色体。在精子和卵子形成时，经过两次减数分裂，每个精子和卵子就具有 23 条染色体，包括 22 条常染色体和一条性染色体。由于女性的性染色体是 XX，只能形成一种卵子，即含一条 X 染色体的卵子；男性的性染色体是 XY，可形成两种精子，即含 X 精子或含 Y 精子。含 X 精子与卵子结合形成 XX 合子，发育成女孩；含 Y 精子与卵子结合形成 XY 合子，发育成男孩。在受精时两种精子与卵子结合是随机的，其机会均等，也就是说形成 XX 合子与 XY 合子的机会各有 50%。因此，下一代中男女性别比例大致相等。

小贴士

如果卵子和带有 X 染色体的精子结合，受精卵就发育成女孩；若卵子和带有 Y 染色体的精子结合，则发育成男孩。因此，生男生女主要决定于精子携带的是哪一类性染色体，而且完全不由人的意志决定。

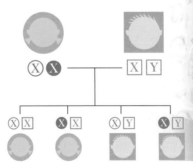

可以说，生男生女和女性没关系，完全是由男性决定的。

第**17**天 宝宝更像爸爸还是更像妈妈

相貌的遗传

孩子出生后像爸爸还是像妈妈是每个父母都很关心的问题，其实孩子的每一个特征都是由一对基因决定的，其中一个基因来自妈妈，另一个来自爸爸。如果某个特征爸爸给的基因表现类型占优势，就会像爸爸多一些。父母可能遗传给孩子相同的基因表现类型，也可能不同，但基因的综合效应决定了孩子的遗传组成。有一个奇怪的现象，就是当孩子和爸爸在一起的时候，旁人会觉得孩子像爸爸，当孩子和妈妈在一起的时候，旁人常常觉得和妈妈也很像，这就解释了孩子的相貌遗传了父母的相貌基因。

民间说法

民间有种说法，男孩像妈妈，女孩像爸爸。美国心理学家克里斯坦菲认为，爸爸对胎儿相貌的影响比妈妈大一些。尤其是宝宝刚出生的时候，怎么看都更像爸爸。这可能是由于爸爸给予子女遗传上的特征多一些。也有人认为随着宝宝的长大，会更像妈妈一些。有科学家认为，在远古时代，如果孩子长得像爸爸，就可以得到父亲养育的机会，这样成活的机会就更多，所以经过漫长的进化过程，就形成了新生宝宝相貌像爸爸的现象。

小贴士

父母的哪些特征会遗传给宝宝

人类的 10 种特征与遗传直接相关，它们依次是：

1. 肤色：也就是说如果父母都是黑皮肤，宝宝就不可能拥有白皮肤。
2. 下颚：下颚的形状绝对会遗传，尖下颚的爸爸所生的儿子，十个有九个是尖下颚。
3. 双眼皮：是最显性的遗传。
4. 身高：子女身高 70% 来自父母遗传。
5. 肥胖：父母都胖，所生的宝宝有 53% 都是小胖墩儿。
6. 秃顶：半数以上会遗传，而且还会隔代遗传。
7. 青春痘：父母双方都有，子女肯定逃不了。
8. 少白头：特殊性遗传，比率较低。
9. 声音：男孩遗传很像父亲，女孩遗传则像母亲。
10. 罗圈儿腿：是可以矫正的遗传，但腿的长度改变不了。

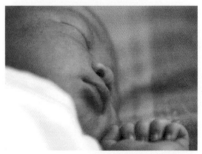

除了遗传因素以外，很多其他外在因素也能决定宝宝的长相。

第18天 宝宝聪明与否跟遗传有关吗

妈妈聪明，生下的孩子大多聪明，如果是个男孩子，就会更聪明。这其中的原因在于，人类与智力有关的基因主要集中在 X 染色体上。女性有 2 个 X 染色体，男性只有 1 个，所以妈妈的智力在遗传中就占有了更重要的位置。

性格是父亲的遗传大。有一位专家提出，父亲能传授给女儿生活上的许多重要教训和经验，使女儿的性格更加丰富多彩。

一项调查发现，聪明的孩子60% 都出自于家庭教育良好的知识分子家庭。为此，有人将超常儿童归纳为三类：

第一类是他们具有优秀的遗传素质，基本是由遗传决定的。

第二类是一般的遗传素质加上良好的教育，是后天因素促进了遗传因素的表达。

第三类是优秀的遗传素质加上良好的后天教育。

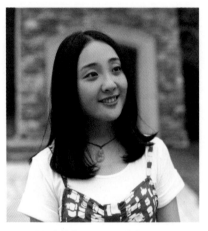
科学胎教能让宝宝更聪明。

孩子大脑的发育

生出一个聪明的孩子几乎是每一对父母的希望。聪明孩子的前提取决于胎儿期大脑的发育情况。

受孕后的第 20 天左右，胚胎中已有大脑原基存在。

妊娠第 2 个月时，大脑里沟回的轮廓已经很明显。

第 3 个月，脑细胞的发育进入了第一个高峰时期。

第 4~5 个月时，胎儿的脑细胞仍处于迅速发育的高峰阶段，并且偶尔出现记忆痕迹。

从第 6 个月起，胎儿大脑表面开始出现沟回，大脑皮层的层次结构也已经基本定型。

第 7 个月的胎儿大脑中主持知觉和运动的神经已经比较发达，开始具有思维和记忆的能力。

第 8 个月时，胎儿的大脑皮层更为发达，大脑表面的主要沟回也已经完全形成。

小贴士

胎儿大脑从妊娠 6 个月起就已具有 140 亿个脑细胞，也就是说已经基本具备了一生中所有的脑细胞数量。其后的任务只是在于如何提高大脑细胞的质量，而脑细胞的数量已经无法再增加了。

第19天 怎样才能生出更漂亮的宝宝

生一个健康、聪明、漂亮的宝宝是每对父母的心愿，正因如此，许多准妈妈在怀孕期间便开始了一系列"准备"，比如听轻音乐、看可爱宝宝图片，甚至连受孕时间都要挑选，可谓用心良苦。多听莫扎特，宝宝就会更漂亮吗？多看可爱宝宝的照片，宝宝就会漂亮吗？

饮食秘诀帮助你拥有漂亮宝宝

如果父母肤色偏黑，准妈妈就可以多吃一些富含维生素 C 的食物。

因为维生素 C 对皮肤黑色素的生成有干扰作用，从而可以减少黑色素的沉淀，日后生下的婴儿皮肤就会白嫩细腻。

含维生素 C 丰富的食物有番茄、葡萄、柑橘、菜花、苹果、刺梨、鲜枣等蔬菜和水果，其中尤以苹果为最佳。苹果富含维生素和苹果酸，常吃能增加血色素，不仅能使皮肤变得细腻红润，更对贫血的女性有极好的补益功效，是准妈妈的首选水果。

如果父母的头发早白或者略见枯黄、脱落，那么准妈妈可多吃些含有 B 族维生素的食物。

比如瘦肉、鱼、动物肝脏、牛奶、面包、豆类、鸡蛋、紫菜、核桃、芝麻、玉米及绿色蔬菜，这些食物可以使孩子发质得到改善，不仅浓密、乌黑，而且光泽油亮。

提高身体的"海拔"

父母个头儿不高，应吃些富含维生素 D 的食物。维生素 D 可以促进骨骼发育，促使人体增高，这种效果尤其对于胎儿、婴儿最为明显。

此类食品有虾皮、蛋黄、动物肝脏，以及蔬菜。

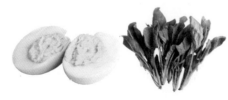

告别粗糙的肤质

如果父母皮肤粗糙，准妈妈应该经常食用富含维生素 A 的食物，因为维生素 A 能保护皮肤上皮细胞，使日后孩子的皮肤细腻有光泽。

这类食物包括动物的肝脏、蛋黄、牛奶、胡萝卜、番茄，以及绿色蔬菜、水果、干果和植物油等。

这方面可能是爸爸给予子女遗传上的特征多一些。也有人认为随着宝宝长大，会更像妈妈一些。有科学家认为，在远古时代，如果孩子长得像爸爸，就可以得到父亲养育的机会，这样成活的机会就更多，所以经过漫长的进化过程，就形成了新生宝宝相貌像爸爸的现象。

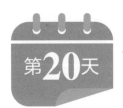

第20天 女性不孕应该做哪些检查

怀孕是很多人结婚以后必须考虑的事情，据临床资料统计，具有正常生育功能的夫妇共同生活，不采用任何避孕措施，一般一年内怀孕者约60%，两年内怀孕者约80%。因此在婚后两年仍未怀孕的女性就应当进行检查。

1 测量基础体温

卵巢在排卵后形成黄体，分泌孕激素，孕激素有升高体温的作用，利用这一特点，在每天睡醒后立即测量舌下体温，并列出体温变化，从中可以看出有无黄体形成，同时又可间接地了解有无排卵。

正常女性在月经期后，一般体温在36.5℃上下，排卵日可达到最低点，继而上升0.3~0.5℃，维持12~16天，然后在月经前一天或第一天下降至低水平。这种前半段低、后半段升高的基础体温称为双相体温，表示有排卵。若后半段体温不升高，则称为单相体温，表明未排卵。

2 观察宫颈黏液

子宫颈腺体的分泌随着卵巢周期的影响，也有周期性变化。月经后黏液量少而黏稠，排卵期黏液稀薄、透明、拉丝力强。放在玻片上干燥后，于显微镜下可见到羊齿状结晶。

3 阴道涂片

阴道的上皮细胞也随卵巢周期的影响而呈周期性的改变。做阴道涂片观察细胞可以反映体内雌激素的水平，从而了解内分泌状况，粗略地了解月经失调者的卵巢功能状态，但不能测知是否排卵。

4 子宫内膜活检

子宫内膜是受精卵着床的部位。采取子宫内膜做活组织检查，可从卵巢功能方面了解有无排卵及分泌期的情况，同时还可了解内膜有无炎症、息肉及癌等器质性病变。

除了卵巢功能外，其他如非娩后的乳房分泌乳汁、多毛和男性化（出现男性第二性征）、功能失调性子宫出血等，都应查明其确切的原因，做出正确的诊断，才能有效提高治疗效果。

小贴士

生儿育女是夫妻双方的事，婚后不孕，不单单是女方的问题，男女双方都应该到医院进行全面的检查。

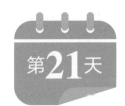

第21天 男性备孕前应做哪些检查

1 前列腺液检查
前列腺炎可引起男性不育症。前列腺液检查可为前列腺炎的诊断提供依据。

2 精浆生化的检查
对精浆的化学成分进行分析有助于对附睾、前列腺、精囊腺功能的了解。患者有射精量少、无精症、少精症、不明原因的精子活动力下降、附属性腺先天缺陷及附属性腺疾病等情况时，可做精浆生化检查，常见的精浆生化分析项目有果糖测定、肉毒碱测定、精浆酸性磷酸酶测定、柠檬酸测定等。

3 精液常规检查
精液质量是测定男性生育力的最基本、最重要的临床指标，有关精液的参数是医师首先需要了解的，患者要注意的是：检查前 3~5 天不可同房，采集标本应该保证获得全部精液并且一周复查一次。

4 微生物检查
男性泌尿、生殖系统感染往往导致男性不育。和男性泌尿、生殖系统感染有关的病原微生物有细菌、病毒、螺旋体、支原体、衣原体等，常见的有淋球菌、乳头状瘤病毒、腺原体、沙眼衣原体等。

5 遗传学检查
男性相关染色体及基因的正常是维持正常生殖功能的基础，染色体及基因的异常会导致性分化异常或精子生成障碍，从而严重影响生殖功能。所以，对于有性分化异常或身体有其他遗传缺陷、无精症，以及严重少精症、有遗传病家族史、习惯性流产的夫妇做染色体及基因检查，有着非常重要的意义。

6 内分泌检查
生殖内分泌功能障碍影响男性的性功能及生殖功能，是男性不育症的一个重要原因，内分泌检查主要是有关性激素 T，FSH，LH，PRL，E2 的测定，以及各种激发试验，如 HCG 刺激试验等。

男性通过以上的检查，若确诊自己患上了不育，就应该及时配合医生治疗。千万不要拖延治疗的时间，要知道不育越早治疗效果越好。

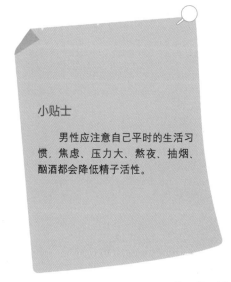

小贴士

男性应注意自己平时的生活习惯，焦虑、压力大、熬夜、抽烟、酗酒都会降低精子活性。

第4周

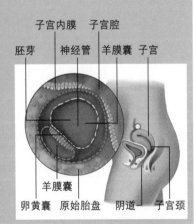

子宫内膜　子宫腔
胚芽　神经管　羊膜囊　子宫
羊膜囊
卵黄囊　原始胎盘　阴道　子宫颈

胚芽开始成长、成形，还长出了一条细细的尾巴。

第22天　哪些生活因素会对怀孕不利

准妈妈在孕期要特别注意生活中一些不利因素对胎儿的影响。下面我们就看看对准妈妈不利的因素。

因素1：杀虫剂

当你在户外劳动的时候，一定要有安全保护意识。应该避免接触各种给农作物或树木杀虫的药物，因为当前的研究还未表明杀虫剂对人体到底会有多大伤害。

因素2：家用清洁用品

对于准妈妈来说，很重要的一点就是要尽量避免接触含有化学物质的家用清洁用品，如在家必须使用清洁用品时一定要戴橡胶手套等作为保护。

因素3：油漆

怀孕期间如果想要布置婴儿房，应该让别人来粉饰婴儿房。现在一些水性油漆理论上是比较安全的，尽量采用这种油漆，而且还要尽量保持屋内空气的流通。而去掉旧油漆的工作也不应该让准妈妈来完成。因为旧的油漆很可能含有铅的成分，而铅污染很可能会伤害腹中的孩子，引起胎儿的脑部和神经系统的伤害。

因素4：装修材料

装修材料中的有害物质，如甲醛、苯、甲苯、乙苯、氨等，无法在短时间内完全散发掉，因而会危及胎儿健康，增加先天性畸形、白血病的发病率。装修时一定要注意选择有环保标识的产品，并且装修好的房屋最好在有效通风换气3个月后再入住。

小贴士

准妈妈若长期处在超过50分贝的噪音环境中，会使内分泌腺体功能紊乱，并出现精神紧张，严重的会使血压升高，胎儿缺氧缺血，导致胎儿畸形甚至流产。并且高分贝的噪音还可能损坏胎儿的听觉器官，致使部分区域受损，并严重影响大脑的发育，导致儿童智力低下。

第23天　哪些疾病对怀孕不利

一般来说，备孕女性在准备要孩子前，应先去医院检查，确认一下有无疾病，以保证妊娠的顺利进行。因为病情的性质和症状决定妊娠是否能顺利进行，如患以下疾病应在怀孕前治疗。

1 贫血
严重贫血，不仅使准妈妈妊娠痛苦，而且影响胎儿的发育，不利于产后恢复。如有贫血疾病，要在食物中充分摄取铁和蛋白质，贫血得到治疗后，可以妊娠。

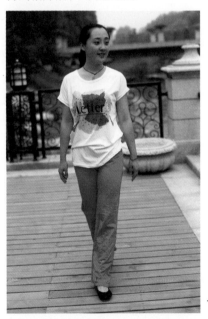

在备孕之初最好做一个全面体检。

2 结核病
结核病会传染给胎儿，所以在怀孕之前必须治愈。

3 心脏病
心脏功能不正常会造成血运障碍，引起胎盘血管异常，导致流产、早产，产妇的身体和生命都会受到威胁。

4 肾脏疾病
肾病患者一旦妊娠，难免会得妊娠高血压综合征，而且病情随着妊娠的继续而加重，可能引起流产、早产，有的必须终止妊娠。根据肾脏病的程度，由医生决定是否可以妊娠。

5 高血压
高血压患者易患妊娠高血压综合征，而且会为重症。对自己血压值不太清楚的人，如有剧烈头痛、肩膀酸痛、失眠、眩晕和浮肿等症状就要去医院检查。

6 肝脏疾病
妊娠后，肝脏负担增加，如有肝脏疾病，易使肝病恶化，依据病情严重程度，医生会建议终止或继续妊娠。

7 子宫肌瘤
患子宫肌瘤的女性，在妊娠期没有特别异常现象，大多能正常分娩。但是不容易受孕，所以最好及时治疗。

此外，糖尿病等疾病也是怀孕前需要治疗的。

第24天 高龄孕妇需要注意些什么

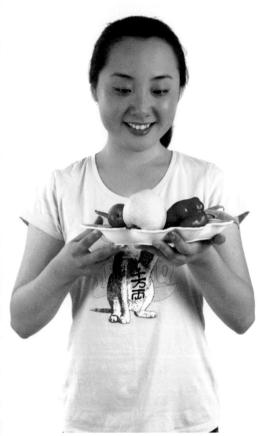

目前高龄孕妇所占的比例越来越大，绝大多数都是可以非常安全地生育的，不必过分紧张。

饮食上

高龄孕妇一般更加心疼腹中的宝宝，往往会摄取过多的饮食，但研究表明怀孕期间不可吃得太多，否则对母子健康无益反而有害。在你每天的饮食中，要减少人工兴奋剂和咖啡、酒、苏打饮料的摄取，多喝水、牛奶。平衡饮食包括：每日摄取的蛋白质（肉类、鱼、蛋），碳水化合物（面、米）和维生素（新鲜的水果、蔬菜），你还应该增加脂肪酸，这些可以从鱼油、坚果及绿色蔬菜中获得。

精神上

产后身体分泌激素降低，可能会出现不适的症状。许多女性体验过"产后忧郁"，这是一种暂时性的不适应。当你发现难以入睡，对食物没兴趣，感到疲倦或是情绪低沉时，要去看医生，他可帮助你尽快地恢复健康。

体态上

高龄孕妇在怀孕期间比20多岁的孕妇更容易发胖，体重过度增加，结果易患上糖尿病，而且腹中的宝宝长得太大会给分娩带来困难。这时你需要控制体重，一般妊娠40周的准妈妈体重增加不要超过12.5千克，其中胎儿约占3~3.5千克。避免吃含糖量过高的食物，因为糖分正是造成过度肥胖的元凶。

小贴士

任何甜味剂，包括白糖、糖浆、阿斯巴甜、糖果，以及朱古力、可乐，或人工添加甜味素的果汁、饮料、罐头、水果、人造奶油、冰激凌等都不适合准妈妈食用。高龄孕妇的饮食以高蛋白、低脂肪、性温和的食物为宜。另外，茶、酒、烟、咖啡，以及含酒精和咖啡因的食品都不适宜。

第25天 备孕、怀孕期间怎样养宠物

宠物给人们带来了乐趣，也培养了我们的爱心和责任感。把生育宝宝提上日程后，家里有宠物的备孕女性们就该纠结了，和宠物已经有感情了，把它送走，舍不得，不送走，又怕对宝宝不好，宠物到底能不能养呢？

宠物对准妈妈和小孩到底有多严重的影响

准妈妈是不可以接触宠物的，如猫、狗，还有鸽子之类的小动物，因为猫狗喜欢舔主人，而它们的舌头上有一种叫弓形虫的细菌，容易通过准妈妈感染胎儿，导致胎儿畸形，所以怀孕期间绝对不可以接触宠物。如果你家里养了宠物又实在舍不得送走的话，就要做到以下几点。

怀孕之前给家中的宠物做血液检查和打预防针，准妈妈也要做孕前检查。

尽量不要碰宠物的粪便。

经常给家具清洁除菌。

避免和狗过分亲热，如亲吻、睡觉等。

注意清洁，摸狗后一定要洗手。

给宠物洗澡、清洁，尽量让别人去做。

怀孕三个月时要到医院做柯萨奇病毒检查，以及查有无弓形虫等感染。

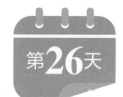

第26天 跟准妈妈相关的弓形虫感染问题有哪些

如何知道有没有感染弓形虫病

孕前体检中，如果检查结果表明曾经感染过，那么身体有一定免疫力，危险性低，一般不需要进一步处理。如果检查结果表明从未感染过，无免疫力，那么整个孕期都要注意宠物的饲养和饮食卫生。

最好的检验时机为何时

准妈妈被弓形虫感染后，孕早期可出现流产、早产或胎儿畸形，孕晚期则可致胎宝宝发育迟缓，或出现以侵害中枢神经和双眼为主的多发性异常，如脑积水等。建议备孕女性最好在计划怀孕时就做弓形虫感染筛查。

检查出为阳性，如何知道胎儿有没有问题

感染可分成三个阶段，首先是接触到弓形虫有没有被感染，其次为被感染后有没有传染给胎儿，最后才是传给胎儿后，有没有造成后遗症的问题，也就是说，只是检查抗体无法得知胎儿是否受到感染，而在孕期的每个阶段被感染所导致的后遗症也有所不同。检查出正处于急性感染期的准妈妈可在适当的时候做脐血管穿刺取血来确定胎儿是否被感染。

如何预防弓形虫感染

准备要孩子的女士可提前半年去做检查，怀孕前期注意随时检查是否感染。当然，准备怀孕时就把宠物交给他人代养是最保险的做法了。

第27天 备孕期间如何补充叶酸

什么是叶酸

说起叶酸，可能许多人还不是很熟悉，其实叶酸就是一种水溶性的维生素。别看叶酸在人体内看起来似乎不太起眼，可它却是蛋白质和核酸合成的必需因子，血红蛋白、红细胞、白细胞快速增生，氨基酸代谢，大脑中长链脂肪酸如 DNA 的代谢等都少不了它，在人体内具有不可或缺的作用。

如何补充叶酸

● 购买维生素

很多非处方维生素中包含 400 微克叶酸，但并非所有的维生素都是如此，在购买前，你一定要仔细查看药品说明书。如服用的是多种维生素，一定要查看其中的叶酸含量是否充足。如果不够，你应该换一种，或者服用单纯的叶酸补充剂。

● 多吃含叶酸的食物

蔬菜：莴苣、菠菜、番茄、胡萝卜、青菜、龙须菜、花椰菜、油菜、小白菜、扁豆、豆荚等。

新鲜水果：橘子、草莓、樱桃、香蕉、柠檬、桃子、李子、杏、杨梅、海棠、酸枣等。

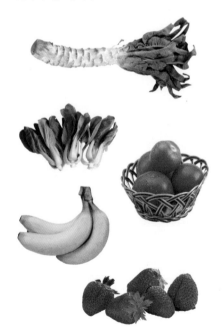

● 改变烹调习惯

叶酸遇光、遇热后不稳定，容易失去活性，所以人体真正能从食物中获得的叶酸并不多，如蔬菜储藏 2~3 天后叶酸损失 50%~70%；煲汤等烹饪方法会使食物中的叶酸损失 50%~95%；盐水浸泡过的蔬菜，叶酸的成分也会损失很大。

因此，准妈妈要改变一些烹调习惯，尽可能减少叶酸流失，还要加强含叶酸食物的摄入，必要时可补充叶酸制剂、叶酸片、复合维生素等。

● 孕早期叶酸并非补得越多越好

叶酸是一种水溶性维生素，在怀孕早期，叶酸缺乏会引起神经管畸形及其他的先天性畸形和早产。准妈妈对叶酸的日摄入量可耐受上限为 1000 微克，每天摄入 800 微克的叶酸对预防神经管畸形和其他出生缺陷非常有效。

为什么要做孕前检查

做孕前检查的好处是什么呢？为什么要做孕前检查呢？现在很多男女在结婚前都会做婚检，为的就是响应国家政策，防止孕育出错。但随着妇科病的高发和女性生育年龄的推迟，很多女性虽然在婚检时身体没有问题，但在怀孕前却容易出现差错，若不进行孕前检查就贸然受孕，等到发现胎儿发育有问题时就迟了，而这就是孕前检查的好处。

必查项目

● 血常规（血型）

及早发现贫血等血液系统疾病，因为如果妈妈贫血，不仅会出现产后出血、产褥感染等并发症，还会殃及宝宝，给宝宝带来一系列影响，如易感染、抵抗力下降、生长发育落后等。

● 尿常规

有助于肾脏疾患早期的诊断。10个月的孕期对于妈妈的肾脏系统是一个巨大的考验，身体的代谢增加，会使肾脏的负担加重。如果肾脏存在疾患，后果会非常严重。

● 便常规

消化系统疾病、寄生虫感染诊断，例如弓形虫感染，如果不及早发现，可能会造成流产、胎宝宝畸形等严重后果。

● 肝功能（两对半）

包括各型肝炎、肝脏损伤诊断。如果妈妈是病毒性肝炎患者，没有及时发现，怀孕后会造成非常严重的后果，如早产，甚至新生儿死亡。肝炎病毒还可传染给宝宝。

● 胸部透视／摄片

有助于结核病等肺部疾病诊断。患有结核的女性怀孕后，会使治疗用药受到限制，使治疗受到影响。而且，活动性的结核常会因为产后的劳累而加重病情，并有传染给宝宝的危险。

● 妇科内分泌全套

指月经不调等卵巢疾病诊断，例如患卵巢肿瘤的女性，即使肿瘤为良性，怀孕后常常也会因为子宫的增大，影响了对肿瘤的观察，甚至导致流产、早产等危险。

● 白带常规

筛查滴虫、霉菌、细菌的感染，如果患有性传播疾病，最好是先彻底治疗，然后再怀孕。否则会有流产、早产、胎膜早破等危险。

● 染色体检测

及早发现克氏征、特纳氏综合征等遗传疾病及不孕症。

● 全身检查及生育能力评估

虽然只是简单和常规的检查，但对于未来宝宝的健康，却起到非常重要的作用。

完美图解
怀孕每日一问

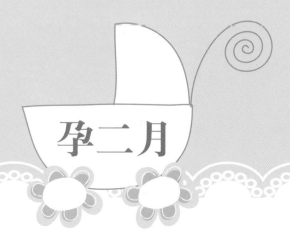

孕二月

经过了第 1 个月的紧张期待，终于迎来了怀孕的第 2 个月，这个月相信医生已经确认了你的怀孕日期，现在的你已经成为一名真正的准妈妈了。怎么样，你的心情一定十分激动吧？从此，一个生命之旅的奇迹就在你的腹中拉开帷幕！你可能每天都在好奇着宝宝的样子，但是你要知道接下来的日子里你不能慌，要和大家一起学习，一步一步地在孕早期为你的宝宝创造一个最高的起点。

第5周

第29天　第2个月妈妈和宝宝分别是什么样子的

妈妈的样子

准妈妈怀孕第 2 个月，常在清晨起床后感到恶心或伴频繁的呕吐，同时觉得头晕、疲倦、想睡觉，什么东西也不想吃，特别是厌恶油腻食物。

嗅觉变得敏感，闻到做饭等气味会感到恶心欲吐，对酸性食物有了兴趣，或者突然非常想吃一种东西，而且想吃的欲望难以抑制，以上这些反应被称为早孕反应。

乳房的变化主要是你会自觉或不自觉地感到乳房发胀，乳头过分敏感，碰触后有疼痛感，而且乳头和乳晕的颜色逐渐变深，尤其是初次怀孕的女性这种表现更为明显。还会出现尿频、白带增多、乳房增大、乳房胀痛、腰腹部酸胀等。

胎宝宝的样子

这一个月宝宝会有突飞猛进的增长，腿开始以出芽的方式长出，手臂变长，分成了手、肩、臂部，心脏开始有规律地跳动并开始供血，小肠形成，阑尾出现，面部器官开始形成，鼻孔出现，眼睛的视网膜也开始形成了，到了本月末，胎宝宝会长到11~13毫米，看起来就像是一颗小葡萄。

小贴士

现在的你，还很难让别人看出已经怀孕了，但是你的子宫并没有闲着，胎儿正在里面茁壮地成长着。

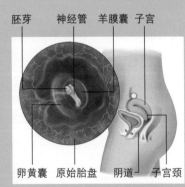

胚芽　神经管　羊膜囊　子宫

卵黄囊　原始胎盘　阴道　子宫颈

头看起来比例很大，但是很松弛，手、脚、尾巴更清楚了。

第30天　刚怀孕时准妈妈心理有压力该怎么办

这时候的你应该是刚刚得知自己怀孕，你的家人也一定和你一样紧张，尤其是婆婆和丈夫，他们无微不至的关心是否有些过头，让你产生了巨大的心理压力呢？不要担心，下面就来教你一些缓解压力的小方法。

1 定期做检查，多与婆婆和丈夫沟通

其实你的绝大多数压力一定是来自家人的，因为宝宝在你的身体里，你自然而然就成了全家的重点保护对象，甚至还可能过上衣来伸手、饭来张口的日子，你感觉到了身上责任的重大，以至每天担惊受怕，压力自然就有了。这时候你需要和你的婆婆与丈夫多多沟通，让他们了解你内心的想法，让他们知道你现在还不需要特殊对待，让他们用平常心对待你就好。

2 听听莫扎特的音乐

莫扎特的音乐大多数都可以舒缓身心，轻音乐本身就有放松压力的作用，你可以每天带上一个小Mp3在上下班的途中听，也可以在临睡前听一听，同时在听的过程中也可以随着音乐来进行一些合理的想象，构想一些虚拟的画面，让自己沉浸在其中。

3 适当地看看心理医生

有了压力就会有恐慌，这对准妈妈的心里有很大的影响，如果你是一个内向的人，不善于和婆婆交流，丈夫上班又忙，也没有时间与你交流，那么你可以选择去看一看心理医生，此时你千万不要害怕，不一定是心理有疾病的人才去看心理医生的。在医生的帮助下你会逐渐缓解压力，摆脱怀孕给你带来的恐慌。

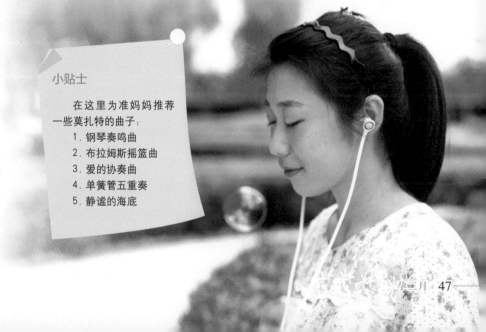

小贴士

在这里为准妈妈推荐一些莫扎特的曲子：
1. 钢琴奏鸣曲
2. 布拉姆斯摇篮曲
3. 爱的协奏曲
4. 单簧管五重奏
5. 静谧的海底

第31天 宝宝是怎样获得智慧的

胎宝宝虽然还没有出生，但是你已经可以开始慢慢训练他的智力了，这就引出了一个胎教的问题，这在本书以后的内容中会为你做详细的解释，在此要提醒准妈妈们，宝宝的智力其实是可以从胎儿时期就开始培养的，这可以为宝宝的成长打下一个良好的基础。现在准妈妈可以为宝宝做以下这些。

1 准妈妈每天可选择一些节奏欢快、优美动听的音乐或儿歌、童谣，在每天固定的时间和胎宝宝一起听，还可以随着音乐的节奏轻轻哼唱，这样可以为胎宝宝提供丰富的精神刺激，为培养宝宝的智力打下一个好的根基。

2 你每天要把宝宝当成一个能听、能看、能懂很多事情的大孩子，多和他说说话。把自己的爱融入到跟胎宝宝的对话中，这样能使宝宝的精神更加丰富，使胎宝宝的智力得到更有效地开发。

3 准妈妈在怀孕期间多阅读一些优美的散文、诗歌，多欣赏一些经典的绘画作品，使自己的心灵得到净化，让胎宝宝也能感受到人类智慧的成果。

4 同时你也要多去大自然中走走，欣赏大自然秀美的风景，让胎宝宝透过妈妈的眼睛看到这个即将到来的世界是多么美好，让胎宝宝的心情得到愉悦。

第32天 孕期做运动有什么好处

1 **运动可以让你赶走孕期不适**
当怀上宝宝后，运动不但可以增强你对自己身体的控制感，而且还可以使你感到精力充沛。适当的锻炼可以帮助你减轻背痛，并通过强化背部、臀部和大腿的肌肉来改善你的姿态。锻炼还可以加强肠蠕动，从而减少便秘的发生。

2 **运动可以让你身心愉悦**
运动还可以促使大脑分泌更多的内啡肽，从而使你拥有良好的感觉。通过运动，皮肤内的血液流量会增加，从而使你看上去精神焕发。如果你在妊娠期间睡眠出现了问题，那运动是一个再好不过的调节办法，因为它可以帮助你消除紧张和不安的心情。

3 **运动可以帮助你将来顺利分娩**
运动可以增强你的肌肉，并改善心脏的承受能力，从而使你在分娩时有足够的能力控制自己的呼吸，减少疼痛。特别是当遇到分娩不顺利时，你平日的运动将帮助你提高耐力，平安渡过难关。

4 **运动有助于产后恢复好身材**
孕期坚持运动能够使你减少脂肪的积累，有利于产后体形比较快地恢复到原来的状态。

孕早期比较适合准妈妈的几种运动有：散步、游泳、爬楼梯、骑车、保健操等。但运动时要注意安全，量力而行。

第**33**天　宫外孕的征兆是什么

宫外孕又称为异位妊娠，它是指孕卵在子宫腔以外着床发育。最常见的是输卵管妊娠。

宫外孕的早期表现

● 停经

大部分症状是停经5~8周，但也有的患者无明显的停经，也有的将阴道出血误认为是一次正常的月经。

● 腹痛

是因为输卵管破裂所至，常为一侧下腹撕裂样疼痛，还伴有恶心呕吐，肛门坠胀感，如果是出血过多就会疼痛难忍。

● 阴道出血

常有不规则阴道出血，颜色为深褐色，量少，一般不超过月经量，总是不净。如果是大出血，则情况要严重的多，有昏厥和休克的可能。

如有上述症状，准妈妈必须到医院检查，进行具体而详细的查体和一些辅助检查。

宫外孕是一种相当危险的疾病，那么就要对其保持高度警惕，在日常生活中做好防治宫外孕的保健，以减少宫外孕的发病机会或防止出现严重后果。一旦怀疑是宫外孕，应立即送医院救治，并避免活动，平躺。输卵管妊娠经确诊后，应立即输血以补充失血，并进行开腹手术。

积极防治输卵管炎。由于引起宫外孕的常见原因是慢性输卵管炎，所以做好输卵管炎的防治显得非常重要。在产后、流产后和月经期要注意卫生，预防感染，如出现感染应及时彻底地治疗，以免后患。

曾经有过一次宫外孕史，会不会影响以后怀孕呢？过多久再要宝宝比较合适呢？

对于已经发生过一次宫外孕，再次发生宫外孕的可能性会增加三分之一，不孕的发生率占三分之一，正常怀孕的机会为三分之一。

此外，一般宫外孕后需要1年以后再次选择怀孕。怀孕前要先去医院进行系统的检查，盲目怀孕会有较高的再次发生宫外孕的可能。宫外孕的发生主要与输卵管通畅程度有关，其输卵管通而不畅是发生宫外孕的主要原因。为了预防再次发生宫外孕，必须于宫外孕后3个月后或是想要宝宝之前做一个输卵管造影检查来确定你的输卵管的具体通畅情况，然后根据检查结果的不同采取不同的治疗方案。

1 要注意个人卫生，避免炎症的发生

特别是在经期、产后等特殊时期，身体的抵抗能力比较弱，外部环境又比较复杂，在这个时期一定要预防感染，勤换洗贴身衣物。而且这不是一朝一夕的事情，如果从青春期开始就能够注意保健，对终身预防宫外孕都十分有益。

2 炎症治疗要及时彻底

很多女性都会有炎症的困扰，一些妇科炎症，如阴道炎、宫颈炎、盆腔炎可能感染到输卵管，造成输卵管发炎。得病不可怕，但要及时而且彻底治疗，不要随便找几个药片吃吃，有些炎症可能表面没有症状了，但是可能会感染其他器官，如果不彻底治疗而反复发作，可能会成为慢性炎症。

宫外孕跟体质有关，体质跟孕前的各种生活习惯有很大关系。

3 避免多次流产手术

我们知道，流产手术对女性身体影响很大，会增加附件炎、盆腔炎的概率，而这些炎症也会增加宫外孕的发生概率。所以要尽量减少这种对身体的创伤。如果不能避免，也要到正规医院，特别是要注意术后卫生和复查，不给日后留下隐患。

4 减少烟酒

吸烟者患宫外孕是非吸烟者的1.5~4.0倍，因为烟草中的尼古丁可改变输卵管的纤毛运动，并引起体内免疫功能低下。而长期喝酒或突然大量喝酒的女性，输卵管腔也会发生变化。所以，育龄女性最好戒烟酒。

5 减少使用避孕药

避孕药会改变女性体内激素水平，从而影响子宫和输卵管的内部环境和蠕动变化。如果打算怀孕，最好提前一段时间停止使用避孕药，并进行孕前检查，之后再怀孕。

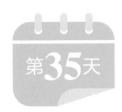

第35天　怎样计算预产期

准妈妈现在是时候要算一算自己的预产期了，预产期不一定非要医生告诉你，有很多小方法可以让你自己算出来。

预产期计算方法

● 月经计算法

将最后一次月经来潮的月份减掉3，不足者加上9，或月份直接加9也可，日数加上7，就是你的预产期。例如：你的最后一次月经为1月2日，预产期则为当年10月9日。

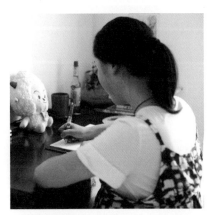

月经周期正常的准妈妈，知道了末次月经的日期，可以很快算出预产期。因此，女性平日要关注"好朋友"的到来。

● 受精日计算法

若知道受精日，从这天开始经过38周或者266天即为预产期，受精日相信你都有记录吧，实在没有的话，你的医生那里也会有。

● 子宫大小推定法

根据子宫底的高度测定怀孕周数，这个就没办法自己计算了，还是让准爸爸来帮你测量吧。

● 孕吐时间推算法

孕吐一般出现在怀孕6周末，就是末次月经后42天，由此向后推算至280天即为预产期。

计算方法为：

预产期 = 早孕反应出现日期 +34周。

常见的医学测量方法

● 根据胎动日期计算

准妈妈的胎动约于第15~20周出现，那么预产期的计算公式为：

预产期 = 胎动出现日期 +22周

● 根据基础体温曲线计算

将基础体温曲线的低温段的最后一天作为排卵日，从排卵日向后推算264~268天，或加38周，一般这种算法是最为准确的。

● 超声波检测法

对于最后一次月经开始日不确定的准妈妈而言，这是较准确的方法。由于可计算出胎囊大小与胎儿头至臀部的长度，以及胎头两侧顶骨间径数值，据此值就可推算出怀孕周数与预产期。

第6周

孕早期怎样保护好皮肤

在孕早期，也就是约3个月内，胎儿是最不稳定的。在这期间，对于护肤品的使用要格外注意。从理论上来说，功能性佳又不会伤害宝宝的护肤品最适合准妈妈们使用，因此专业母婴系列的护肤品是比较安全的选择。

其次，孕期的女性会自然提高自身的防御能力，使肤质变得敏感、警觉，所以应尽量选用不含香料、不含酒精、无添加剂或少添加剂的产品，建议准妈妈们可以到一些专业药妆护肤品店选择一些有医疗背景的药妆品牌。

日常护理一定要遵循以下几点

● 清洁

孕期你的皮肤十分敏感，每次洗脸时应使用温和的洁面乳，如一些药妆品牌纯植物提取的洗面奶和洁肤水。

● 控痘

有些准妈妈在孕期会长痘痘，而抗痘产品中的某些活性成分，在怀孕前3个月要慎用。因此可以在注意清洁的同时选择天然植物类护肤品来保湿。这类产品通常比较清爽透气，不会给准妈妈和宝宝造成负担。

● 抗干

有些准妈妈在怀孕期间皮肤角质层增厚，使得面部特别干燥，因此选用纯天然保湿产品护理是日常护肤的重点。

● 防斑

约1/3的准妈妈会在孕期产生妊娠斑，若因而使用含汞含铅的祛斑产品可能会伤害到宝宝。因此，建议尽量使用母婴系列护肤品或者纯天然产品来控制色斑的发展。

● 防晒

这是准妈妈最需要注意的，怀孕期间的肌肤会对光特别敏感，因此无论居家或外出都要防晒。很多人把不注意防晒引起的晒斑当作妊娠斑，结果孕后怎么也无法消除，遗憾不已。

其次，应尽量选择纯物理防晒（以二氧化钛、氧化锌为物理防晒剂）产品，这样既安全又有效。

胎盘
卵黄囊　　上颌　　下颌　　子宫

心脏　腿芽　翼芽　阴道

宝宝的心跳已经可以达到每分钟150次了。

第37天 准妈妈可以去美容院做护理吗

准妈妈其实还是很爱美的女性，为了宝宝失去了完美的身材，那可不可以在美容上下点功夫呢？

其实去美容院做护理并非完全不可以，但为了保证自身和胎儿的健康，一定要牢记以下几点要求：

1 做美容时不可长时间保持平卧的固定姿势，必须根据自身的情况，与美容师协调好，随时活动一下身体。

2 去美容院做护理应以清洁和放松为主，需要使用电流的护理方式都应减去，因为即使电流很小也会流遍全身，可能对胎儿造成影响。

3 专业的美容漂白可能会使用影响胎儿发育的内分泌制剂，如考地松、雌激素等，准妈妈一定要杜绝使用。

4 足部反射疗法和压点式按摩必须取消，请美容师用舒缓按摩的方式为你的身体解压，轻柔的手法同样可以达到良好的效果，而且不会产生不良反应。

5 不要用电疗的方法清除体毛。怀孕期间，准妈妈的毛发会受激素影响而暂时加快生长速度和增加数量，但是电疗清除体毛会令准妈妈烦躁，对胎儿有不利影响。

6 桑拿属于完全禁止项目，因为超过53℃的高温会增加准妈妈小产的机会。

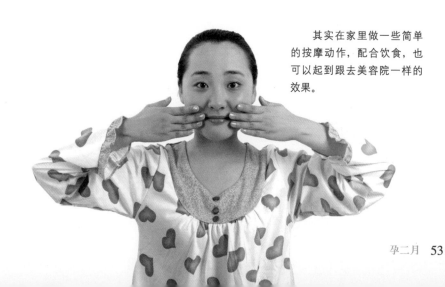

其实在家里做一些简单的按摩动作，配合饮食，也可以起到跟去美容院一样的效果。

孕早期应该怎样晒太阳

　　钙是孕期准妈妈最需要的营养素之一，晒太阳有利于人补钙，孕期经常晒太阳对妈妈和宝宝都十分有益，那么准妈妈该如何晒太阳呢？

1 不要隔着玻璃晒太阳

阳光中的紫外线有利于合成维生素D，但紫外线无法穿透普通的玻璃。坐在屋子里隔着玻璃晒太阳实际上只是得到了阳光的温度，却拒绝了阳光的营养。所以准妈妈要尽可能在自然条件下接受阳光。

2 尽量保证每天的日晒时间

准妈妈要把晒太阳作为每日必修课，晒太阳要足量，冬季每天不少于1个小时，夏季每天不少于半小时，特别是对于那些久坐办公室或在地下室等场所工作的女性更为重要。另外，紫外线还有杀菌功效，半个小时左右的日晒就能起到对皮肤和房间空气的消毒作用。

3 掌握每天最佳日晒时间

上午9~10点，下午4~5点，这

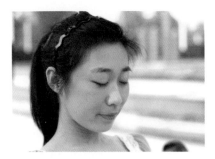

怀孕、生育是女人变得更成熟、更美丽的必须过程，只要保养得当，生育会让你变得更有韵味。

是人们总结的每日最佳日晒时间。而在这两段时间之间的中午，阳光中的紫外线过强，长时间日晒会对皮肤造成伤害。

4 注意季节性，避免盛夏暴晒，冬季不足

晒太阳也要考虑季节因素。如果处于夏季，则要尽量避免暴晒，适当减少晒太阳的时间。一方面是为皮肤健康考虑，阳光中的紫外线过强会伤害皮肤，准妈妈本来就容易发生色素沉淀，暴晒会让雀斑、痣等颜色加深。

另一方面，暴晒会让体温迅速升高，影响胎儿的正常发育，还可能发生中暑。所以在夏季准妈妈应尽量避免直晒，可以在树荫下享受散射，还要注意外出衣着应尽量透气、轻便。如果皮肤对阳光敏感，可以选择物理性防晒为主的防晒用品。而到了冬季，则要尽量多外出晒太阳。

小贴士

冬季人体皮肤暴露在阳光下的机会少，血液里的维生素D浓度会减少，影响钙的代谢。因此，准妈妈在冬季晒太阳更要有质有量。

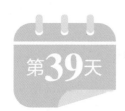

怀孕后身体会有哪些变化，会变丑吗

很多准妈妈都担心怀孕后身体会变丑，那么怀孕后身体真的会变丑吗？都会有哪些变化呢？让我来为你指点一下迷津吧！

1 臀部

准妈妈的臀部会变宽变厚，主要是受孕激素影响，一方面使脂肪容易堆积，另一方面骨盆上的骶髂关节和耻骨联合的稳定性都变差，再加上胎儿的压力，耻骨联合间隙变宽。以上变化除了影响美观，还容易导致准妈妈在做转体等扭转运动，或上楼、上床、下车甚至走路时感到腹股沟附近疼痛或骨盆疼痛。

2 手部

受孕激素影响，细胞间积水增加，容易导致上肢，尤其是手部水肿，子宫压迫主静脉，多余液体的排放受阻，也导致全身水肿。水肿现象在孕期最后4~6周最为明显，时常举手按摩有助于减轻肿胀，一般分娩后5天内会消肿。如果肿得过于厉害，最好咨询医生。

3 腿部

孕激素对血管壁的松弛作用使静脉瓣闭合不足，影响血液向心脏方向回流，最容易在腿部形成难看的静脉曲张。此外静脉曲张还可能发生在头部引起头痛，发生在直肠引发痔疮。预防的方法是充分饮水，尤其避免长时间保持同一姿势，如不要仰睡、坐着时不要交叉双腿、上厕所时间不要太长等，另外，坐下时最好将小腿垫高。

4 毛发

怀孕后雌激素分泌增多，头发的生长率提高20%，头发变得更加浓密；同时，雌激素的分泌又刺激了雄性激素的分泌，促进体毛的生长。不用着急，产后6个月内，多余的毛发将自行脱落。

5 乳房

受孕激素影响，乳房在怀孕4~6周后开始增大并变得更加敏感，其总重量大约能增加到800克。重量的增加和孕激素的双重作用，拉长乳房的韧带和纤维组织，因此乳房有下垂趋势，要选择专用胸衣加以保护。

6 腹部

怀孕后，腹部原本平行连接的左右两束腹直肌逐渐分离，分别向身体两侧伸长，以容纳不断增大的子宫。妊娠3个月时，66%的准妈妈身上都出现这种腹直肌分离现象，此分离不会引起疼痛，个别女性的腹下组织还会向外顶出肚脐。分娩后，腹直肌需要6周时间靠自身弹性慢慢靠拢，适宜的运动能帮助其回收。

第40天 孕期准妈妈为什么会变胖

变胖是正常现象,这一点请准妈妈们放心。你想想看,你的身体里正在孕育一个小生命,并且每天都在不断地长大,你的体重怎么可能不上升呢?为了宝宝的健康成长,你同时也不断地补充各种营养食物,比你在怀孕前吃的东西多了很多,这也会导致你在产下宝宝后体重仍然下降不了太多。

爱美的妈妈们注意了,你在生下宝宝后千万不要急着去减肥,在你坐月子的时候你的身体调养也是十分重要的,一旦没有调养好,会给你的身体带来一辈子的病根。

最好是等月子结束后,用加强锻炼的方法来匀速减肥,这样也有助于你在哺乳期喂养宝宝。

小贴士

抛开身材方面的考虑,体重一定要控制好,做到稳步增加,太瘦或者太胖对宝宝都不利。

第41天 越害怕,孕早期反应就越严重该怎么办

许多准妈妈对早孕反应感到害怕、担忧,其实这是人体一种正常的生理反应,对生活和工作影响不大。而且这些早孕现象都是胎儿向妈妈发出的各种信号,是每位妈妈幸福生活的开始。

孕早期妊娠反应越严重,呕吐越厉害的准妈妈,流产的可能性就越小。

1 调整饮食

孕吐的出现,使得准妈妈不得不对日常饮食做出相应调整,以适应腹中胎儿生长发育的需要。怀孕之后,有些准妈妈爱吃酸味食物,这是因为酸味能够刺激胃液分泌,提高消化酶的活力,促进胃肠蠕动,增加食欲,利于食物的消化吸收。

鉴于孕期的饮食特点,准妈妈的饮食应以当时的喜好为原则,尽量满足其饮食的嗜好。应忌食油腻、油炸和不易消化的食物,绝对禁止饮酒和吸烟。鼓励准妈妈多喝水,多吃水果、蔬菜。

2 进食最好是少食多餐

每隔2~3小时进食一次,食物品种应该多样化,睡前可适量加餐,以满足准妈妈和胎儿的营养需要。

3 调整运动方式

为了让腹中胎儿安全地成长,不少准妈妈会整个孕期不上班,或经常请假休息,家务活也不干,其实这种做法是不科学的,对准妈妈和胎儿均无益处。而孕吐的出现,就是提示准妈妈要对不合理的运动方式进行调整。

其实这是孕早期常有的反应，你可能总是觉得肚子怪怪的，不舒服，或者是明明很饿却吃不下东西，这说明你的妊娠反应即将进入一个高潮起步阶段，在此教你一种能缓解症状且很快乐的方法——跳交谊舞。适当地跳交谊舞可以防止妊娠中的体力衰弱，并逐渐增加肌力和持久力。这一周，准妈妈可以练习跳慢步交谊舞。胎教专家认为，慢步交谊舞对于准妈妈是一项很好的活动，有利于身心的调节和健康，并且整个孕期准妈妈都可以跳。但要注意跳舞场所，如果空气不好最好不要参与，更不要弄得过于疲劳。

在此也教准爸爸们一道开胃菜，亲手做给你的爱人和你未来的宝宝吧！

小贴士

在没胃口的第 6 周里，偶尔吃上一条酸爽可口的糖醋小黄鱼对于准妈妈来说可真是享受啊！而且这里面还有丈夫加进去的浓浓的爱意，如果是在冬天，那么准妈妈的心也会觉得暖暖的吧！

凉拌藕片

原料 莲藕 400 克，花椒 10 粒，白醋 15 克，盐 5 克，油少许。

做法 1. 将莲藕去皮，洗净，切片，放沸水中焯 3 分钟，捞出，放凉开水中过凉，捞出，沥干。

2. 将锅置火上，倒油烧至温热，放花椒，炸出香味后，捞出花椒不要，将花椒油、白醋和盐倒在藕片上，拌匀即可。

香蕉百合银耳汤

原料 干银耳 15 克，鲜百合 120 克，香蕉 2 根，枸杞子 5 克，冰糖 100 克。

做法 1. 将干银耳泡水 2 小时，去老蒂及杂质后撕成小朵，加水 4 杯入蒸笼蒸半小时后取出备用。

2. 将新鲜百合剥开，洗净去老蒂。

3. 将香蕉去皮，切小片；将枸杞子洗净。

4. 将所有材料放入炖盅中，加冰糖、水，入蒸笼蒸半小时即可。

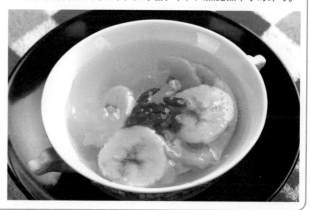

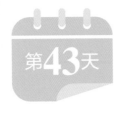

第7周

第43天 孕早期为什么要特别注意预防感冒

流感对孕早期的妈妈的健康和胎儿的正常发育都有很大的影响。

这是因为在妊娠期准妈妈的心脏负荷较大，感染流感之后发病症状也比较严重，往往比正常人遭受更多的痛苦。流感还可能导致胎儿发育畸形，甚至死亡，期间用药物不慎也会对胎儿的发育造成影响。因此准妈妈在整个孕期，尤其在孕3个月内要特别重视预防流感，其家庭在此过程中起着更为重要的作用。

准妈妈感冒了怎么办

1 感冒初期咽部又痒又痛时，应立即用浓盐水每隔10分钟漱口及咽喉1次，10次左右即可见效。

2 在保温茶杯内倒入42度左右的热水，患感冒者将口、鼻部置入茶杯口内，不断吸入热蒸气，一日三次。

3 喝鸡汤可减轻感冒时的流涕、鼻塞等症状，而且对清除呼吸道病毒有较好的效果。

4 准妈妈一旦患了感冒，应尽快控制感染，排出病毒。轻度感冒的准妈妈，可多喝温开水，注意休息、保暖，在医生指导下口服感冒清热的中药如板蓝根冲剂等。

感冒较重伴有高烧者，除一般处理外，应尽快降温，可适当选用物理降温法，如颈、额部放置冰块等。在选用药物降温时，一定要有医生指导，千万不能乱用退烧药。

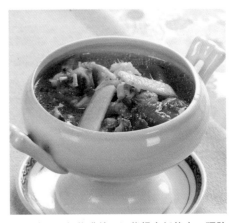

鸡汤不仅能进补，还能提高抵抗力，预防感冒。

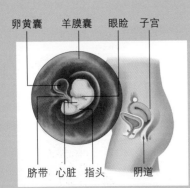

卵黄囊　羊膜囊　眼睑　子宫

脐带　心脏　指头　阴道

宝宝在这周会有第一个动作，这是胎动的开始。

第44天 孕期为什么要特别关注体重

准妈妈体重变化关乎胎儿健康，孕检中的体重测量虽是件又简单又小的事情，但却可以反映出母体存在的问题和胎儿生长环境是否健康。

女性妊娠后，随着胎儿长大、子宫增大、乳房进一步发育、胎盘与羊水的形成，以及母体的血液、组织间液及脂肪等的生理变化，准妈妈体重会逐渐增加。孕期体重正常增加是营养均衡的标志，也是妊娠过程正常的表现，所以，体重测量是每次产前检查必测的项目。

体重的过度增加是很麻烦的，孕期的体重管理是十分重要的，如果过度肥胖，就容易引发妊娠期高血压、妊娠期并发症等一系列病症。

整个孕期，体重增加多少才算适当

孕中期增加 12.5 斤，平均每 2 周增加 1 斤；孕晚期增加 12.5 斤，平均每周增加 0.7~1 斤。随着胎儿的逐渐长大，准妈妈的体重也随之增加。但体重增加应当有一个时间和限度，如果短期内体重增加速度过快，增加量远远高于标准增加量，那就值得注意，要尽早去医院查明原因，可能会出现异常情况，如羊水过多、双胎妊娠、妊娠期高血压疾病等。

第45天 准妈妈要怎样保护好嘴唇

准妈妈要怎样保护好嘴唇，这是个既简单却又复杂的问题，它一直困扰着很多准妈妈。在这里为准妈妈们介绍一种既简单又健康的护唇方法。

银耳汤

（原料）水发银耳 30 克，冰糖适量。

（做法）取水发银耳 30 克洗净，入砂锅中加水炖熟，酌加冰糖调服。每日 2 次。

（功效）适用于肺阴不足者。本品有滋阴润肺、止咳、降压、降脂之功效。风寒咳嗽及感冒者忌服。

蜜酿白梨

（原料）大白梨 1 个，蜂蜜 50 克。

（做法）取大白梨 1 个去核，放入蜂蜜 50 克，蒸熟食用。顿服，每日 2 次。可连服数日。

（功效）适用于口唇干裂、咽干渴、手足心热、干咳、久咳、痰少者。

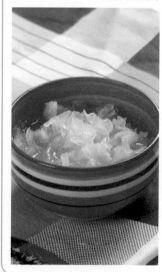

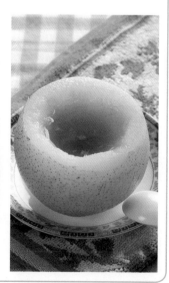

孕期需要哪些营养

　　孕期营养大有学问，一般准妈妈的热量增长，在孕期只增加非孕期的 10%，这 10% 的热量来源仅仅增加一个馒头就足够了。但是准妈妈对于一些维生素、微量元素的需求会增加到非孕期的 50% 左右，这些营养却往往不能够被足量地从食物中获得。所以，准妈妈应当重视对叶酸、铁、钙、锌、DHA 及蛋白质等营养素的补充。

营养均衡需要少食多餐

　　女性怀孕时子宫增大，胃的位置也相应提高，胃的容量也因此受到限制，按照孕前平时的食量吃也会使得胃部过于饱胀。因此，这个时候就可以少食多餐取代一日三餐，定好食物摄入量，每天分几次摄入，每次吃得少一点，这是由准妈妈的生理特点决定的。

多样化补充

　　没有一样食品可以保证全方面的营养。有的准妈妈每天食用好几个水果，会导致血糖升高，不容易控制，将可能患上糖尿病；有的准妈妈主食摄入量很少，一天才吃二三两米饭，这样容易造成能量不足，而能量不平衡也将导致其他营养物质不能很好地被利用。只有多样化摄入才能获得完全平衡的营养，其中包括足够的主食，一定的荤菜、奶制品、豆制品，以及油。

蛋白质	鱼、火腿、猪肉、豆腐、鸡蛋等
胡萝卜素、维生素 C、无机盐	青椒、胡萝卜、菠菜、芦笋、南瓜、白萝卜、苹果、茄子、卷心菜、柑橘等
碳水化合物	米饭、面条、面包、土豆等
脂肪	花生、肥肉、植物油、熟猪油等

　　荤菜素菜要搭配着吃，光吃蔬菜或光吃肉都不对。吃得太精细也不对，要经常吃红薯、玉米等粗粮。

均衡营养配比

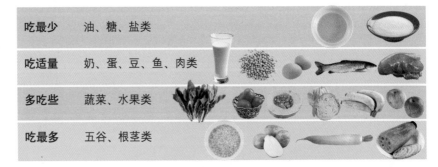

吃最少	油、糖、盐类
吃适量	奶、蛋、豆、鱼、肉类
多吃些	蔬菜、水果类
吃最多	五谷、根茎类

第47天　怀孕以后还需要补充叶酸吗

怀孕前大概3个月就要开始每天适当地补充叶酸了，但是很多准妈妈都忽略了这一点，在怀孕后再来补也是可以的。

女性怀孕前1个月到怀孕后3个月期间，每天服用0.4毫克的叶酸增补剂可以预防大部分胎儿神经管畸形的发生。准妈妈在服用叶酸后要经过4周的时间，体内叶酸缺乏的状态才能得以纠正。这样在怀孕早期胎儿神经管形成的敏感期中，足够的叶酸才能满足神经系统发育的需要，而且要在怀孕后的前3个月敏感期中坚持服用才能起到最好的预防效果。

所以怀孕后还是要补充叶酸的，因为宝宝大脑发育的必须物质就是叶酸，至于还要补充多久那就要看医生的建议了。

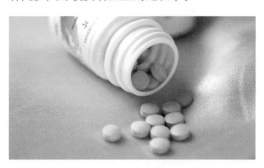

第48天　准妈妈能不能戴隐形眼镜

爱美之心人皆有之，虽然怀孕了，但准妈妈们毕竟还处在很爱美的青年时期，所以很多人就有了这样的疑惑，准妈妈到底能不能戴隐形眼镜呢？

1 由于女性在怀孕期间内分泌发生变化，可使角膜组织轻度水肿，角膜中心的厚度增加，如果此时戴隐形眼镜，更加重了眼角膜的缺氧，使其敏感度降低，非常容易发生角膜损伤。

2 准妈妈在怀孕期间泪液分泌会逐渐减少，而且泪液中的黏液成分增多，戴上隐形眼镜后，眼前常有异物感，感到眼干、磨眼而不舒服。

3 女性在怀孕期间，眼膜的小动脉会发生挛缩，血流量减少，若此时发生结膜炎会比平时更加痛苦。

4 准妈妈眼角膜的弧度也会发生一些变化，约有5%的准妈妈不能戴原来的隐形眼镜，如果你一定要戴隐形眼镜的话，最好应更换弧度大小更合适的镜片。

5 有些女性在怀孕期间会出观眼压下降、视野缩小等现象，这些都会增加戴隐形眼镜的不适感。

其实我建议准妈妈在怀孕期间最好还是不要戴隐形眼镜了，因为隐形眼镜对身体的危害还是不小的，尤其是孕期的准妈妈们最好不要戴。如果因为工作或者特殊原因一定要戴的话，千万要注意眼睛的保护。

第49天　怀孕两个月如果白带呈褐色是怎么回事

对准妈妈来说，在怀孕早期，最危险也是最害怕的事情就是流产或者宫外孕，而发生这两种情况时准妈妈都会发生腹痛、阴道流血、白带异常等。那么怀孕早期有的准妈妈白带呈褐色是怎么回事呢？

白带呈黄褐色首先要考虑是由炎症引起的白带异常，在怀孕期间是很容易受到炎症感染的。建议你最好去医院检查，及时治疗，防止炎症加重，对胎儿造成影响。

通常妊娠期白带量会明显比平时多，如果白带呈褐色应该提高警惕，妊娠期白带伴颜色变性、异味，且还有外阴瘙痒症状，应及时去医院做相关的白带常规检查，防止发生阴道炎，如果不及时治疗，会造成流产甚至不孕症。

以上说的都是母体的因素，而白带呈褐色的原因还包括胎儿的因素。

1 先兆流产

主要表现是在怀孕早期出现出血和腹痛。一般在先兆流产阶段，阴道出血较少，腹痛轻。如果没有

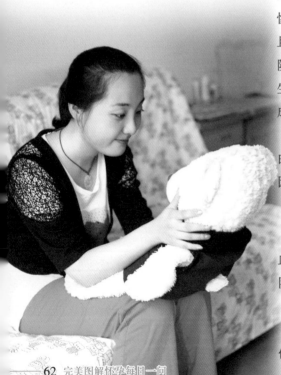

孕早期是各种危险的高发期，身体出现的任何变化都要引起足够的警觉。

胚胎发育异常情况，经过保胎治疗，出血就会停止，可以继续妊娠。

2 葡萄胎

患葡萄胎出现怀孕期出血的时间晚于流产和异位妊娠，多发生在3个月左右。

3 异位妊娠

异位妊娠也称宫外孕。发生异位妊娠时，一般在停经40天左右出现阴道流血，多伴有下腹部的隐痛、胀痛、坠痛等。

因此，在孕早期，准妈妈如果发现白带呈褐色，也不用太过紧张，但是一定要去医院做一个详细的检查，看看到底是什么因素造成的，这样对你和宝宝都有好处。

第8周

羊膜囊

眼睑　大脑　子宫腔　子宫

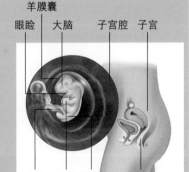

脐带　手　膝关节　阴道

宝宝已经能做伸胳膊、踢腿等小动作了。

第50天　孕期要特别小心哪些不健康的心理

烦躁心理

准妈妈不要因妊娠反应而心情恶劣，烦闷不安，应保持情绪稳定，心情舒畅，保持好心理平衡是很重要的。

过度担心心理

准妈妈通常会担心胎儿的健康，这时应把你的担心说出来，依靠科学的手段来判定，而不要盲目担心，以免影响你的心情，从而对胎儿造成不良的影响。

忧郁心理

忧郁情绪会造成准妈妈失眠、厌食、性机能减退和植物神经紊乱，对胎儿的生长是很不利的。

淡漠心理

妊娠期间，准妈妈可能只关心体内的胎儿而对其他的事情漠不关心，这样会影响夫妻感情，建议多和丈夫沟通，讲一讲你的感觉，让他也能多了解你怀孕的感受。

第51天　准妈妈应该怎样饮水

怎样喝水

水是生命之源，也是六大营养素之一，人体不可缺水。水可从饮料或食物中补充，身体内代谢时也可产生"内生水"。

1　饮用温开水是准妈妈补充水分的主要方法。开水经过了煮沸消毒，清洁卫生，对妈妈和宝宝是最安全的。

2　不要喝生水，以防腹泻或被传染其他疾病。咖啡及浓茶具有较强的兴奋性，应该少喝。

3　矿泉水中含有许多微量元素，可以经常饮用。市场供应的许多饮料含糖分高，不宜多饮。

4　夏天，西瓜是较好的选择，既可以补充水，也可补充一些矿物质，又可消暑解热，准妈妈可以适当吃一些，但是不要吃太多。

5　准妈妈无论喝什么饮料，均不宜冰镇时间过长，太冷的饮料对消化道有刺激，过急或大量喝进去可使胃肠血管痉挛、缺血，以致出现胃痛、腹胀、消化不良等症状。

第52天 准妈妈脸上长痘痘该怎么处理

怀孕期间，皮肤油脂的分泌会加强，造成毛孔堵塞，很容易起痘痘，如果准妈妈的皮肤本身就属于油性皮肤，就更容易长痘痘了。有的时候长得很多，不但不好看，同时又很痒，很难受该怎么办呢？不要担心，今天我就来教你几种祛痘的好方法。

用芦荟汁洗脸

去花市或者花店买一盆芦荟放在家里，时常用芦荟汁涂脸，过15~20分钟后再用温水洗净，如此一来毛孔比较不容易堵塞，不但可以抑制痘痘的恶化，也能让毛孔更加细致，每天早晚各用一次就可以了，而且当天用过的芦荟汁第二天还可以接着用。

小贴士

用白糖水洗脸可以使皮肤细腻光滑，用红糖水洗脸可以去死皮和痘印，用淘米二遍后的水洗脸可以缩小毛孔。

喝柠檬水

去商店买一些风干的柠檬片，平时在家可以冲泡柠檬水来喝，柠檬水里含有丰富的维生素C，不仅可以美容养颜，还可以在准妈妈妊娠期间适当地缓解孕吐现象，根据个人的口味还可以适当加一些蜂蜜来调味，蜂蜜可是排毒的圣品。

手工面膜

怀孕早期是最忌讳胡乱用药的，当然也绝对不可以胡乱用化妆品，所以在此教你两种DIY的祛痘小面膜。

祛痘小面膜（一）

材料 蛋清，蜂蜜，爽肤水。

做法 打一个鸡蛋取蛋清放入碗中，将爽肤水和蜂蜜按5:1的比例搅匀，再与蛋清混合搅匀。

用法 把做好的面膜均匀涂抹在脸上，有痘痘的地方要反复轻抚几下，待15~20分钟后用温水洗净，一天一次，最好在睡前使用。

祛痘小面膜（二）

材料 黄瓜，爽肤水，维生素片。

做法 将维生素片3片碾碎成粉末状，然后放在100~200毫升的容器里，再将爽肤水倒入摇匀待用，将黄瓜切成薄品放在碗里。

用法 将调好的维生素爽肤水涂抹在黄瓜上，把黄瓜一片片贴在脸上，待20~30分钟后取下，用温水将脸洗净。这种面膜在任何时间都可以用。

第53天 准妈妈应该怎样选择孕妇奶粉

了解不同奶粉的特点

不含乳糖的奶粉，不会引起胃肠道反应。

有的奶粉含脂肪较低或几乎不含脂肪。

有的强化了普通奶粉所没有的而胎儿发育必需的叶酸。

有的提供了亚油酸、亚麻酸等胎儿成长必需的脂肪酸或DHA。

大多数孕妇奶粉都提供了充足的微量元素，如铁、锌、铜等，还提供了充足的钙、磷，准妈妈选择奶粉时必须注意营养的均衡。

选择适合自己口味的奶粉。在妊娠反应较重的孕早期，有些准妈妈对口味非常敏感，会酷爱某些口味，又反感某些口味，因此不应只看广告宣传，要根据口味选择产品。

注意喝孕妇奶粉的时机

虽然称为孕妇奶粉，但是应在孕前几个月就开始补充，可为漫长的孕期和宝宝的成长发育打下良好的营养基础。

注意奶粉的用量

孕妇奶粉并非喝得越多越好，为了保证均衡的营养，每天喝1~2杯，配合均衡的各类食物，就能够达到营养充足的目的。

第54天 准妈妈吃饭为什么不能狼吞虎咽

怀孕后，准妈妈的食量会比平常大，所需的营养素也会增多，来保证自身和胎儿的营养需求。准妈妈吃饭切忌狼吞虎咽，要细嚼慢咽，因为狼吞虎咽会让食物不经过充分的咀嚼就进入肠胃，不利于准妈妈的健康和胎儿对营养的吸收。

准妈妈吃饭狼吞虎咽具有以下两个弊端

● 食物不能和消化液充分接触

食物没有经过充分的咀嚼就进入了肠胃，与消化液接触的面积会大大缩小，影响食物和消化液的混合，部分食物中的营养成分不能被人体吸收，降低了食物的营养价值。此外，有时食物咀嚼不够，会加大胃的消化负担或损伤消化道黏膜，容易患上肠胃病。

● 使消化液的分泌量减少

人体消化的过程就是把大分子结构变成小分子结构，这样才能充分吸收营养物质。这样的变化过程完全是靠消化液中的各种消化酶来完成的。人们在进食时，慢慢咀嚼食物，可通过神经反射引起的唾液和胃液的分泌，使消化液增多。咀嚼食物引起的胃液分泌比食物直接刺激肠胃而分泌的胃液的数量更大，含酶量更高，持续时间更长，消化食物的质量会更好。

温暖和湿润的口腔，是培养致病细菌的温床。如果这些细菌经过牙龈上的伤口进入血液，到达心脏，就很容易引起心脏病。

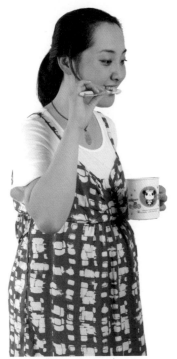

孕期刷牙要选择平头的软毛刷，刷牙的时候也不要太用力。

在一些早产儿体内，研究者发现了与其母亲口腔细菌相对应的抗体，进而被证实准妈妈口腔的病菌与一些早产有关。所以，准妈妈早晚和三餐之后用软毛牙刷刷牙漱口，保持孕期口腔卫生是安胎的重要措施之一。如果患有较严重的口腔疾病，也应在治疗好这些疾病后再怀孕。

准妈妈护牙小常识

1 准妈妈要增加营养摄入，保持营养平衡。除了充足的蛋白质外，维生素A、维生素D和维生素C，以及一些无机物如钙、磷的摄入也十分重要。怀孕期间增加摄入的营养素，不仅可以起到保护母亲的作用，使肌体组织对损伤的修复能力增强，而且对胎儿的牙齿的发育也很有帮助。

2 做好定期口腔检查和适时的口腔治疗。孕期口腔疾病会发展较快，定期检查能保证早发现、早治疗，使病灶局限于小范围内。对于较严重的口腔疾病，应选择孕中期（4~7个月）相对安全的时间治疗。

3 重视怀孕期口腔卫生，掌握口腔保健的方法，坚持每日有效刷牙。有证据表明，如果能很好地保持口腔卫生，牙龈炎症将很难产生。对于容易感染蛀牙的准妈妈，可以适当用一些局部使用的氟化物，如氟化物漱口液、氟化物涂膜等。

小贴士

为了准妈妈的健康，准妈妈不但应该刷牙，而且必须加强口腔护理和保健，做到餐后漱口，早、晚用温水刷牙，在漱口或刷牙后用漱口水含漱，每次15毫升左右，含1~1.5分钟，每日3~5次。含漱后15~30分钟内勿再漱口或饮食，以充分发挥药液的清洁、消炎作用。

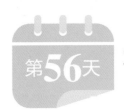

第56天 宝宝的性别什么时候可以检查出来

其实宝宝的性别在受精卵形成的一瞬间就决定了，但是那时候还是检查不出来的。以目前的技术水平，一般准妈妈在怀孕 4 个月的时候就可查出胎儿性别。在此告诉准妈妈们一些检查胎儿性别的正确方法，但同时也请准妈妈们注意这些方法的弊端。

1 DNA 血液检查

经 B 超确认怀孕的女性怀孕足 8 周，胎儿正常的情况下可以检查出胎儿性别。有 98% 的准确率，这种方法不会影响准妈妈和胎宝宝的。

2 羊膜穿刺术

主要是检查胎儿是否有染色体方面或神经管的缺陷，也可判断出胎儿性别，通常在 16 周至 20 周进行。有 99% 的准确率，但也有 1% 的流产可能。

3 绒毛采检术

准妈妈怀孕 12~14 周左右，就可判断胎儿的性别，但这种方法容易引起胎儿流产，也同样可能伤害到胎儿，使其手脚出现不完整情况，最好不要采用。

4 超声波扫描

超声波是一种声波，它对胎儿没有不良影响，但必须在 3 至 4 个月的时候比较准确。利用超声波诊断胎儿性别，男婴的准确度可达 95% 以上，女孩的可靠性有 85%。

小贴士

在此提醒各位准妈妈，其实无论是男孩还是女孩，相信你一样喜欢，所以不需要着急知道宝宝的性别，最好还是等宝宝差不多 4 个月大的时候去做超声波扫描比较好，这样既准确又不会对胎儿有任何伤害。

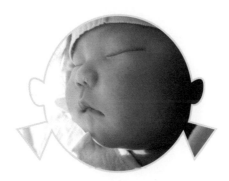
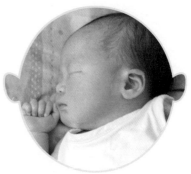

孕三月

　　准妈妈经过了前两个月，是不是对宝宝更加期待了呢？在检查时你是不是已经看见肚子里的这颗小葡萄了？此时一种伟大的母爱会油然而生！也许这个时候你的外表没有以前那么光鲜靓丽了，但是准妈妈一定不要灰心，等宝宝出生后，你会很快恢复的。在这里要提醒的是，在第 3 个月里你的妊娠反应将达到高潮，但是一定要坚持住，相信有了我们这本书的帮助，你的孕期定会轻松、愉快地度过。

第57天 第3个月妈妈和宝宝分别是什么样子的

妈妈的样子

怀孕第 3 个月的时候，准妈妈痛苦的孕吐现象将渐渐地消失，这是由于胎盘替代了激素的产生。再过两周甚至更短的时间，你就彻底不会再感觉到恶心了。你的乳房正迅速地增大，由于腹部和乳房的皮下弹力纤维断裂，在这些部位出现了暗红色的妊娠纹。有些准妈妈在臀部和腰部也出现了妊娠纹。

此时你的子宫底在脐与耻骨联合之间，下腹部轻微隆起，用手可摸到增大的子宫。现在，你看起来很像个孕妇了，腹部开始变大，原来的衣服开始变得不合体了。体型变化大的准妈妈，现在可以考虑穿孕妇装啦，把自己打扮得靓丽一些，做一个漂亮的准妈妈吧!

宝宝的样子

进入怀孕第 3 个月，也就是怀孕第 9 周的时候，胎儿开始约为 25 毫米，胎儿的头部、手臂和腿脚、生殖器官等多个部位发生了变化，相比怀孕第 2 个月要长大一些。

到第 10 周时胎儿的大小可达到 40~60 毫米，形状像扁豆荚。这期间胎儿的手腕和脚踝发育完成并清晰可见，其他部位也有所增长。眼皮黏合在一起，而且胎儿的胎血已经变得很成熟了，体重可达到 14 克左右。

现在宝宝的手指和脚趾也清楚可见。从现在起，宝宝会在妈妈的肚子里面动起来，当然现在准妈妈仍然还是无法感觉到胎动。

到孕 11 周，胎儿的大小可达到 65 毫米，宝宝的所有器官已开始工作，如肝脏开始分泌胆汁，肾脏分泌尿液到膀胱。到怀孕满 3 个月时，胎儿的大小会增长到 75 毫米左右，体重增至 20 克左右。这个月仍旧是 B 超能看到胎动，而准妈妈确是无法感觉到的。

此时你的宝宝才可以被叫作小宝宝，而之前的两个月只能被叫作胚胎。

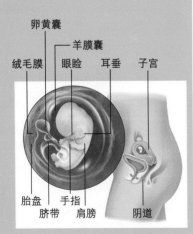

宝宝的四肢发育迅速，看起来胳膊比腿长。

卵黄囊

羊膜囊

绒毛膜　眼睑　耳垂　子宫

胎盘　手指　阴道
脐带　肩膀

第58天　多吃水果宝宝会更白吗

　　宝宝皮肤的颜色是受父母遗传基因影响的，与父母皮肤的好坏有直接关系，孩子的皮肤也与准妈妈在怀孕期间的饮食习惯有关。都说怀孕期间多吃水果是非常好的，对宝宝的健康很有帮助，那么准妈妈应该怎样选择水果呢?

准妈妈应怎样吃水果

　　准妈妈应首选糖含量相对较低的水果，如苹果、梨、橘子、桃等，每天吃水果也别超过 500 克，而妊娠期糖代谢异常或是妊娠糖尿病患者则要减半，最好等血糖控制平稳后再吃水果。另外，如果喜欢吃香蕉、菠萝、荔枝、柿子之类含糖量较高的水果，就一定要减量。吃水果的时间最好选在两餐之间，这样既不会使血糖太高，又能防止低血糖的发生。

准妈妈吃什么水果对胎儿皮肤好

　　准妈妈每日食用 100 克苹果、梨、西瓜、番茄之类的水果就可以了，最多每天不要超过半公斤。水果中富含维生素，经常食用水果的人，体内一般不会缺乏各种维生素的。更重要的是这对宝宝大脑的发育很重要。因为细胞的生长和分裂，需要一些天然有机化合物促进细胞合成，需要数量虽然不多，却是维持生命必不可缺的。这种特殊物质就是维生素，它起着氧化还原作用。

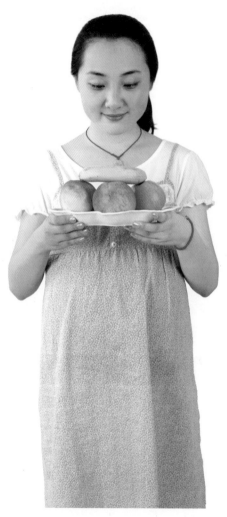

孕期水果的选择不能单从美白一点考虑，更多还是要关注健康的因素。

第59天　为什么准妈妈要少吃盐

在怀孕期间吃太多的盐容易患水肿和高血压，因此建议准妈妈不要多吃盐。准妈妈在孕晚期要少吃盐又不影响准妈妈胃口，从而保证胎儿营养供应。在此应该遵循以下几点：

若有两种以上菜肴，只在一种中撒盐。

炒菜时不要先放盐，菜将熟时把盐直接撒在菜上。

利用酸味刺激食欲，如用醋凉拌菜，多吃山楂、橘子、番茄等水果蔬菜。

做鱼、肉类食品要注意色、香、味俱佳，也能增进食欲。

肉汤中含丰富的氨基酸，可以诱发强烈食欲。

巧妙制作甜食和肉冻，花样翻新，也可使人胃口大开。

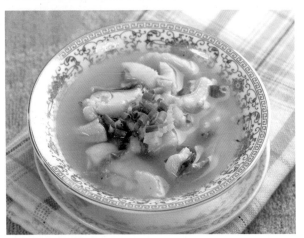

第60天　怀孕后为什么不怕冷了

准妈妈在怀孕以后由于孕激素的作用，身体的基础体温会升高。一般来说，准妈妈的基础体温比平时升高0.5℃左右，怕冷的情况当然马上就会有所改变了。

等到怀孕15~18周时，身体内会获得一个内部的天然采暖设备。随着宝宝不断地长大，血流量会不断地增加，而且血液循环加快，就不会觉得冷了。

除此之外，羊水也像个随身携带的暖水袋一样，将近2升的恒温液体让准妈妈在冬天一样美丽不受冻。

小贴士

小心过高的体温

怀孕期间准妈妈体温过高对胎儿是有害的。运动之后体温会上升更多。虽然你感到体温不算太高，但是要记住胎儿没有体温调节机制，因而如果你的身体不降温就可能伤及胎儿。所以，准妈妈在锻炼时不妨带个体温计，以便随时监测自己体温的变化。

一般来说，怀孕期间体温不超过平时0.5℃就可以了。

第61天 怎样才能预防孕期食物过敏

众所周知，吸烟、喝酒、滥用药物对胎儿的危害很大，但准妈妈食用过敏的食物对胎儿发育也有很大的影响，并且往往这种情况很容易被人们所忽视。准妈妈食用过敏的食物不仅可能引起流产、早产，导致胎儿畸形，还可能导致新生儿出现多种疾病。因此，准妈妈必须对此重视起来，既为了自身的健康，也为了胎宝宝的健康成长。

可从以下几个方面进行预防

1 以往吃某些食物发生过过敏，那么这种食物在怀孕期间应禁止食用。

2 最好不要吃过去从未吃过的食物或霉变食物。

3 在食用某些食物后如发生全身发痒、出荨麻疹，或心慌、气喘，或腹痛、腹泻等现象，应考虑到食物过敏，并立即停止食用这些食物，并且在医生的指导下进行及时的治疗。

4 注意易过敏的食物，如海产鱼、虾、蟹、贝壳类食物及辛辣刺激性食物，一旦出现过敏反应，应立即停止食用。

5 食用异性蛋白类食物，如动物肉、肝、肾，以及蛋类、奶类、鱼类应烧熟煮透。

抗敏食谱

核桃黑芝麻露

材料 核桃粉 1 茶匙，黑芝麻粉 1 大勺，山药粉 1 茶匙，鲜核桃仁、冰糖各适量。

做法 1. 将核桃粉、黑芝麻粉、山药粉放入碗内，加温开水搅拌均匀。

2. 将上述材料倒入锅中，煮 6 分钟，再加入冰糖煮至溶化。

3. 将核桃仁放入煮好的汤中，再煮 2~3 分钟即可。

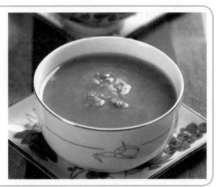

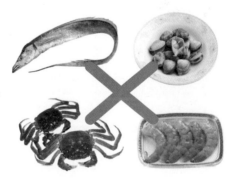

小贴士

过敏食物经消化吸收后，可从胎盘进入胎儿血液循环中，妨碍胎儿的生长发育，或直接损害某些器官，如肺、支气管等，从而导致胎儿畸形或罹患疾病，所以准妈妈们一定要注意。

第62天 怀孕期间应该怎样用药

怀孕期间自己最好不要胡乱用药，要保持自己稳定的生活规律，避免生病是最好的，但是一旦生病了一定要在医生的指导下用药。

常见病例处理方法

● 感冒

如果感冒症状不是很重，建议你首先不要用药，可以尽量多喝些白开水，多休息，以促使感冒症状消退。如果你的感冒症状很重，经合理休息和饮水后还不能缓解，建议你选用中成药服用，如双黄连口服液、板蓝根、金银花等，但必须在医生的指导下服用。

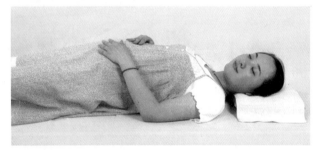

● 水肿

大多数准妈妈会出现脚踝和腿部的水肿现象，这与怀孕期间体内的水分增加、盆腔静脉受压、下肢静脉回流受阻有关。如果经过检查无子痫前期症状，便可视为正常现象，一般在怀孕后期都会好转。

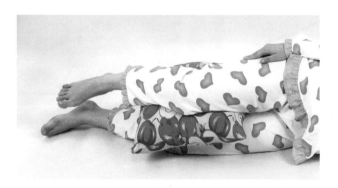

准妈妈如果感觉水肿不适，应尽可能抬高腿部，以利于下肢静脉回流。最好能侧躺下来，在小腿处垫一个小枕头，休息半小时。在饮食上，过咸、太辛辣、腌制品等食物要适量，平常可以多喝点具有利尿效果的红豆汤。

● 妊娠期牙龈炎

多见于孕早期，引发妊娠牙龈发炎的原因，主要是怀孕后准妈妈体内雌、孕激素增多导致牙龈血管发生变化，再加上不注意口腔卫生，有牙垢沉积，牙齿排列不整齐或张口呼吸等因素的综合影响。

妊娠期牙龈炎将随妊娠的进展而日益加重，但产后会逐渐自行消失。要预防妊娠牙龈炎的发生，准妈妈应在孕前就做好口腔检查，孕期坚持刷牙、漱口，保持口腔清洁。同时要注意多吃富含维生素 C 的新鲜水果和蔬菜，以降低毛细血管的通透性。

第63天 为什么孕早期胃口会改变

女性怀孕一个半月左右，体内绒毛膜促性腺激素分泌量明显增加，而使胃酸显著减少，随之消化酶的活性也降低，不但影响准妈妈的胃肠道的正常消化功能，而且还会使准妈妈产生头晕、恶心、呕吐、食欲不振、肢体乏力等妊娠反应，进而会影响胃口。

请准妈妈不要担心，这是一种正常的生理现象，只要不是剧烈呕吐就没有问题。孕吐反应多数在清晨空腹时较重，干的淀粉类食品可减轻呕吐，如起床前，为了减少呕吐，可先给准妈妈漱口，再吃点烤面包干、馒头干、饼干等食品，然后躺半小时左右，再慢慢起床，可有效地防止呕吐。水分补充对准妈妈很重要，不要怕吐，吐了以后再喝，反复几次就不会再吐了。

在此期间准妈妈的胃口肯定会下降，所以就需要开开胃来缓解这种情况。

孕早期开胃菜

酸辣藕片

材料 鲜藕 300 克，姜 30 克，干红辣椒 3 克，糖、醋适量，香油少许。

做法 1. 将藕洗净去皮，切成片，先在清水中泡一下，然后用沸水焯熟，捞出。

2. 将鲜姜去皮，洗净，切成碎末，撒在藕片上。

3. 将糖、醋放在一起调成汁，浇在藕片上。

4. 将干红辣椒放水中泡软，去蒂和籽，洗净并切成丝，起油锅，倒入香油后放辣椒炸出香味，浇在藕片上，拌匀即可。

番茄豆腐汤

材料 番茄 200 克，豆腐 300 克，酱油、盐、白糖适量，油少许。

1. 先用开水把番茄烫一下，去皮，切成厚片。

2. 把豆腐切成 3 厘米 左右的长方块。

3. 锅内放少许油，待热后，放入番茄小炒片刻，然后把切好的豆腐放入锅内，加少许酱油、白糖、盐滚几滚。

4. 加入热水烧开即可。

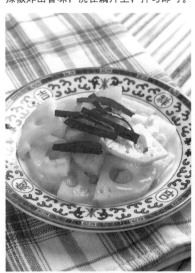

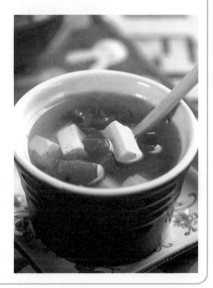

第64天　准妈妈应该怎样用电脑

电脑的位置

为了避免荧光屏反光或不清晰，电脑不应放置在窗户的对面，背面环境照明要柔和，如果操作者身后有窗户应拉上窗帘，避免亮光直接照射到屏幕上反射出明亮的影像造成眼部的疲劳。

与电脑保持一定距离

电脑屏幕背面才是整个电脑辐射最大的地方，准妈妈在上网的时候应避免离得太近。电脑的显示器最好选用液晶的，能大大减少辐射量。

做好防护措施

也就是穿好防辐射孕妇装，或者选择防辐射围裙，让各位准妈妈从内到外呵护好宝宝的健康。

上网时间不要太长

在妊娠前3个月内，胎儿的各个脏器正在发育，电脑的辐射可能使胎儿的致畸率提高，造成胎儿眼发育不全、兔唇、畸形足等，所以应避免上网。过了

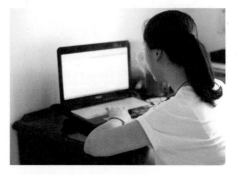

这段时间后，准妈妈虽可以上网，但每天不能连续超过4个小时。

电脑房间要经常通风

在室内安装换气扇或空调，减轻悬浮颗粒物对身体的影响，一般人每分钟眨眼少于5次会使眼睛干燥，应该多眨眼，并且至少每隔一小时让眼睛休息一次。

注重营养

上网期间要加强营养供应，多食用含有高蛋白和维生素类的食物。尤其是富含B族维生素的食物，如胡萝卜、海带、油菜、卷心菜及动物肝脏等。注意劳逸结合，防止肌腱劳损。

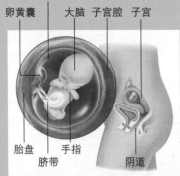

羊膜囊　卵黄囊　大脑　子宫腔　子宫　胎盘　手指　脐带　阴道

宝宝的手足关节都形成了，手看起来更长了。

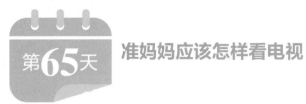

第65天 准妈妈应该怎样看电视

电视机在工作时，显像管会不断发出肉眼看不见的 X 射线，这些射线有一部分射到外边，对宝宝的影响是不容忽视的，所以准妈妈在看电视的时候就一定要注意了。

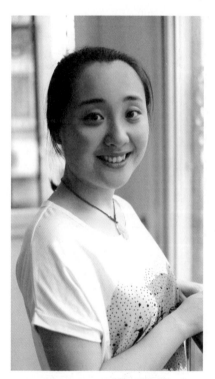

不要太近距离看电视，准妈妈看电视时距电视机的距离应在 2 米以上。

不要连续长时间地看电视，一般准妈妈看电视时间不宜超过 2 小时，避免过度使用眼睛，尤其是有妊娠高血压综合征的准妈妈更应注意。

室内空气要流通，准妈妈看电视要记得通风，保持室内新鲜的空气是非常重要的。

不要看恐怖、紧张、悲剧性节目，这些节目会使准妈妈情绪紧张，血液中出现一种特殊物质，通过胎盘带给胎儿，使胎儿不安。

准妈妈夜里看电视的时候不要看得太晚，应当注意休息，保证充足睡眠，一般夜间应睡 8~9 小时。

不要吃得太饱后看电视：饭后食物需要消化，准妈妈看电视需要用脑，这样势必使人体内供给胃肠的血液相对减少，从而影响正常的消化、吸收功能，也不利于胎儿的发育生长。

要改掉不良习惯，如边看电视边吃零食、蜷着身体看电视等。这些会使腹腔内压增大，胃肠蠕动受限，不利于食物的消化吸收，特别是不利于胆汁排泄，易发生胆道疾病。

看了一段时间电视以后，最好到窗户前看看远方，让眼睛得到休息。

第66天 准妈妈应该怎样使用其他电器

现代生活离不开电器，但是电器无时无刻都在发射着电磁辐射，对怀孕期间的准妈妈和胎宝宝都有很大的影响，有的还会影响到胎儿的大脑发育，因此准妈妈在使用电器的时候就一定要加倍小心。下面就来教准妈妈如何使用一些家里的电器。

电子按摩器

很多准妈妈都会使用电子按摩器来缓解怀孕期间导致的腰酸背痛，在此提醒准妈妈要警惕，若在怀孕早期，如果应用不当，可能导致流产，所以准妈妈最好过了孕早期再使用。

手机

手机严重的电磁波辐射对胎儿有致畸作用，准妈妈应该特别注意，不要经常使用手机。手机还能引起内分泌紊乱，影响泌乳，所以哺乳期妈妈也应尽量避免使用手机。

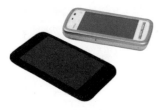

电热毯

在使用电热毯的时候，由于人体和电热毯之间存在着电容，即使是绝缘电阻完全合格的电热毯，也会有感应电压产生并作用于人体，人体与电热毯之间的感应电压可达到40~70伏特，且有15微安的电流。

电流虽小，但由于电热毯紧贴在准妈妈身下，对处于发育阶段的胎儿可能存在潜在的危险，为了安全起见，还是不用为好。若想使用，则应在临睡前先通电，预热30分钟到1小时，睡时关闭开关，拔掉电源插头。

电风扇

吹电风扇会使吹风的部位血管收缩，未吹到的部位血管舒张，为

了调节全身体温达到均衡状态，全身的神经系统和各器官组织必须加紧工作。时间久了，会引起头晕、头痛等症状，使得准妈妈的身体易出现疲劳，吹电风扇时间长了虽然感觉凉快了，但疲劳症状会进一步加重，所以尽量少吹电风扇为妙。

空调

打开空调后，房间门窗要紧闭，室内空气质量会降低，因此准妈妈的新陈代谢会加快，长时间在有空调的房间停留，准妈妈会头痛、头晕，另外，空调房间与室外有一定温差，温差过大易使准妈妈患感冒，准妈妈感冒后则会给用药带来困难。所以使用空调的时候要注意这些小细节。

第67天 家里应该如何选择和摆放植物

准妈妈都知道在室内摆放一些花草会使室内空气新鲜，还能起到美化环境、净化空气的作用，因此都喜欢在家里摆上一些植物。但是一定要注意不是所有花草都适合放在室内，有些植物是有毒植物，如果不能合理选择植物或不能合理摆放位置的话，会起到相反作用的。所以，我们在室内养殖植物时要科学地选择，让它们既美化环境，又有益健康。

能吸收有毒化学物质的植物

1 芦荟、吊兰、虎尾兰、一叶兰及龟背竹是天然的清道夫，可以清除空气中的有害物质。

2 常青藤、铁树、菊花等能有效地清除二氧化硫、氯、乙醚、乙烯、一氧化碳、过氧化氮、硫、氟化氢、汞等有害物质。

3 紫苑属、黄芪、含烟草、鸡冠花等植物，能吸收大量的铀等放射性核素。

4 天门冬可清除重金属微粒。

能驱蚊虫的植物

1 蚊净香草能驱蚊，一定比蚊香安全环保得多。

2 除虫菊含有除虫菊酯，也能有效驱除蚊虫。

能杀病菌的植物

1 玫瑰、桂花、紫罗兰、茉莉等芳香花卉产生的挥发性油类具有显著的杀菌作用。

2 紫薇、茉莉、柠檬等植物，5分钟内就可以杀死白喉菌和痢疾菌等原生菌。

3 仙人掌等原产于热带干旱地区的多肉植物，其肉质茎上的气孔白天关闭，夜间打开，在吸收二氧化碳的同时，制造氧气，使室内空气中的负离子浓度增加。

在家中该如何摆放这些植物

● 客厅：选用艳丽插花

客厅是家人团聚和会客的场所，适合选用艳丽插花和高贵大方的植物，如玫瑰、海棠、兰花、君子兰等。

● 餐厅：可用植物做间隔

可选用色彩艳丽的植物，如春兰、秋菊等。现在不少房间是客厅连着餐厅的，可用植物做间隔，如悬垂绿萝、洋常春藤、吊兰等。

● 卧室：安排小型的盆花

这里需要营造出一种恬静舒适的气氛，可在窗旁放一盆茉莉、桂花或月季。如果是插花就可选用淡雅的山百合、黄花百合等。

● 书房：以观叶植物为宜

布置的时候应注意营造一个优雅宁静的氛围，可放置米兰、茉莉等清秀文雅的花卉。选择植物不宜过多，以观叶植物或颜色较浅的盆花为宜。

第68天 有先兆流产的现象后应该怎么办

先兆流产是指妊娠 20 周以前，阴道有少量出血或同时伴有腰酸、腹痛、下坠等现象。

如果怀孕早期准妈妈不小心出现了先兆流产的症状，一定不要害怕，按照以下方法来做：

1 卧床休息，减少活动，但并不是 24 小时都躺在床上不动，甚至连大小便都不敢下床，应解除不必要的顾虑，避免紧张的气氛，适当进行轻微活动。

2 禁止性生活，并尽量减少不必要的阴道检查，以免对子宫造成刺激。

3 进食高营养、易消化的饮食，以补充足够的营养。多吃新鲜蔬菜，多饮水，保持大便通畅。

4 遇有阵发性下腹剧痛，伴出血增多，应保持冷静，并立即到医院就诊。

这些症状如果及时注意，得到恰当的治疗或者防患于未然的话，宝宝一定会非常健康的，另外先兆流产不会真地流产，请孕早期的妈妈们不要太害怕，保持一颗平和的心是最重要的，焦虑不安反而会影响胎宝宝的发育。

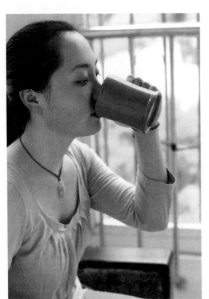

一旦有先兆流产的迹象，最重要的就是要充分休息。

先兆流产在饮食上应注意什么

调查显示，很多先兆流产的准妈妈都是因为进补不当造成的，尤其是人参和桂圆，有时候是导致先兆流产的元凶，所以孕期进补，尤其是中药进补，一定要遵从医嘱，不能乱吃。

第69天 怎样选择和使用防辐射服

如今准妈妈们都会选择穿防辐射服来防辐射，而目前防辐射服的作用也是很明显的。准妈妈穿防辐射服已经成为一种时尚。防辐射孕妇装对于准妈妈，特别是从事电脑工作的准妈妈来说，是必不可少的。可是，市场上的各种孕妇专用防辐射服琳琅满目，也不断更新换代，让准妈妈们都挑花了眼。如何选择一件适合自己的防辐射服呢？

款式选择

防辐射服款式有防辐射肚兜、吊带、围裙、马甲、孕妇裙、孕妇套装。春夏可以选择孕妇裙或者肚兜，秋季选择套装、围裙或者吊带都可以，冬天可以选择套装或者马甲。

另外，要看准妈妈的工作性质及周围的辐射环境。如果其周围辐射很强，建议选择防辐射马甲，这样对自己及腹中的胎儿有最强的保护；如果其周围辐射很弱，可以选择防辐射肚兜。即使在准妈妈周围的辐射源很弱，在怀孕3个月以上也建议选择防辐射马甲，这样可更好地保护胎儿的健康。

面料选择

防辐射面料已发展了四代。纤维银和离子银都是不错的选择。

1 第一代是金属丝面料，这种防辐射孕妇装有较好的手感和透气性，可以轻柔水洗。缺点是金属丝易折断，影响屏蔽效果。因为是金属丝，多数都是采用不锈钢材料，对于有些准妈妈敏感的肚子来说是不适合的。

2 第二代是涂层面料，屏蔽效果好，但是手感硬，透气不好，不能水洗，最大缺点是镀在表面的金属物容易脱落而变成粉末状，若被准妈妈不慎吸入，则会影响胎儿的健康。

3 第三代是纤维镀银的防辐射服装，其屏蔽值效高，同时具备杀菌、透气功能。缺点是容易氧化，易变色。

4 第四代采用的是离子银面料，柔软、透气、轻薄，具有抗菌、抑污的功效，效果持久，并且可以水洗，即使长期穿着也不会氧化、变色，是一种安全无毒的绿色产品布料，不会对人体有副作用，建议准妈妈们尽量选择这种防辐射服。

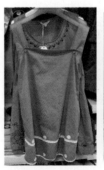 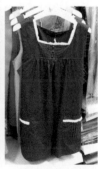

第70天　什么时候能听见胎儿心跳

胎儿心跳最早可以在第 10~12 周时，通过多普勒胎心仪——一种手动能放大声音的超声波测听仪听到。

即使是用多普勒胎心仪，也可能由于胎儿的位置、胎盘的位置、子宫的位置或是腹部脂肪层过厚，而不会这么早听到心跳。也可能是由于预产期的推算有些微误差造成了延迟。准妈妈只能等到之后的一个月才能听到胎宝宝的心跳了。

到第 14 周时，胎儿的心跳基本上可以完全听见了，他的动人声音一定会让妈妈惊奇不已的，让我们来一起期待吧。

什么是胎动

胎动指的是胎儿在子宫里的活动。胎动不仅是宝宝生命的征象，而且在他跟你见面之前，胎动也是你和宝宝建立紧密亲情联系的重要纽带。

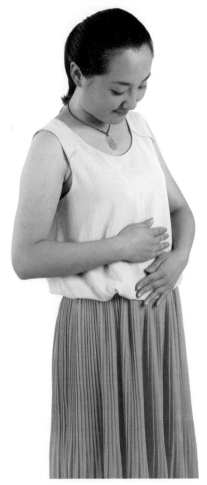

数胎动是和宝宝建立亲密关系的重要方式。

怀孕多久能感觉到胎动

事实上，你的宝宝在你怀孕 7 至 8 周时就已经开始有胎动了。通过 B 超，你可以看见宝宝在你的子宫里做各种各样高难度的动作，只是那时，你还感觉不到胎动。

第一次感觉到宝宝在肚子里轻微的胎动，是怀孕过程中一个非常重要的里程碑。而当胎动从这些微弱的活动变成了富有活力的蹬踢时，你就会知道，你的宝宝一切都很正常。

小贴士

不借助仪器能感知到的胎动一般在怀孕 19 到 20 周之间，准妈妈自己就会感觉胎儿在子宫内活动，这就是自觉胎动。把初次胎动的日期加上 22 周就是预产期。但这种方法是否准确要看你的感应程度了。

第11周

脐带　　羊膜囊　　子宫

胎盘　　手　　骨　　阴道

宝宝的卵巢或者睾丸已经长成了。

第71天　胎宝宝的听力是什么时候产生的

胎宝宝的听觉系统从孕3个月就开始发育，到孕6个月的时候，已经基本发育完成。

这时候，如果外界突然出现比较大的声音，胎宝宝可能会做出一些应激反应，比如会踢踢妈妈的肚子等。

所以孕6个月是进行音乐胎教的时间了，可以选择一些儿歌、童谣进行胎教。

以后的几个月胎宝宝的听力会越来越敏锐，到了孕8个月的时候，他已经能听清楚爸爸妈妈跟他说的话了。

准妈妈可以跟宝宝说一些悄悄话，在胎宝宝活跃的时候可以给他念一些儿歌，讲一些小故事，请放心他都能听得到。

准爸爸也要记得每天跟胎宝宝打招呼，男性低沉的声音是胎宝宝非常喜欢的，而且这种持续的打招呼，可以培养胎宝宝跟爸爸之间的亲子关系，等到宝宝一出生，就会和你很亲近。

第72天　胎宝宝是怎样呼吸的

宝宝一开始并不需要呼吸，一般到孕期的13~16周宝宝开始打嗝，这是宝宝开始呼吸的先兆。刚开始还听不到什么声音，因为宝宝的气管充斥的不是空气，而是流动的液体。

我们的呼吸方式是吸气时氧气通过气管输送到肺。肺由许多细小的气囊和气泡构成，表面覆盖着一层血管，血管交错贯穿形成网状。氧气从气泡进入血管，通过红细胞传送到身体的各个部位，体内的废气以二氧化碳的形式从相反的路径排出体外。

宝宝的氧气供给也是相同的方式，通过流经胎盘的血液完成。

母体将宝宝呼出的二氧化碳通过自身的呼吸带出体外。吸气时肺扩张，呼气时收缩。横膈膜是胸廓下方的一块肌肉，随呼吸上下移动，横膈膜向下移动，按摩肝脏、脾脏和肠，刺激整个腹部的循环系统和腹中的宝宝。

产检是整个孕期保证孕妈妈和胎宝宝安全的重要内容，去产检的时候，要注意以下几点：

1 尽可能放松心情，保持平和的心态去做产检。

2 每次产检尽量去一家医院，看同一个大夫，如果没有其他因素，产检和分娩选择同一个医院。

3 产检的时候脸部一定要素颜，因为医生可能需要根据你的脸色做某些判断。

4 前一天最好洗个澡，保持身体的清洁。产检的时候换上宽松一点的内衣、外衣。

5 准备一个方便的背包，带上证件、上次产检资料等等。

怀孕的不同阶段，产检的内容也不同

● 孕早期

在确诊怀孕后，在停经 12 周内到医院妇产科建立《孕产妇保健册》并进行第一次产前检查。

孕早期主要是记录既往病史、药敏史、家族史、月经史、妊娠史等；了解有无影响妊娠的疾病或异常情况；全身检查，了解孕妈妈发育及营养状态；妇科检查，确定与妊娠月份是否相当，并注意有无生殖器炎症、畸形和肿瘤，化验血常规、尿常规、乙肝表面抗原、肝功、肾功，梅毒筛查及心电图检查等。

● 孕中期

每四周进行一次产前检查（16周、20周、24周、28周）。

孕中期的产检主要包括：体格检查，测量血压、体重、宫高、腹围、胎心率，并注意有无下肢浮肿；复查血常规，及时发现妊娠合并贫血；复查尿常规，及时筛查妊娠高血压和妊娠糖尿病；怀孕15~20周，建议做唐氏综合征筛查；怀孕20~24周，建议做 B 超，筛查胎宝宝结构畸形；怀孕 24~28 周，建议做妊娠合并糖尿病筛查。

● 孕晚期

孕晚期要继续进行体格检查，注意检查胎位，如发现异常及时纠正；数胎动并记录；建议定期做胎心监护；适时复查 B 超，观察胎宝宝生长发育情况、胎盘位置及成熟度、羊水情况等。

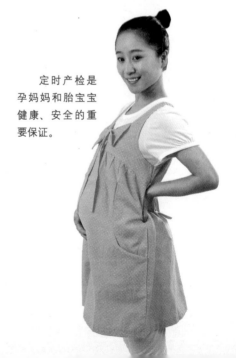

定时产检是孕妈妈和胎宝宝健康、安全的重要保证。

第74天 宝宝在妈妈的肚子里能不能看见东西

宝宝在妈妈肚子里是不能看见东西的，因为宝宝在6个月大的时候听力才会逐渐形成，而视力会更晚才会形成，就算宝宝的视力形成了，他身处在妈妈的子宫里，周围都是羊水的保护，眼睛是没办法睁开的，即使是到了分娩后宝宝来到这个世界上的时候，眼睛想要真正看看这个世界，也是需要一定的适应时间的，这期间准父母还可以通过对宝宝听力方面的培养来增加宝宝的素质和智力的开发。

小贴士

吃出个好视力的宝宝

维生素 A：对于人体细胞的生长、眼睛的发育起着重要的作用。如各种动物的肝脏、胡萝卜、韭菜、菠菜、蛋黄等。

维生素 B_1：对于胎宝宝大脑发育有着举足轻重的作用，而且有助于完善眼神经系统的功能。如小麦、鱼、肉等。

维生素 B_2：又叫核黄素，核黄素有保证视网膜和角膜正常代谢的功用。如牛奶、瘦肉、扁豆、绿色蔬菜等。

维生素 C：可以增强抵抗力，有助于黏膜组织的修复和角膜上皮的生长，还可预防白内障的发生。新鲜的水果和蔬菜是维生素 C 最好的食物来源。

第75天 胎宝宝在妈妈的肚子里会睡觉、做梦吗

胎宝宝当然是会休息的。宝宝也具有"生物钟"习性，昼夜之间胎动次数也不同，一般早晨活动最少，中午以后逐渐增加，晚6点至10点胎动活跃，10点以后活跃指数减少。

宝宝在活跃指数低的时间段肯定会睡觉的，这是一种本能，不需要学习的，那么宝宝究竟在睡觉的时候会不会做梦，接下来就为各位准妈妈解答一下。

比利时一位妇科医生对100多位准妈妈进行了试验，在她们头部通上12个电极，连在一个电子设备上。这种设备能检查出大脑的8种主要活动，其中包括做梦。又在下腹部接上电子设备，记录胎儿的运动情况。结果观察到，就在母亲开始做梦的同时，8个月的胎儿跟母亲有同样的特点，身体停止活动，眼迅速转动，这说明胎宝宝也在做梦呢。

但是胎宝宝在做梦的时候和我们所谓的做梦还是不一样的，他的"梦"取决于母体，准妈妈在怀孕过程中，能把她所想、所闻、所见到的一些事情变成思维信息，并不知不觉地传给胎儿，使得宝宝对于妈妈的所见所感都有了感同身受，不过这种现象在3个月是不会出现的，一般到了孕6个月的时候才会出现，因为那时候宝宝的大脑开成逐步发育直至完全。

第76天 胎宝宝在妈妈的肚子里怎样排泄

一个正常的胎宝宝在生产之前是不会解胎便的，但是如果由于种种原因影响了胎儿，也就是出现缺氧现象时，会使肛门括约肌放松而提前排出胎便。在生产时观察羊水的颜色，若呈现黑绿色，便可了解到在生产过程中曾发生了缺氧现象。

其实胎儿在 6 个月成型，他就可以在肚子里动，7 到 8 个月以后，孩子有了眨眼、吸手指的动作，这个时候的胎儿和出生的胎儿差不多，他也会排尿和胎便到羊水里，也有可能会又吸到肚子里，这就是为什么胎儿生下来后，嘴里会吐出黑黑的黏糊糊的东西，等到孩子把这些吐出来，妈妈就可以喂孩子奶了。

小贴士

胎便

妈妈怀孕 5 至 7 个月时，胎儿大小肠中就有胎便存在了，大多数健康宝宝的胎便是出生后才会解出来的，但胎儿状况不是很好时，胎便就会提前排出来，与羊水混在一起。有一种胎儿的病叫胎便吸入症，跟这个有一定关系。所以准妈妈们在第 5 个月的时候就要开始注意了。

第77天 胎宝宝有味觉吗

同鼻子一样，胎儿的嘴巴也发育于妊娠第 2 个月。在妊娠 4 个月时，胎儿舌头上的味蕾已发育完全。尽管羊水稍具咸味，胎儿还是能够津津有味地品尝的，所以胎宝宝是有味觉的，准妈妈们一定要知道。

在准妈妈的羊水里加入糖精，会发现胎儿会以高于正常一倍的速度吸入羊水。而当向子宫注入一种味道不好的油时，胎儿立即停止吸入羊水，并开始在腹内乱动，明显地表示抗议。

这就说明了，胎儿早就有了味觉功能，能分辨哪些是好吃的东西，哪些是不好吃的东西。看来孩子"挑食"的习惯在胎内就养成了。

如果准妈妈在怀孕期间偏爱某种食物，那么胎儿可能通过子宫品尝到该食物的味道，这种首次的味觉体验对孩子的饮食喜好的形成起着很重要的作用。

小贴士

想让孩子爱吃绿色蔬菜，准妈妈在怀孕期间自己就要多吃蔬菜。想让孩子以后饮食均衡，准妈妈自己就要先做到，管住自己的嘴巴。

第12周

第78天　怀孕第3个月头痛该怎么办

怀孕时的头痛通常是因为激素变化、疲劳、紧张、饥饿、生理或情绪上的压力，或综合以上多种因素的结果。

以下是几种克服和预防头痛的方法，准妈妈可以根据自身的情况，来选择相应的治疗方法。

放松

怀孕时可能会十分焦虑，造成紧张性的头疼。一些准妈妈可以尝试瑜伽，瑜伽能够让准妈妈放松。可以参加一个相关课程，或读一本有关的书，或使用其他的放松手段。

充分休息

怀孕也会使人极度疲劳，尤其是在早期和晚期，而对于那些工作时间很长，并且需要照顾其他孩子的妈妈来说更会感到疲劳。一旦腹部开始隆起，入睡会变得困难，这也会加重你的疲劳感。有意识地多休息，不管是白天还是晚上，都能够抑制头痛。但要注意不要睡得太多，因为过多的睡眠也会让你头痛。

规律饮食

为了避免血糖过低引起的饥饿性头痛，一定不能忽略你的饮食频率。在包里放一些高能量的零食，如全谷物饼干、巧克力棒、干果等，把它们放在车里或办公室的抽屉里，并在回家后随时补充供给。

保持心情平和

如果你对噪音比较反感，就应该尽可能远离噪音。避免听喧哗的音乐，不去吵闹的餐厅，不参加挤满了人的派对和不去拥挤的百货公司。在家里时，应该调低电话铃声、电视和广播的音量。

保持空气流通

充满烟雾或者太热，而且空气不流通的房间容易引发头痛，那就尽量不去这类场所，如必须待在这种地方，就要不时地出去透透气。

羊膜囊

胎盘　眼睑　耳朵　子宫

脐带　阴道

宝宝会做类似打哈欠的动作了。

怀孕后选择哪些酸味食品最合适

很多准妈妈怀孕后特别喜欢吃酸味的食物。酸味能刺激胃液分泌，提高消化酶的活性，促进胃蠕动，减轻早孕的孕吐反应，有利于食物的消化和各种营养素的吸收。所以怀孕后爱吃酸味的食物是有利于胎儿和母体健康的。

但是要吃有营养的"酸"，这里所说的营养酸味食物包括新鲜水果和酸奶等营养食品。如番茄、青苹果、橘子、葡萄等，也可在食物中放少量的醋、番茄酱，增加一些酸味。

山楂不适宜准妈妈食用，容易引起宫缩造成流产。人工腌制的酸菜、泡菜等，几乎不含任何营养成分，却含有致癌物质亚硝酸盐，同样不适宜准妈妈食用。

怀孕2~3月后，胎儿的骨骼开始形成，酸性物质可促进钙的吸收和骨骼成长，还有助于铁的吸收，促进造血。

很多新鲜的瓜果含酸味，这类食物含有丰富的维生素C，维生素C可以增强母体的抵抗力，促进胎儿正常生长发育。因此喜吃酸味食物的准妈妈最好选用一些带酸味的新鲜瓜果，如番茄、青苹果、橘子、杨梅、石榴、樱桃、草莓、葡萄、酸枣等。

酸奶富含钙、优质蛋白质、多种维生素和碳水化合物，还能帮助人体消化吸收，排泄有毒物质。

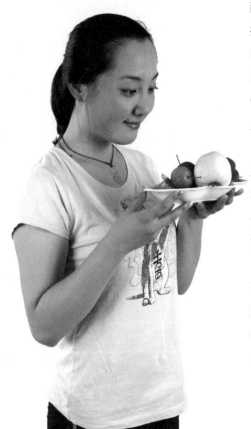

适当吃一点酸味食物可以改善胃口，增强食欲，但是要注意把握住度。

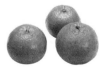
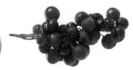

第80天　准妈妈如何补充维生素及微量元素

俗话说："有健康的妈妈，才有健康的宝宝。"所以如何营造一个舒适、健康的怀孕过程，让宝宝在妈妈的肚子里健康地成长，是每个准妈妈最重要的功课。均衡的营养是宝宝健康发育最重要的因素。

一个胎宝宝的健康发育离不开如下营养

1 叶酸：怀孕早期是胎儿组织和器官分化的重要时期，叶酸有造血、预防胎儿神经管缺损及胎儿畸形的功能。

建议食物：肝脏、肾脏、瘦肉、深绿色蔬菜、鱼、全谷类、柑橘类水果等。

2 维生素A：可以帮助细胞分化，对眼睛、皮肤、牙齿、黏膜的发育是不可缺少的，但是摄取过量也会导致唇腭裂、先天性心脏病等缺陷。所以准妈妈应购买孕妇专用的综合维生素。准妈妈若平日饮食均衡，维生素A由平日饮食中摄取就足够了。

建议食物：绿色蔬菜、水果等。

3 钙：怀孕时期为帮助胎儿骨骼发育，必须多摄取钙质；哺乳时期，为增加乳汁，最好也能多吃含钙质的食品。

建议食物：小鱼干、黄豆制品、蛋、牛奶、绿色蔬菜、萝卜、花椰菜、鲑鱼、牡蛎、甘蓝、虾、蛤类等。

4 铁：准妈妈应摄取足够的铁，以提供孕期的需求及生产时大量流失的血。

建议食物：蛋黄、肉类、动物的肝及其他内脏、蛋黄、谷类、深绿色蔬菜、桃子、杏仁、葡萄干、贝类等。

5 钠：准妈妈若为高危妊娠，如妊娠高血压综合征、妊娠毒血症等，应控制钠的摄取量。

应避免的食物：腌制品、卤制品、速食品、罐装加工食品等。

6 维生素C：维生素C具有增强免疫力的功效，素食孕产妇可多吃维生素C，以利于铁质被身体吸收。

建议食物：柑橘类食物、番石榴、番茄、草莓、绿色蔬菜、花椰菜。

7 B族维生素：准妈妈对B族维生素的需求量是会明显增加的，这是用来帮助准妈妈制造血液的。

8 蛋白质：这是准妈妈和产妇都非常需要的一种营养素。

建议食物：动物性蛋白质，如蛋、牛奶、肉类、鱼类等；植物性蛋白质，如豆浆、豆腐等黄豆制品。

9 维生素E：维生素E又称为生育酚，是唯一一种大剂量服用也没有明显毒副作用的脂溶性维生素。妇产科临床上将维生素E用于预防流产的治疗，怀孕早期的准妈妈在医生的指导下适当服用一些维生素E具有保胎的作用。

怀多胞胎的担忧是什么

很多准妈妈都想怀个双胞胎，或者龙凤胎，但是谁能想到怀两个宝宝的辛苦呢？

由于怀孕的各种不适的症状，如晨吐、便秘、痔疮、浮肿、静脉曲张、呼吸不畅和疲倦等对于怀有

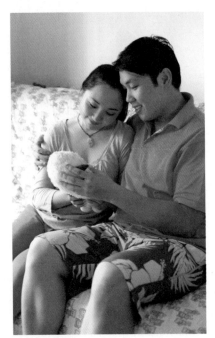

怀双胞胎、多胞胎的准妈妈更要受到无微不至的照顾。

多胞胎的母亲来说都会有所加重，因此她需要了解各种缓解的方法。

关于缓解多胞胎准妈妈不适症状的方法，亦适用于所有准妈妈，不管她怀的是单胞胎还是多胞胎。还可以向医生咨询一下额外的建议，或是情况特别严重时的处理方法。

对于怀多胞胎的准妈妈来说，在晚期出现盆骨下部关节分离的情况极少。两个或更多胎儿的额外重量引起的分离，能够导致骨盆区的灵活性下降，以及严重的局部性疼痛。如果你出现以上任意一种症状，要立即联系产科医生，及时治疗。

根据怀孕的情况的不同，在孕晚期医生可能会让你提前休假，有时早在第24周时，就需要请别人帮忙处理家务，如果有严重的并发症危险，医生会要求你在家中严格卧床休息。对于那些非常复杂的多胞胎怀孕，医生也会在怀孕的最后几

个月里，要求母亲在医院卧床休息。不管有多么困难，严格遵守医生的命令，是你能够帮助宝宝足月分娩的最好方法之一。

不过要记住，多胞胎的"足月"比单胞胎的"足月"要短。双胞胎和三胞胎的理想分娩时间大概是37周，而并非通常的40周。

小贴士

为了以防万一，最好在怀孕中期，上几节分娩课程，了解早产到来时的症状。

准妈妈的坏情绪会殃及胎宝宝的。在妊娠后7至12周内，准妈妈情绪过度不安，可能导致胎儿口唇变形。

孕晚期，准妈妈如果精神状态突然改变，如受吓、恐惧、忧伤等，或长期的精神过度紧张，可导致子宫出血，胎盘早期剥离，胎儿死亡。

准妈妈承受精神压力时，胎动次数明显增加，若准妈妈恶劣情绪持续几周，则胎动将一直维持在一个过高的水平上，这样的婴儿出生时不仅体重低，且表现为躁动不安，如好哭闹、吐奶，甚至消瘦、脱水。

另外，准妈妈情绪低沉还会影响食欲，消化吸收不好，身体各器官都会处于消极状态，这显然对胎儿的生长发育也有不良影响。

想要避免这些情况准妈妈就要做到以下几点：

1 消除恐惧与担忧心理

看一些有关怀孕与分娩方面的书，不要捕风捉影，相信产前检查，学会调控情绪。

2 正确对待得失关系

这里的"失"主要表现在你开始失去一些和外界的联系，如不能和丈夫一起参加聚会，与好友的感情似乎也正在淡化，你感到孤单等。

但这也正是你为一个小生命所必须付出的，有付出就会有回报的。及时提醒自己采取转移烦恼、宣泄积郁、积极社交等方式，保持一种平和宁静的心态。

3 寻求家庭成员的帮助

怀孕中的你，可能会更关注孩子，而丈夫则继续一边关注事业，一边关注家庭。这个时候，你可要求他做出一些调整，告诉他你真正所需要的，让他多关心你，免得你过于焦虑，这样也可以改善夫妻的关系，相信你一定不想得到宝宝，就失去丈夫吧。

4 不要把坏心情传给下一代

孕期母亲的心情可以影响胎儿的性格，为了下一代的快乐，至少要学会控制和平抚自己的情绪。

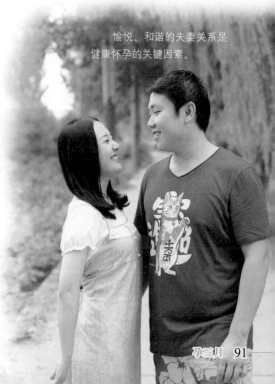

愉悦、和谐的夫妻关系是健康怀孕的关键因素。

准妈妈为什么不能吃蛋白质粉

在怀孕期间，准妈妈都知道补充营养是很关键的，在必要的情况下也可以适当吃一些补品，但有些滋补品并不适合准妈妈，蛋白粉就是典型的例子。

如果一下子摄入太多蛋白质，容易加重肾脏负担，准妈妈喝完会出现四肢浮肿，导致血压高、肚子里的胎儿不长，此外还会出现头疼、眼花等合并症，有些准妈妈甚至还出现蛋白尿，严重的还会发生肾损伤。

蛋白质在体内代谢的产物尿素等含氮物质需要经过肾脏排泄，过多的蛋白质会增加肝、肾负担，对人体产生不利影响。蛋白质摄入过多还会造成含硫氨基酸过多，会加速骨骼中钙质的丢失，损害骨骼健康，易产生骨质疏松症。

准妈妈确实需要多补充一些蛋白质，但补充蛋白质并不需要从蛋白质粉中摄取，通过日常饮食就可达到要求。只要每天能保证一杯牛奶，一个鸡蛋，加上肉、豆腐等多样化饮食，准妈妈自身和胎儿的蛋白质需求完全可以满足。

另外，维生素丸、钙片及其他微量元素保健品最好在医生的指导下服用，过量服用的话也有害处，因为维生素及微量元素的超标摄入不仅不会促进胎宝宝生长，反而会影响其发育，甚至有可能导致流产、早产、胎儿畸形等严重后果。

补益性的中药最好也不要吃，大补的中药不适合孕晚期的准妈妈，危害主要有两方面，一方面是激素分泌失衡会危害宝宝，另一方面是营养过剩，宝宝长得太大会导致难产。

如果要进补的话，可以选择食补，食物的性质平和，不会对身体造成什么影响。

小贴士

很多准妈妈都有这样的困扰，婆婆总是买蛋白质粉给自己吃，味道不好，但是婆婆说对宝宝好，硬是让你吃，你说是吃还是不吃呢？在此这个困惑就被解决了，拿本书给你的婆婆看就没问题了。营养主要源于食物，多数营养品都含有化学成分，绝对不如从食物中获取的健康。

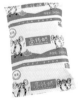 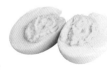 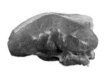 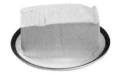

 第84天　准妈妈不可以吃的肉类是什么

1 螃蟹

螃蟹的属性比较寒凉，而且它本身也具有活血化瘀的作用，如果吃得太多，很容易造成流产。此外，螃蟹脚所具的活血化瘀效果更强烈。蟹爪能散瘀血、通经络，会导致准妈妈流产，或者胎宝宝发育畸形，所以，在怀孕期间切勿食螃蟹。

2 甲鱼

甲鱼本身含有丰富的蛋白质，还具有通血络和活血的作用，可散淤块、打散肿瘤。所以，临床上某些长有肿瘤的病人会摄取甲鱼来抑制肿瘤的生长。但对准妈妈来说，甲鱼却吃不得，因为胎儿在子宫内成长，如果受到甲鱼的破坏，或抑制其成长，易造成流产或胎儿发育不全。

3 海马

适宜准妈妈临产之前或难产的时候食用，但在正常怀孕期间不宜服食，因为它有活血堕胎的作用。

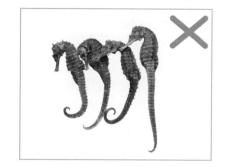

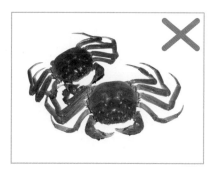

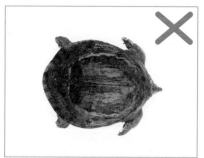

小贴士

　　偶尔不小心吃到了上述食物也不用慌张，不是吃了就一定会出问题，准妈妈的身体没有那么脆弱，只需要在日常的饮食当中尽可能避免就可以了。

孕四月

从怀孕第 4 个月开始，相信准妈妈已经走出了刚怀孕时的紧张与焦虑，妊娠反应也开始逐渐消失，开始进入怀孕期"幸福感"最强的孕中期。在这段时间里，宝宝飞速成长，你的肚子也会越来越大，但是对你的拖累还不会十分地明显，可你的胃口会变得越来越好。不要担心，这是你肚子里的宝宝正在摄取营养呢。

这段时间大多数准妈妈关心的重点开始转变为怎么进补、怎么更好地学习一些当妈妈的知识，以及如何调节好工作与怀孕的关系。

第13周

第4个月妈妈和宝宝分别是什么样子的

妈妈的样子

进入第4个月，准妈妈会觉得食欲旺盛，饭量迅猛增加，腹部也会迅速隆起，面部皮肤的颜色也可能会变暗，乳头和乳晕的颜色也可能变深。从外表上已经能看出你是一位准妈妈了，可能已经受到别人的礼遇了。

这个阶段血液循环加快，携带更多的养分和氧气，所以要注意补充营养和预防贫血。

宝宝的样子

到第4个月的时候，宝宝的四肢已经形成了，眉毛和睫毛也正在生长，面部及身体长出纤细的绒毛，称为胎毛。皮肤薄而透明，没有脂肪，能看到皮下的血管网。宝宝的性器官已足够成熟并用胸部做呼吸动作，能吸吮自己的拇指。此时，可用听诊器听出心跳音。

这个月胎宝宝迅速生长，眼、耳、鼻已完全形成。胎盘也发育成熟，母亲与胎宝宝已紧密地连成一体。他在羊水里乱踢乱踹，还会翻跟头，只是你还感觉不明显。他的面部肌肉已经发育完全了，不过由于神经系统尚未发育成熟，他还不能完全控制这些表情。到胎宝宝满16周时，身长约12厘米，体重约120克。宝宝泡在羊水里，就像宇航员在太空里一样轻飘飘的。

胎宝宝此时看上去像一个梨，他在本周最大的变化就是自己会在子宫中玩耍了，他在子宫中最好的玩具就是脐带了，有时会拉它，用手抓它，将脐带拉紧到只能有少量空气进入，不必太担心，胎宝宝自己已有分寸，他不会让自己一点空气和养分都没有的。另外循环系统和尿道在这时也完全进入了正常的工作状态。

到本月末的时候，宝宝就可以不断地吸入和呼出羊水了。

有液体的羊膜囊（羊水）　头　子宫

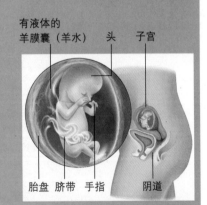

胎盘　脐带　手指　　　阴道

胎盘和脐带都已经发育完成，并进行稳定的工作。

第86天 孕中期该如何进补

孕 4~7 个月，宝宝生长发育增快。准妈妈在这个阶段一般肠胃功能较好，是进补的最佳时期。

首先准妈妈应该知道，需要增加的营养主要是热量、蛋白质、脂肪、各种微量元素和维生素，而这些营养物质日常饮食已基本能够提供。

准妈妈应向医生或者相关营养专家进行咨询，并根据自己的体重、宝宝的生长情况，估算出自己每天各种营养素的需求量，采取"缺什么补什么"的原则，科学调配膳食，尽量从食物中获取所需要的营养。对于某些营养物质严重缺乏的准妈妈，当食物不能满足其需求时，则必须通过补品进行针对性补充。

准妈妈在选择和服用补品以前，必须充分了解补品的适用范围、不良反应、有效成分和剂量，避免误服和过量服食。

第87天 怀孕4个月没有感觉到胎动正常吗

胎动可能是准妈妈怀孕时最大的快乐源泉了。除了正常的孕检结果、隆起的腹部、胎儿心跳的声音，那些小小的踢动和颤动，更能让你确定在你的体内有一个正在成长的新生命。

不过如果你在这个月还是没感觉到胎动，也请不要担心，这是很正常的，因为极少有准妈妈，在头 3 个月中或者是第 4 个月初期感觉到宝宝的胎动，可能会在第 4 个月末的时候感觉到他的第一次踢动。

虽然胚胎到第 7 周就开始进行自发的活动了，但这些由非常细小的手臂和腿所进行的活动，对于母亲来说感觉并不会很明显，要一直到晚一些时才会有所体察。第一次对生命的重要感觉，或是"胎儿初觉"可能发生在第 14~26 周之间的任何时候，但一般都更靠近第 18~22 周。情况各不相同，但都是很常见的。

怀过孩子的母亲，可能会比第一次怀孕的妈妈更早意识到胎动。非常苗条的准妈妈，也许能意识到非常早而微弱的胎动，而超重的女性，则可能要到宝宝变得更有活力时才能意识到。

有时由于预产期的错误计算，胎动在应该出现时也无法感知。还有一些时候，出现了踢动和颤动，可是准妈妈却没有意识到。早期的胎动常常会被误以为是消化道里的气体，或普通的抽动。所以在孕 4 个月还没有感觉到胎动是很正常的，准妈妈们一定不要担心，以免影响到自身的情绪。

小贴士

如果你到第 22 周还是什么也没感觉到，而且他也不能够对刺激产生胎动反应，你最好让医生安排一次超声波检查，来看看宝宝的情况。

"每日一菇"对准妈妈有什么好处

养生学上有"每日一菇"的说法，蘑菇营养丰富，又含有全面、丰富的微量元素，而且几乎没有任何负面效果，所以是准妈妈最好的食物之一。

碳水化合物：蘑菇中含有丰富的单糖、双糖和多糖，分子多糖可以显著提高机体免疫系统的功能。

蛋白质：蘑菇中的蛋白质含量约占30%~45%，大大超过其他普通蔬菜，同时避免了动物性食品的高脂肪、高胆固醇危险。

维生素：蘑菇的营养价值之所以高，还在于它含有多种维生素，尤其是水溶性的B族维生素和维生素C，脂溶性的维生素D含量也较高。

微量元素和矿物质：蘑菇中的铁、锌、铜、硒、铬含量较多，经常食用野山菌既可补充微量元素的不足，又克服了盲目滥用某些微量元素强化食品而引起的微量元素流失。

食物纤维：蘑菇富含丰富的食物纤维，能帮助准妈妈缓解便秘，防止肥胖，但在睡觉前大量吃蘑菇的话，会有撑胀感。

菜谱推荐

香菇酿豆腐

原料 豆腐400克，香菇5朵，榨菜30克，酱油15克，白糖5克，盐、香油、淀粉各少许。

做法 1. 将豆腐切成四方块，用勺子在其上面挖出一个坑备用；将洗净泡软的香菇剁碎，榨菜剁碎，将香菇末、榨菜末放入小碗中，加入酱油、白糖、盐、淀粉拌匀制成馅料。

2. 将拌好的馅料填入豆腐的小坑中，然后将豆腐装盘上锅蒸熟。

3. 最后在出锅后的豆腐上再淋少许香油、酱油即可。

山药香菇鸡

原料 山药100克，鸡腿1个，胡萝卜1根，鲜香菇5朵，盐、白糖、酱油各适量。

做法 1. 将山药洗净去皮，切成片；将胡萝卜去皮，切成片；把香菇泡软，去蒂，打上十字花刀。

2. 将鸡腿洗净，剁成小块，用沸水焯过，去除血水后沥干。

3. 将鸡腿放锅内，加入白糖、酱油和水，并放入香菇同煮，用小火慢煮。

4. 煮10分钟后，放入胡萝卜片、山药片，再煮，煮至山药片熟透后，加盐调味即可。

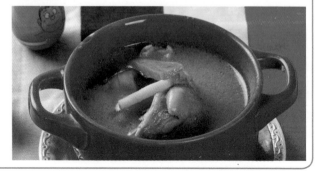

第**89**天　准妈妈为什么不宜吃方便食品和罐头食品

有些准妈妈喜欢吃方便食品，一是简便省事，免去做饭炒菜的麻烦；二是认为加工的方便食品营养丰富。其实不然，方便是方便，但营养不全。

营养少

一般来说，方便食品如方便面主要成分是碳水化合物、少量味精、食盐和调味品。其调味品有牛肉汁、鸡肉汁、虾汁，而牛肉、鸡肉、虾肉的含量很少，且蔬菜也很少，有的有菜末或菜汁，但用量很少。因此，方便食品并不具备人体所需要的蛋白质、脂肪、矿物质、维生素和水等全面的营养成分。

因此，准妈妈不适宜多吃方便食品，否则对母子都不利。有吃方便食品习惯的女性，要在孕前几个月就改变吃方便食品的习惯，以免造成宝宝营养不足。

研究表明，长期食用方便面的人群中，有 60% 的人营养不良，54% 的人患缺铁性贫血，23% 的人患维生素 B$_2$ 缺乏症，16% 的人缺锌，20% 的人因缺乏维生素 A 而患眼疾。

添加剂的威胁

孕早期大量食用含有食品添加剂的罐头食品，对胚胎发育不利。这是因为，罐头食品在生产过程中，往往要加入人工合成的色素、香精、甜味剂（糖精类）和防腐剂，这些都是人工合成的化学物质，对胚胎组织有一定的影响。

再有，罐头保鲜期一般在半年至 1 年，市场上出售的罐头食品往往超过保鲜期或者在自家存放时间较长，质量发生变化，准妈妈吃了当然不好。罐头食品在制作、运输、存放过程中如果消毒或密封不严时，可导致食品被细菌污染，这对人体危害也很大。

鉴于以上原因，为了母子健康，准妈妈以不吃罐头食品为宜，应多吃鲜鱼、鲜肉和新鲜蔬菜。

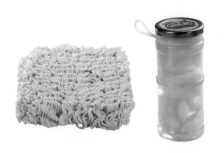

小贴士

在整个怀孕期间，对于准妈妈的饮食，要尽可能买新鲜的原料自己加工。成品食物，即便是符合国家卫生标准的食物也不可避免地有一些添加剂，这些东西对准妈妈和宝宝绝对没有好处，尽量不要吃。

第90天 准妈妈该怎么吃糖

糖包含我们日常概念中的白糖、红糖、糖果等，也包括面粉、大米等碳水化合物制品，是准妈妈能量的主要来源。糖的摄入量过多会使准妈妈发胖，过少则不能满足准妈妈和宝宝的需要，如果长期摄入不足，脂肪被氧化供热，还会增加蛋白质的消耗，影响宝宝的正常发育。

宜：适量增加蛋白质、脂肪类摄取

增加豆制品、禽蛋类肉食等，这些蛋白质丰富的食物既能增加身体的能量，又能有效防止体重超标。

忌：大量摄取糖类

这里说的糖类指的是米、面、淀粉类食物和各种含糖甜食，应尽可能地限制糖类的摄入比例，一般控制在占总热量的50%~65%为宜，以免过多的热量蓄积使身体发胖。准妈妈每日需供给热量2200千卡，而由糖类供热1300~1500千卡即可，也就是说，准妈妈每日需要糖类330~400克。

宜：适当吃一点营养丰富的红糖

红糖性温、味甘，具有益气补血、行血活血、缓中止痛、健脾暖胃、化食散热的功效，对准妈妈和宝宝都有益处。所以，准妈妈吃红糖比吃白糖更有益。

红糖是未经提纯的蔗糖，其中保存了许多对孕妇、产妇有益的成分。据分析，100克红糖中含钙质90毫克，含铁4毫克，钙的含量比白糖高2倍，铁的含量比白糖高1倍。此外，红糖还含锰、锌等微量元素，以及胡萝卜素、维生素 B_2 和烟酸等，这些营养物质对准妈妈都很有利。

忌：经常吃营养单一的白糖

白糖只供给人体热量，而人体则需要多种营养物质，白糖吃得过多会影响人体对其他营养物质的吸收，结果造成体内营养物质不全、不平衡，引发其他营养缺乏。

为了消化摄入体内的过多的白糖，需要消耗大量的维生素 B_1，结果导致维生素 B_1 不足。代谢糖需要大量的钙，又可导致体内钙不足。而这两种营养成分缺乏，就会导致宝宝眼球壁张力减弱，产生近视；宝宝还会出现骨骼发育不良，出生后患佝偻病；出现说话晚、出牙晚、走路晚，以及各种神经及脑损伤症状。

怀孕后，准妈妈的身体状况出现变化，自我调节能力减弱，喜欢吃甜食的人容易引起体内糖类代谢紊乱，极易患上妊娠期糖尿病。孕期糖尿病不但危害准妈妈本人的健康，而且还会危及体内宝宝的健康发育与成长，极易引起巨大儿、早产、流产，甚至死胎。

准妈妈该如何护理头发

很多地区有怀孕不能留长发的说法，确实肚子大了以后留长头发会带来一些洗浴、护理上的小麻烦，但是只要处理得当，还是没问题的。

怕麻烦不如留短发

准妈妈的体温比一般人高零点几摄氏度，在夏天炎热的天气下，准妈妈也更容易烦躁。如果剪了短发，不仅散热较快，还可使准妈妈的体温不会过高。此外，准妈妈在怀孕期间抵抗力较差，把头发剪短了，在洗发后头发比较容易干，就不容易受风、感冒了。

另外，准妈妈的肚子会向外凸出，如果洗头时身体向前倾，很容易伤到宝宝，所以短发比长发更容易清洗打理。

长头发洗的时候最好找人帮忙

长头发带来的麻烦主要是在洗头上，因为女性洗头的时间较长，如果一直保持弯腰的姿势会压迫到子宫，淋浴时洗头也不好，洗发水和头发上的脏东西可能会留下来污染阴道，伤害宝宝。最好的方法是找个有靠背的椅子坐着洗，肚子大了以后最好请准爸爸代劳。

禁止烫发、染发

孕期或哺乳期的妈妈不适合烫发，因为烫发药液里的各种成分可能经头皮吸收后进入体内，再通过母乳传给宝宝，对宝宝造成影响。如果以前没有染过发的人，最好不要在怀孕期间尝试，以免肤质不合适造成过敏。发质不好的人最好不要染发、烫发，适当使用护发剂，对于头发的修补及保护是有帮助的。

如何护发

准妈妈在洗头发时，应当认真按摩头皮，并在擦干头发后，用梳子好好地梳理头发，这样既可以使头发保持光泽，又可以促进头部的血液循环及新陈代谢。同时，在睡觉前梳梳头，非常有利于准妈妈的睡眠。

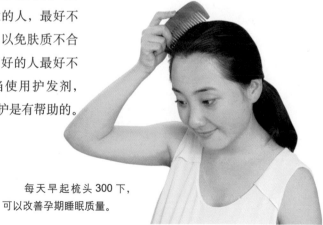

每天早起梳头300下，可以改善孕期睡眠质量。

第14周

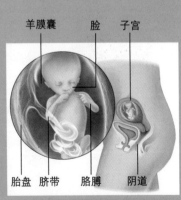

羊膜囊　　脸　　子宫

胎盘　脐带　胳膊　阴道

宝宝开始有一些表情动作了。

第92天 准妈妈在上班路上要注意哪些问题

坐公交车：错峰上下班

拥挤是给准妈妈带来危险最多的因素之一，所以职场准妈妈最好错开早晚高峰上下班。

上下班乘车时，一定要找个最能保护好宝宝的位置，孕中、晚期身体已经不方便，如果没有座位，一定要请乘务员为你找个座位，不要因为好面子而羞于启齿。公交车的后部颠簸比较严重，所以最好坐在靠前的位置。

骑自行车：时间短、路要平

在怀孕早期和中期，只要骑车时间不太长，还是比较安全的。在孕晚期，最好不要骑车，以防羊水早破。准妈妈骑车上班路程一定不能太长，最好不超过15分钟。路面状况要好，不拥堵，不颠簸，没有较大的上下坡。另外还要注意以下细节：

不要骑带横梁的男式自行车，以免上下车不方便。

车座上套个厚实柔软的棉布座套，调整车座的倾斜度，让后边稍高一些。

骑车时活动不要剧烈，否则容易形成下腹腔充血，容易导致早产、流产。

乘坐私家车

最好不要开车，因为人开车的时候精神会比较紧张，而且堵车的时候很容易焦虑、烦躁，对宝宝不利。方向盘对孕晚期准妈妈的肚子也存在威胁。

车内最好不要开空调，如果路上空气不好，在开车前应该适当通风。

即使你挺着大肚子，也要系上安全带。

把座椅调节到最舒适的位置。

如果因为某种原因需要准妈妈自己开车，要记住以下几点：

控制时速：不要超过每小时60公里。

熟悉路线：不在路况不熟悉的情况下开车。

限制时间：连续驾驶时间不得超过1小时。

尽可能避免紧急刹车。

不在高速公路上开车。

怀孕6个月以上不要开车。

怎样把工作环境布置得更舒适

离阳光近一点

补钙并不能解决准妈妈缺钙的问题，还需要接受一定的日光照射。如果维生素 D 及维生素 E 不足，会造成钙质大量排出，通常会有 90% 随尿排出。而保证充足的光照是准妈妈自身产生维生素 D 的重要条件，因此准妈妈工作的座位应有充足的阳光。

有了宝宝后可以要求公司调换座位，每天都可以接受到阳光的照射。在办公室座位上晒太阳要将玻璃窗打开，准妈妈在享受日光浴的时候也要做好防晒工作，否则你的皮肤会受到阳光的伤害。

不要正对着空调

准妈妈千万不可以正对着空调，因为空调长时间直吹对准妈妈与宝宝的伤害非常大。

规定空调的开关时间对准妈妈的健康也有积极意义。准妈妈可以根据空调的开关时间，合理安排办公室内外工作，尽量减少在空调房内待的时间。

离吸烟区远一点

有些单位会有单独的吸烟室，或者员工自发在阳台、走廊角落、天台等部位形成吸烟区，准妈妈平时一定要注意远离那些地方。

避免去不健康的地方。远离吸烟区，那里不只对宝宝有害，而且会增加你的疲乏感。远离有毒烟、化学用品和其他有毒气味的地方。

椅子要舒服一点

长时间保持着坐姿会使你的背部感到疼痛，而一把舒服的椅子则可以使你避免这个问题。如果可能的话，最好是一把可以调节高度的椅子。把它设定好，最好是可以使膝盖弯曲呈 90 度。如果没办法调节椅子的角度，可把你的脚放在踏板上。确保椅子的靠背与你的脊椎曲线贴合。

脚要高一点

到了孕中期的时候，可为自己买个小凳子放在座位的下面，如果对于小凳子感觉不舒服，就可以找个矮些的小箱子放在那里。每隔 1 小时左右，将自己的脚放在小凳子或小箱子上面一段时间，这样可以缓解脚部的疲劳，也可以降低浮肿的发生率。准妈妈如果发现自己的浮肿发展得比较迅速，或是浮肿面积很大，已经蔓延到膝盖以上或脸部，那么就必须立即到医院进行专业检查，避免造成严重后果。

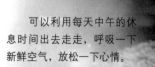

可以利用每天中午的休息时间出去走走，呼吸一下新鲜空气，放松一下心情。

怎样避免办公电器的危害

办公室内电脑、打印机等办公设备产生的噪音、灰尘、辐射等对准妈妈的健康不利，做相关工作的准妈妈要注意保护好自己。

每隔一段时间起来走走

电脑周围会产生低频电磁场。准妈妈在孕早期长期使用电脑可能影响胚胎发育，增加流产的危险性。另外，准妈妈长时间坐在电脑前，将影响心血管、神经系统的功能，盆底肌和肛肌也会因劳损而影响正常分娩。准妈妈不要连续长时间操作电脑，中间应该有离开电脑换换环境的机会，以减少电脑对准妈妈的影响。

穿上防辐射服

防辐射服本身对辐射有一定的阻隔作用，孕中期以后使用电脑的时候最好穿上；长时间穿防辐射服对身体有一定副作用，所以不使用电脑的时候不要怕麻烦，要脱掉；防辐射服的效果仅限于保护腹部，所以不要因为穿了防辐射服就任意长时间地坐在电脑前，要尽可能减少使用电脑的时间。

保持相关设备的洁净

除了辐射以外，电脑静电会积累大量灰尘，这些灰尘的害处也很大，所以要经常擦拭插座、机箱、显示器等容易积累灰尘的地方，同时机箱也不要放在桌面上。

远离打印机

碳粉颗粒在人体中不能被融化，排泄困难，长期吸入或者一次性吸入很多的话容易造成呼吸道疾病，而且碳粉还有点毒性。

打印机的工作方式是用高温融化碳粉颗粒，打印的时候有一定的异味，这种气味对人体是有害的，所以打印的时候不可以站在打印机旁边等待，最好把打印机放置在离人体远点的地方。

一般的单位打印机都是单独放在一个房间，遇到打印、复印、收发传真等工作，最好请同事们代劳。

粉尘污染也是办公室的主要污染来源，除了离打印机远些以外，还要注意办公室的湿度和通风。

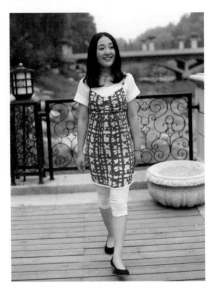

防辐射服只在辐射环境中穿，离开辐射环境，要记得换下来。

在单位可没有在家那么方便，而吃好是准妈妈最重要的工作之一，所以在单位的饮食要特别注意。

怎样吃工作餐

● 慎吃油炸食品

工作餐中的油炸类食物，在制作过程中使用的食用油难免不是已经用过若干次的回锅油，这种反复沸腾过的油中有很多有害物质，因此准妈妈最好不要食用工作餐里的油炸食品。

● 拒绝味重食物

工作餐里的菜往往不是咸了就是淡了。准妈妈应少吃太咸的食物，以防止体内水钠潴留，引起血压上升或双足浮肿。其他辛辣、调味重的食物也应该明智地拒绝。

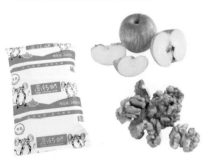

● 饭前吃个水果

为了弥补吃新鲜蔬菜不足，准妈妈在午饭前 30 分钟吃个水果，以补充维生素的缺乏。

准妈妈别忘了慎重选择饮料。健康饮料包括矿泉水和纯果汁，而含咖啡因或酒精的饮料则对孕期不利。

吃零食是个好习惯

● 袋装牛奶

吃工作餐的职场准妈妈需要额外补充一些含钙食物。把牛奶带到办公室饮用是个不错的选择。别忘了挑选的牛奶应该是经过巴氏杀菌消毒的。

● 水果

新鲜水果对准妈妈好处多多。如果办公室清洗不方便，可在早上出门前清洗后，用保鲜膜包裹。

● 饱腹食物

可选择全麦面包、消化饼等粗纤维的面食。核桃仁、杏仁等坚果也不错，不仅体积小、好携带，而且含有准妈妈需要的多种营养元素。

● 自制食品

自己动手，做出满足自己口味，并且携带、食用均方便的营养食品是最佳的选择。

小贴士

妊娠反应严重时，如果公司的餐厅又吵又乱，影响了你的食欲，不妨将午餐带到办公室里吃。吃的过程中放点轻松的音乐，尽可能创造一个舒适的进餐环境。吃什么更有效呢？对不同的人来说，能够减轻妊娠反应的食物是不同的。各位准妈妈要善于在工作餐中发现这样的食物。妊娠反应期间嘴确实会"刁"很多，不必强迫自己吃不喜欢的东西，但是也要注意不要只吃一两种东西，以防营养不良。

白领女性的哪些"面子工程"会影响准妈妈的健康

一些工作的特殊要求可能会严重影响到准妈妈和宝宝的健康，应该尽可能避免。

1 高跟鞋

现在的白领女性在上班的时候很少有穿平底鞋的，一双得体的高跟鞋可以让你在同事当中脱颖而出，所以高跟鞋几乎成了白领女性必不可少的装备。

但是，高跟鞋对准妈妈的伤害却是巨大的，准妈妈孕期体重与体形变化巨大，身体重心前移，站立、行走时腰背部肌肉和双脚的负担加重，如果准妈妈穿高跟鞋，会使身体站立不稳，走路或站立时会使脚部吃力。另外，由于高跟鞋鞋底、鞋帮较硬，也不利于准妈妈下肢静脉的血液回流，很容易造成腿部浮肿或使浮肿加重。

可以穿柔软的布鞋或旅游鞋，这些鞋有良好的柔韧性和易弯曲性，还具有很好的弹性，可随脚的形状进行变化，并且还可以防止摔倒等不安全的因素发生。在公司时，如果不活动，就换上自己预先准备的一双拖鞋，让自己的脚完全放松下来，活动时再换回原来的鞋。

2 化妆品

一些文化娱乐产业单位往往会要求女性化妆上班，但是怀孕以后，这些化妆品则很可能成为宝宝的健康杀手。

准妈妈对化妆品的使用要慎重，因为很多化妆品都含有高浓度的化学元素，会对宝宝产生严重的危害，尤其是美白、祛斑类化妆品。

单位规定不能改，又不能伤害宝宝，该怎么办？可以禁用美白、祛斑类化妆品，只使用一些宝宝适用的护肤、润肤产品。对于不能用宝宝产品代替的部分，可选用纯植物提取的化妆品，植物化妆品的危害相对较小。

3 职业装

在非孕期，女性们挑选一款合适的休闲职业装也需费尽心思。在孕期，随着宝宝逐渐成长，挑选一款合适的服装将变成更艰巨的挑战。怀孕后职业女性最重要的目标是想在办公室内维持其专业的形象。

白领准妈妈可以在座位上放一件职业装，一件舒服的外套，在有需要的时候可以穿一会儿精干的职业装，回来以后马上换上舒服的外套。

上班时无法集中注意力，总是犯困该怎么办

怀孕以后，身体经常会感到疲劳、犯困，必然会影响到工作的效率，准妈妈要正视这一点，同时想办法把不利影响降到最低。

最重要的工作最先做

作为一个员工不可能让单位一味地迁就你，所以上班的时候趁着精力最旺盛的一段时间把一天当中最重要的工作或最难处理的工作先做好。然后再去处理其他工作。这样就不会因为自己的原因延误公司的整体工作，也更容易获得同事、领导的尊重与体谅。

把座位调舒适一点

可以换一把较为宽大的座椅，或者从家里带一个舒服的靠垫，不要弯腰驼背，头和身体要同电脑屏幕保持一定的距离，不要离太近了，保持正确的坐姿，那么眼睛也就不容易觉得累了。

放松眼睛

使用电脑的准妈妈时间长了会感到眼睛干涩，可以每隔半个小时左右起身走走，倒杯水喝，看看窗外。如果眼睛有干涩的感觉，准妈妈可以使用一些不含药物、纯滋润性的眼药水。

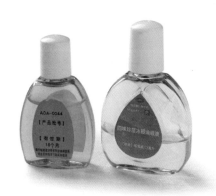

眼药水一定要选择
纯滋润性质的。

太疲劳了不妨小憩一下

孕期容易疲劳，这是生理上的正常现象，你可以大大方方地向同事们说明，实在太累的时候可以在单位的沙发或者其他舒适一点的地方靠着休息一下，所有人都会理解你的。

小贴士

大多数上班族的准妈妈都会担心受到同事的排挤，遭到领导的歧视，其实完全没有必要存在这种心理。你只要能做好自己的工作，证明自己仍然是这个团队不可或缺的一分子，自然就没有人会用异样的眼光来看你。别人的尊重从来都是靠自己的努力来争取的，如果你发现大家真地有些"看不惯"你，那绝对不是因为怀孕的原因，而应该检讨一下是不是确实没有把工作做好。

第98天　什么时候应该停止工作

尽管法律上有明确的休产假时间，但是由于工作性质不同，每个人的身体状况也不同，所以准妈妈要根据自身情况来安排休产假时间。

法定产假

法律规定的正常生育产假的范围是产前 15 天到产后的 75 天，难产增加 15 天，多胞胎每多生育 1 个婴儿增加 15 天，晚育增加 30 天。

也就是说，准妈妈如果身体健康状况良好，一般在孕 38 周开始休假。

一些对宝宝不利的工作，又没有办法休息的话，可以在怀孕 3 个月以后申请调换工作，适当减轻体力劳动、辐射、噪音等影响。

身体虚弱，尤其是有习惯性流产史的准妈妈也应尽量早停止工作，在家休养。

休假前要做好几件事

即使单位已经知道你怀孕的事，但是休产假最好还是提前 1 个月左右通知相关人事部门，以方便单位对工作的交接进行妥善安排。休假前一定要把手头上能结束的工作早点结束，把交接的工作准备好。

另外，希望准妈妈在休假之前，能够对病假期限、病假期间的工资和其他福利制度的规定有些了解，最好事先向人事部门咨询清楚。因为根据劳动部的相关规定，准妈妈在病假期间的工资只能享受社会平均最低工资标准的 80%。准妈妈应该事先心中有数，以免因为不了解情况与公司发生矛盾。

不同工作建议休息的最佳时间

秘书、工作较轻松的职员：孕 40 周

教授、管理人员：孕 40 周

间断地举重物（20 千克以下）：孕 40 周

偶尔举重物（20 千克以上）：孕 30 周

经常弯腰（达 10 次 / 小时）：孕 28 周

长时间站立（每天长于 4 小时）：孕 24 周

重复举重物（10~20 千克）：孕 24 周

重复举重物（10 千克以上）：孕 20 周

爬梯或杆（每天多于 4 次）：孕 20 周

小贴士

整个孕期都在家休息是弊大于利的，适当参加一点工作，不仅能减轻家庭负担，最重要的是可以保持与人的沟通交流，保持一个相对积极的心态。这些都能有效预防抑郁、焦虑等孕期心理问题。

有液体的
羊膜囊（羊水）　腿　子宫

胎盘　脐带　眼睑　阴道

宝宝的毛发和指甲开始长出来了。

第99天　怀孕以后怎样清洁私处

很多准妈妈可能不知道，阴部的结构分为外阴部、阴部和阴道。清洁的时候通常指清洁外阴和阴部。

阴部有自己的自洁系统，正常情况下，在阴道杆菌的作用下，阴道上皮细胞中富含的糖原可分解为乳酸，以维持阴道正常的酸性环境，使适应于弱碱环境中繁殖的病原体受到抑制。

另一方面，在雌激素的影响下，阴道上皮细胞不断新陈代谢、增生变厚，增加了对病原体的抵御力。阴部及阴道的结构紧密，也可以有力的阻挡细菌的侵入。

清洗阴部是因为阴部皮肤有尿、便残液存留，所以仍然需要经常清洁去污，但要适度，过度的清洁会破坏阴部皮肤表面上的保护膜，破坏自洁系统。有的还会使阴部变得干燥不适，甚至瘙痒。

准妈妈在妊娠期间，尤其是孕早期，受激素急剧增加的影响，体内新陈代谢旺盛，阴道上皮细胞及宫颈腺体分泌旺盛，致使阴道分泌物增多。表现为阴部常有阴道分泌物，阴道分泌物通常为乳白色，无味无刺激，是生殖系统健康的信号之一，绝不是不干净之物。准妈妈们不用惊慌，也不用过度清洗。

怎样清洁才最科学

备好自己的专用清洗盆和专用毛巾。清洗盆在使用前要洗净，毛巾使用后晒干或在通风处晾干，因毛巾日久不见阳光，容易滋生细菌和真菌。

每天晚上轻轻用温水清洗外阴部。

大便后养成用手纸由前向后揩试干净，并用温水清洗或冲洗肛门的习惯。

私处清洗小细节

1 最好采用淋浴，用温水冲洗，如果无淋浴条件，可以用盆代替，但要专盆专用。

2 先洗净双手，然后从前向后清洗外阴，再洗大小阴唇，最后洗肛门周围及肛门。

3 可使用能够去污灭菌的保健性洁阴用品，但正常情况下用清水即可。

准妈妈在怀孕期间一定要注意乳房的护理工作，因为在这个期间乳房会因怀孕而有了变化，同时也要为今后的哺乳期奠定良好的基础，如果护理不好的话留下什么小病根就得不偿失了。

准妈妈要注意以下几个方面

● 乳房瘙痒怎么办

乳房瘙痒其实是怀孕期间的正常现象，不需要特殊的处理。

乳房瘙痒和饮食应该没有太大的联系，不过建议准妈妈在孕期一定要在营养均衡的条件下保持清淡，不要吃刺激性很强的食物。

怀孕后由于雌性激素作用于乳腺，准妈妈有时可能会出现乳房瘙痒的症状，但不要搔挠，防止造成不必要的伤害，分娩后随着体内雌性激素水平的降低，这种症状会慢慢消失的，不用采取特殊的处理。

● 乳房大小难以恢复怎么办

哺乳结束后，妈妈身体内的激素会迅速减少，乳房腺体组织的收缩速度比乳房皮肤要快得多，很容易导致乳房缩小并塌陷。

所以，对很多妈妈来说，怀孕和哺乳可能造成乳房的美丽有所减少。所以女性要注意健美乳房，要注意平时的护理，包括乳房的按摩、胸部肌肉的锻炼、正确的生活姿势及合理的营养等。

● 隆过胸的准妈妈要对乳房给予特殊的呵护

因为怀孕后乳房会增大，有时会有胀痛，怀孕晚期还会有初乳分泌，因此必须分辨清楚这种胀痛是否是由隆胸引起，如果胀痛很明显准妈妈应该及时去医院就诊。

隆过胸的妈妈在产后一般建议不要母乳喂养宝宝，因为如果哺乳期间乳房护理不当，发生乳腺疾病，如急性乳腺炎或乳腺脓肿等会影响到隆胸的效果。

怀孕会使女人变化很大，而这些都是为了更好地孕育你的宝宝。乳房纹和妊娠纹一样，是由于乳房增大，皮下弹力纤维断裂，其下的毛细血管显露所导致，时间久了往往会呈现银白色，形成所谓的乳房纹，这并不影响身体的健康，所以准妈妈不需要担心，这都是你人生一定要经历的时刻。

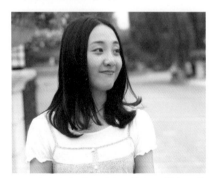

乳房变大时，别忘了换上孕期专用的胸罩。

腰痛的原因

1 腹部沉重，不能保持正确的姿势，腰部肌肉容易疲劳所以引起腰痛。

2 怀孕的人体内的激素分泌发生变化。怀孕后为了分娩时婴儿能顺利通过产道，人体内分泌一种激素，可使连结骨盆的韧带松弛，这种激素同时起到松弛肌肉的作用，使脊椎的弯度加大，所以容易腰痛。

3 运动不足造成人的基础体力下降。体力下降就不能保持正常的姿势，就容易腰痛。

4 子宫和胎儿的影响也会造成腰痛。

如何防止腰痛

1 扎腹带或孕妇专用腰带支撑腰部可以减轻腰痛。

2 站立的时候不要迅速起立，要用手扶着桌子或椅子慢慢起来。

3 注意站姿是否正确，正确的站立姿势是两腿微分，后背伸直，挺胸，收下颌。如果姿势正确，大肚子也不会很显眼。

4 不穿高跟鞋，如果一定要穿，就选择鞋跟在3~4厘米左右，比较稳当的鞋子。

5 选择适合自己的椅子。椅子太高或太低都不好，要尽量往里坐，后背用下部紧贴靠背。

6 拿东西的时候，也要先坐下再拿。

7 不要睡太软、腰部容易下陷的床垫。

8 多做运动，目的在于锻炼肌肉、增强体力。

因为对支撑脊椎起到主要作用的是腰肌，这是在怀孕前就应该锻炼的部位。如果现在做预防腰痛体操和孕妇体操的话效果最佳。

9 适当地游泳。

剧烈疼痛时该怎么办

1 一般疼痛时，面朝上仰卧，并在膝下放一个大枕头会舒服很多。

2 剧烈疼痛发作时，将疼痛的一侧向上，弓背躺卧。

3 疼痛严重，又不能躺卧时，可以找一个低矮的台阶坐下用手撑下颌，这样也可以缓解疼痛。

4 如果有条件的话，用湿毛巾热敷，或沐浴，即用温热的水冲一下。

对腰痛有效的食物

有很多种，主要是富含蛋白质、钙质、B族维生素、维生素C和维生素D的食物，如蔬菜、水果、鱼类等。

小贴士

指压和按摩当然是缓解腰痛的很好的办法，可以请丈夫和家人帮帮忙。

在现在这个时代里，由于很多准妈妈的不注意，往往会产生高危妊娠，这会影响到自身和宝宝的健康。为了避免高危妊娠，我们就来多学习一下吧。

准妈妈的年龄

当准妈妈的年龄小于 18 岁时，发生先兆子痫或子痫，分娩低体重儿或营养不良新生儿的危险性就增加，而当准妈妈年龄大于 35 岁时发生慢性高血压或严重妊娠期高血压、妊娠糖尿病、子宫肌瘤和难产的危险性就增加。准妈妈年龄在 35 岁以下胎儿染色体异常的发生率为 0.9%，而到 43 岁时会增加到 7.8%。因此 35 岁以上的准妈妈应考虑做绒毛或羊水的染色体检查。

准妈妈的体重

准妈妈在非妊娠期的体重小于 45 千克的，会增加分娩足月小样儿的危险，低体重女性如在妊娠期间体重增加不足 7 千克也会增加这一危险性，其发生率达到 30%；相反，肥胖的准妈妈则增加分娩巨大儿或发生妊娠糖尿病及高血压的危险，所以准妈妈一定要控制好自己的体重。

准妈妈的身高

身高矮于 1.5m 的产妇，头盆不称、早产和胎儿宫内发育迟缓的危险性会增加。

习惯性流产

曾经在孕早期时连续 3 次流产后，再发生流产的危险性大约为 35%。

既有习惯性流产病史的准妈妈在孕中期和孕晚期妊娠时易发生死胎和早产的现象。

对于此类病人，在考虑重新怀孕之前，应排除双方的染色体异常、子宫和宫颈畸形、感染、结缔组织疾病和激素异常等情况。

多产

有 3 次或 3 次以上妊娠者发生产时宫缩乏力或因宫缩乏力而发生产后出血的危险性增加，多次分娩发生急产或羊水栓塞的可能性也增加，多产准妈妈中胎盘前置也是比较常见的。

遗传病家族史

家族性的智力障碍和家族性疾病会增加新生儿患此类疾病的危险。

产伤史

如曾经有难产史或新生儿需特别监护史，而可能的原因为肩难产或产程延长，在本次妊娠的产程中手术产的危险性增加。

适当的锻炼

白天接受适当的锻炼，晚上睡觉时会更困倦。但锻炼的时间不要太接近上床时间，因为上床时锻炼引起的兴奋会阻碍你的睡眠。

轻松进餐

不要在电视机或者电脑前吃饭。在餐桌上和丈夫、其他家庭成员或一个朋友共同分享，并用轻松的话题来让自己吃得更健康。

良好的作息习惯

晚饭后，做一些能让你放松的活动。读一些良性读物或是看看电视，听听轻音乐，做一些伸展运动如瑜伽或放松活动，洗个热水澡，按摩一下背部等都可以。

睡前吃一点零食

准妈妈在入睡前过饱或是过饿，都会影响到睡眠质量。保证规律的入睡时间，每晚睡前喝一杯热奶会很有效，因为牛奶中含有氨基酸、L-色氨酸，这会提升脑部5-羟色胺的水平，促进睡眠。如果准妈妈在晚上对牛奶不感兴趣，还可以试试更甜的催眠零食，比如燕麦饼干或是松饼，水果和乳酪，酸奶和葡萄干等。

保持轻松舒适的环境

确保卧室不会太热或是太冷，床垫硬实，枕头能够起到支撑作用。怀孕时尽可能早学会向左侧舒服地睡觉，以后这么做时就会变得更简单。

保持空气流通、通风的环境，是一个好的睡觉环境。因此除了最热和最冷的天气之外，在所有时间里都应该打开窗户。不要用被子蒙着头睡觉，这会减少准妈妈吸入的氧气，并增加二氧化碳，而导致头痛。

改掉床上做事的习惯

一些准妈妈把上床和阅读、看电视、收邮件，或其他影响睡眠的活动放在一起，这也会影响睡眠的。

睡前理清你的思路

如果你是因为工作或家里的问题而无法入眠，可以尝试在白天解决掉，或在晚上较早的时间里，和爱人或其他人聊聊。如果没人可以说话，可以写下你的担心，然后试着为其中至少一个问题提出一种解决方案。但在就寝时间来临时，要试着把所有的问题都置之脑后。

不要使用药物

不要服用安眠药来帮助你入睡。这在怀孕时是有害的，而且无法持久。午后要避免咖啡因和大量的巧克力，因为这些会在短暂的时间里影响睡眠。

第104天 什么是妊娠糖尿病

很多准妈妈在检查的时候都被查出患有妊娠糖尿病，那么究竟什么是妊娠糖尿病呢？到底有多严重？下面就来为准妈妈们解答一下。

人体内有一种物质叫胰岛素，用来控制人体内的葡萄糖水平，确保身体细胞得到充足的营养，而怀孕会引发抗胰岛素的机制，来确保有足够的糖分留在血液循环中为胎儿提供营养。

有时抗胰岛素的效果太强，以至于留在血液中为母亲和宝宝提供营养的糖分太多，超过了肾脏可以处理的范围，多余的部分就"溢入"了尿液中。这就是"尿液中的糖分"。

大部分的准妈妈，由于其体内血液中的糖分的增加，会做出增加胰岛素分泌的反应，来消除血液中多余的糖分，你很可能也会是这样。但有些准妈妈，尤其是有糖尿病或糖尿病趋势的人来说，可能一下子分泌不出足够的胰岛素，来控制血液中增多的糖分，或是无法使用她们及时分泌出的胰岛素。不管是哪种情况，这些准妈妈在血液和尿液中会出现相对高水平的糖分。对于那些原来没有糖尿病的人来说，这就是妊娠糖尿病。

这种情况在怀孕中并非少见，尤其是在孕中期，此时抗胰岛素的效果增强。事实上，大概有一半的准妈妈在她们怀孕的某一时刻，都会在尿液中有少量糖分。所以被检查出来妊娠糖尿病的准妈妈不要害怕，这并不严重，只要适当改变糖的摄取量就可以了。

第105天 孕中期突然发现流血了该怎么办

阴道出血可能是以下原因

1 宫外孕。在宫腔外着床的，不能正常的发育，体内雌、孕激素的比例发生变化，造成蜕膜分离，导致不规则的阴道出血及腹痛。

2 流产的征兆。一旦早期怀孕有出血等流产现象，在确定了宫内胎后医生会开安胎药。

3 着床位置不当。有的胚胎着床在子宫颈或子宫角，不能正常地生长发育而导致流产。

4 胎盘着床位置太低。如果胎盘附着在子宫下段，甚至胎盘边缘达到或覆盖子宫颈内口，随着妊娠月份的增加，在孕期会有无痛性的阴道出血。

5 宫颈炎症。有些宫颈糜烂在活动过多、夫妻同房后会有少量阴道出血。

因此，准妈妈在怀孕期间如有阴道出血现象，一定要找医生诊治，不能因为出血时有时无不当回事，要警惕，以免造成严重的后果。切记千万不能大意，这是对宝宝负责任。

第16周

第106天　孕中期应该怎样穿衣服

怀孕后，准妈妈的服装应以宽松、舒适、整洁、大方为主。吸汗而透气的棉质衣物是最好的选择。

同时，有了身孕后，准妈妈会发现自己经常尿频，因此一件松身、方便上厕所的孕妇装会比较适合。

裤子宜选择腰部有松紧带或是系带的，这样可以进行自由调节。但注意不能系得过紧，以免使增大的子宫不能上升而前凸，造成悬垂腹，导致胎位不正、难产。

此外，也不能紧紧地束缚腰部及腿部，否则容易影响下肢血液循环，有碍子宫胎盘的血液循环，影响胎儿的正常发育。

上衣的选择也是一门技巧，因为怀孕后，胎儿在母体内不断生长发育，会使准妈妈的体态逐渐变得腹圆腰粗，所以上衣要根据准妈妈的体态来选。

另外，随着准妈妈本身和胎儿所需氧气增多，准妈妈的呼吸以胸式呼吸为主，呼吸通气量也会增加，上衣如果过紧，势必会影响胸部呼吸活动，也不利于乳房发育，还容易导致乳头内陷，影响日后哺乳。

但要注意，宽松并不等于稀松，不要把自己装扮得松松垮垮。应该以自己感觉舒服，又能给他人以整洁大方之感为宜。得体的服饰不仅可以掩饰怀孕后体型的变化，还可以愉悦自己的心情。

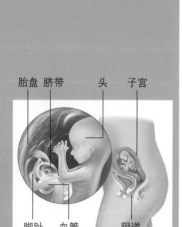

胎盘　脐带　头　子宫

脚趾　血管　阴道

通过B超已经可以分辨出宝宝的性别了。

小贴士

服装

春夏时节，长裙较为合适，秋冬季节最好穿长裤。紧身裤不论什么季节都不适合穿。背带裤不用束腰带，是许多准妈妈喜欢的一种裤装。内裤最好使用全棉制品，吸水性强且透气透汗。

袜子

妊娠期，由于子宫的压迫，下肢静脉压明显提高，准妈妈容易发生下肢、外阴的静脉曲张或得疮。因此，准妈妈的袜子，无论是长袜还是短袜，袜口都不要太紧，尤其是在孕晚期。

准妈妈在怀孕后，身体会发生巨大的变化，穿鞋看似小事，有时却会给你造成很大的行动阻碍，甚至会伤害到你和胎儿的健康。所以，选择一双合适的鞋对准妈妈来说是件大事。

为保证准妈妈的舒适与安全，选鞋时应遵循松软、跟脚、鞋跟高低适宜的原则。

首先，脚背部分能与鞋子紧密结合，并有能牢牢支撑身体的宽大的后跟。

所以，建议选择带有松紧带的鞋子，能保证跟脚、舒适。到了怀孕后期，建议不要穿系带的鞋子，因为准妈妈不易弯腰系鞋带，鞋带松开后也容易摔倒。

其次，鞋后跟的高度应在2~3厘米左右，鞋底要软，且要带有防滑纹。高跟鞋、易脱落的凉鞋、高跟木屐等都不适合。

最后，随着妊娠月份的增加，脚心受力加重，会形成扁平足状态，这是造成脚部疲劳、肌肉疼痛等的原因。

因此，应该想办法保持脚底的弓形，可用2~3厘米的棉花团垫在脚心部位作为支撑。到了孕晚期，脚部有不同程度的浮肿，要穿稍大一些的鞋子。

准妈妈的内衣最好选天然纤维制品，尤以棉制品为佳，其吸湿性和保暖性都非常好。合成纤维制品吸湿性差，不能很好地吸收和散发汗液，难以调节皮肤与内衣之间的微气候环境，贴身穿着时往往有闷热的感觉。

合成纤维内衣还能引起皮肤损伤，如尼龙制品内往往含有残留的己内酰胺，它会导致皮肤干燥、粗糙、增厚，甚至引发皮炎等，另外它对皮肤有抗原性，还会引起过敏反应。

关于内衣的颜色，可以依妈妈们个人的喜好选择。

但要注意的是，有些染料是会致癌的。如果染料的牢度不好，就会通过汗液被皮肤吸收。一般来说，深色的内衣上染料相对较多。

你可能不知道，有些皮肤疾病很可能是由于染料脱落或中间体等杂质引起的。因此准妈妈的内衣最好是本色或浅色的，尽可能不要买深红色、紫红色、藏青色、咖啡色、墨绿色和黑色的。

如果对这些颜色特别偏爱，则一定要勤洗勤换。另外，白色的内衣也不一定是完全安全的，因为白色纺织品上往往会有荧光增白剂，而有些荧光增白剂也是致癌物。

总之，准妈妈选择内衣要以吸汗、透气、不影响健康为原则，同时要考虑宽松和舒适，以免影响正常的活动。

第109天　怀孕4个月睡觉打呼噜该怎么办

有的准妈妈可能会有这种烦恼，近期老公常常说你睡觉打呼噜，这是怎么回事呢？该如何去做才会有所改善？这也成了许多准妈妈的一个难题。

打呼噜会破坏本人和家人的睡眠，它可能仅仅是由于怀孕时正常的呼吸不畅造成的。在这种情况下，睡觉时开一个空气加湿器，并把你的头部垫高可能会有帮助。

但是打呼噜也可能意味着睡觉时的呼吸暂停，也就是睡觉过程中呼吸的短暂停止，在短期内造成吸入的氧气减少。由于准妈妈在为两个人呼吸时，氧气的持续供应是极为重要的，因此最好留意一下你在睡眠过程中是否有呼吸暂停，必要时应该去咨询一下医生。

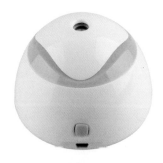

加湿器是北方的准妈妈家里必备的小电器。

第110天　孕期性生活应该注意什么

要做好个人卫生

准父母们都知道不注意卫生容易引发细菌感染，所以一般还是比较注意的。但同时手部的卫生却往往被大家所忽视。其实夫妻在同房时，如果用不清洁的手与性器官接触，同样会导致细菌感染，因此在这之前，要充分对手掌及指甲等进行清洗，并且要养成勤剪指甲的好习惯。

前戏不要过于激烈

有些准妈妈会由于乳头过度刺激而引发腹部肿胀，因此要尽量避免过度抚摩胸部。特别是在发生乳头流出液体的现象时，最好不要再进一步刺激乳房。

选择不压迫腹部的体位，丈夫的动作要温柔

如果一种体位让准妈妈感觉疼痛、辛苦，或者腹部有受压迫感，千万不要有强迫自己忍耐的想法，而应该马上换别的体位。另外，精液中含有使子宫收缩的前列腺素，因此曾经有过剖腹产或早产的准妈妈，或者腹部易肿胀的准妈妈，在做爱时最好让丈夫带上安全套。

如果感到十分疼痛，就要暂时中断一下

如果感到腹部肿胀或疼痛，应暂时中断休息一会。肿胀感消失后，还可以继续。另外，准妈妈仰卧做爱时有时会因血压下降而感觉不舒适，此时也要暂时中断休息一下，并适当地将身体左右倾斜调整，不适感就会慢慢消失。

牙齿

怀孕后对牙齿的护理要比平常更为重要。怀孕后体内的激素变化可能会使你的牙龈轻微地肿胀，因而在刷牙时更容易出血，另外也使牙齿对细菌更为敏感。

准妈妈每天至少要刷牙两次，确保每次刷牙时间为三分钟，并且最好在饭后进行。要使用保健牙刷，最好是软毛的，这样才能预防牙龈出血。

私密处

怀孕后，由于激素的影响，以及怀孕后阴道充血、腺体分泌旺盛、外阴湿润等原因，很多准妈妈会有阴部瘙痒的症状，这时应该及时去医院就诊，确定引起阴部瘙痒的原因，然后再用药治疗。多数准妈妈的这个症状是没有病理性原因的，需要在孕期中倍加注意，维护阴道的健康。

腰部

准妈妈在怀孕的某些时期都有腰疼的经历，孕期腰部不适的原因主要是由于身体在为生产做准备，身体各部位的关节都会比原来更加松弛，并且由于腹部增大，重心前移使你的身体平衡发生变化，更加重了腰部的负担。

腿部

怀孕后准妈妈腿部的不适主要是腿脚的肿胀及腿部的抽筋现象。

在怀孕的过程中，由于孕期激素水平的变化和血液循环系统对怀孕的适应，准妈妈的体液会增加。另外到了中后期，由于子宫变大，压迫到静脉，以致静脉血回流变慢，积压在血管中的液体滞留在身体末梢，就会造成水肿。

准妈妈在孕期体重逐渐增加，双腿负担加重，腿部的肌肉经常处于疲劳状态。另外，怀孕后，对钙的需要量明显增加，所以很多准妈妈会因为缺钙发生抽筋现象。

坐着工作时，在脚下垫个矮凳；躺着时，尽量采取左侧卧；平常坐着时，不要跷二郎腿，要常常伸展腿部，动动脚跟、脚趾，旋转脚踝关节，以伸展小腿肌肉。

不要长时间坐或站，常常走一走、动一动，以增加下肢血流。

穿着让胀大的脚感到舒适的鞋子，不要穿会压迫到脚踝及小腿的附有松紧带的袜子。避免食用高盐、加工、腌制或罐头食物。为了避免腿部抽筋，需要注意不要让腿部的肌肉过度疲劳。

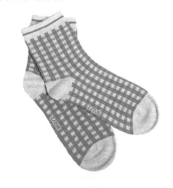

怀孕期间准爸爸该做什么

怀孕，不只是女人的事情，准爸爸们也不能闲着，你要知道你的安慰，你的鼓励，哪怕是一个小小的动作都会给准妈妈们带来莫大的鼓舞。

时下许多新好爸爸们都了解，即使在孩子还没呱呱落地前就要学着当个好爸爸，让爱人有个快乐、健康的孕期，这和以前照顾胎儿由妈妈一肩扛起的情况来比，现在的准妈妈真是幸福多了。

准妈妈在怀孕时身心皆承受着巨大的负担，这时非常需要准爸爸的关怀与照顾，如此不但能表现出丈夫对妻子的爱，也能与胎儿产生紧密的连结，因而能生出一个乐观的孩子，并确保家庭的和乐幸福。

所以，准爸爸在妻子怀孕时扮演着很重要的角色，在此给准爸爸们一些温馨提示以供参考。

轻抚妻子的肚子

在轻松的气氛下及每晚睡觉前，轻轻抚摩妻子的肚子，让妻子知道你有多么爱她和她肚子里的孩子。这是促进夫妻感情及产生亲子连接的好方法，许多准父母都能在这种互动中获得无比的幸福感。

陪爱人做产检

陪爱人去医院做产检时，有时可听到胎儿的心跳，或透过超声波亲眼看到胎儿，这是一种很美妙的体验，可带给老婆一种安心、幸福的感觉。若有不乐观的情况出现，也能共同分担、商量，并能立即做出最适当的决定。

陪妻子参加妈妈教室、做产前运动

陪妻子参加妈妈教室可增加自己的怀孕及生产知识，如了解胎儿的成长及产兆、生产过程，并可以和妻子一起做产前运动与练习拉梅兹呼吸法，可使生产更顺利，更可降低妻子的焦虑，知道你随时在身旁支持她，从而增加她勇敢面对生产的信心。

分享妻子的感受

准妈妈需要有人当她的听众，分享她的快乐与忧虑，而准爸爸正是最佳人选，如此可拉近夫妻双方，甚至与孩子的距离，培养出彼此互相信赖的关系与亲密的感情。

小贴士

准爸爸适当地投入到准妈妈的怀孕过程中，这是一种对婚姻的承诺，是一种甜蜜的负担，更是准爸爸责无旁贷的使命！

孕五月

进入孕期第 5 个月了，这时候准妈妈已经进入孕中期了，每天你都会想着宝宝的样子，出门的时候也会不停地接受别人尊敬和羡慕的目光，现在的你一定感觉很幸福、很满足吧。

从这个月开始你的恐慌会逐渐减少，甚至完全没有，也许你还会拿着上几个月照的宝宝的 B 超图片不停地看啊看。不要着急，宝宝与你见面的日子已经不远了。

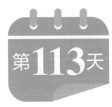

第17周

第113天 第5个月准妈妈和宝宝分别是什么样子的

妈妈的样子

已经进入怀孕的第5个月了，准妈妈的肚子已经变大，完全是一名孕妇的形象了，同时你那颗因怕宝宝在怀孕时受到伤害的心可以暂时地放下了，宝宝强有力的心跳说明了一切，从此可以通过听胎心音来确定宝宝的健康状况，如发现任何异常，请立即到医院寻求医生的帮助。

此时你需要将更多的精力放到加强营养上。怀孕早期食欲不振的情况早已经消失，你会在本阶段食欲大增，应尽量多吃些营养均衡的食品，切忌饮食过量。

宝宝的样子

17周的胎儿身长大约有13厘米，体重为150~200克，宝宝此时看上去像一个葫芦。骨骼都还是软骨，可以保护骨骼的卵磷脂开始慢慢地覆盖在骨髓上。

此时你可以借助听诊器听到宝宝强有力的心跳，宝宝有力的心跳可以减少你对分娩的恐惧，使你信心倍增。

接下来宝宝的身长大约会有15厘米，体重增加到200~250克，此时宝宝开始能够吞咽羊水，肾脏已经能够制造尿液，头发也在迅速地生长。紧接着，宝宝最大的变化就是感觉器官开始按照区域迅速地发展。从现在开始，味觉、嗅觉、触觉、视觉、听觉会在大脑中专门的区域里发育，此时神经元的数量减少，神经元之间的连通开始增加。

到本月末的时候宝宝生长趋于平稳，已经是一个相对完整的小人儿啦！

脐带　　　眼　　子宫

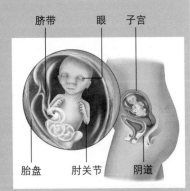

胎盘　　肘关节　　阴道

宝宝大概跟一个苹果一样重，骨骼发育加速。

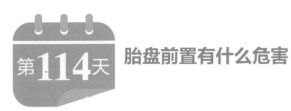

第114天 胎盘前置有什么危害

准妈妈常常会听到一个词——胎盘前置，但是却不知道什么是胎盘前置，以及它究竟对妈妈和宝宝有什么样的危害。

其实胎盘是附着于子宫体上段前壁、后壁或侧壁的，如附着于子宫下段或子宫内口则为胎盘前置。胎盘前置最典型的症状是孕晚期出现无痛性反复的阴道出血，如果准妈妈有这种情况可一定不能忽视，及时就医是正确的选择。

胎盘前置发生的原因通常是子宫内膜不健全，生育或流产过多，刮宫过度使子宫内膜受损感染导致，或受精卵发育迟缓，到达宫腔底部时缺乏种植能力继续下移到子宫下段，植入宫壁，形成胎盘前置。

胎盘前置对母体的影响主要是产后出血和感染。由于胎盘附着在子宫下段，组织薄而脆，分娩时易导致撕裂出血，而且子宫下段收缩力弱，产后胎盘不易完全剥离，可引起产后出血，加之反复出血，准妈妈常合并贫血，因而抵抗力低下，易患产后感染。

胎盘前置对胎儿也有较大影响。胎盘前置反复出血，容易引起早产；胎盘前置部分的早剥、受压可使胎盘缺血缺氧，易引起胎儿宫内窒息；由于胎盘占据子宫下段的位置，妨碍了胎头进入产妇的骨盆入口，以致胎位异常如臀位、横位，发生率高于一般产妇。早产和缺氧是胎儿死亡的常见原因。

胎盘前置会在孕晚期出现无痛性反复的阴道出血。出血往往发生在不知不觉中，有时准妈妈一觉醒来，才发现自己卧在血泊之中。有的准妈妈只出血一次，有的则反复出血，而且出血量一次比一次多。小量反复出血易导致贫血，大量出血可致休克，不及时处理，可危及母婴生命。所以为了宝宝和准妈妈的健康，一定要在孕期小心，发现问题及时就医。

因此，孕晚期不论阴道出血多少，均应及时送医院进行明确诊断，早接受治疗，以免延误病情而危及母婴生命。这是准妈妈一定要注意的。

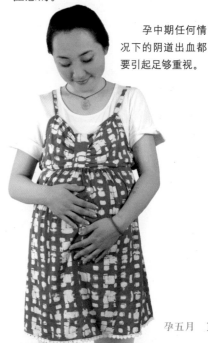

孕中期任何情况下的阴道出血都要引起足够重视。

第115天 孕中期健忘该怎么办

很多准妈妈随着体重增加，都可能会有这种感觉，自从怀孕后，发现自己越来越健忘了，无法在一些事情上集中精力，开始觉得自己变得傻乎乎的。

有的准妈妈可能还觉得自己的脑细胞在减少，症状表现为会突然发现自己忘了约会、无法集中精神、大发雷霆，这种现象在医学上称为孕期浮躁综合征。

幸运的是，浮躁综合征只是暂时现象。就像许多其他的综合征一样，这是由孕激素变化所引起的，准妈妈不要担心，这种现象会随着你怀孕的月份增加而有所改善的。

准妈妈其实应该欣然地接受这种情况，才会对其缓解有所帮助，对减轻你生活中的压力也有帮助。与你在承担起新增加的孕育宝宝的工作之前不同，你不可能像过去那样有效率了。所以做一个备忘录，或是把写好的清单放在家中和单位，然后在出门或工作前看一看，都是不错的办法。这有助于防止你的头脑混乱，也防止你犯下有潜在危险的错误，如忘了锁门，或是忘了在出门之前关掉电源等。

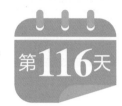

第116天 怎样预防巨大儿的发生

多参加运动

准妈妈应适当参加活动，不要整天待在家里坐着或躺着。同时适当补充营养，减少高热量、高脂肪、高糖分食品的摄入，保持自身体重和胎儿体重的匀速增长。

胎儿一般在孕14周之前每周平均增长10克，15~26周每周平均增长85克，27~38周之间每周平均增长200克，直至38周以后每周平均增长70克。

对照此标准，密切关注胎儿的生长发育进程，当发现胎儿增长过快时，应该及早去医院做一次糖耐量的检测和营养咨询，合理调整饮食，避免隐性糖尿病的发生。

同时，为胎儿做一次心脏超声波检查，以明确有无先天性心脏畸形存在。

要均衡摄入营养

由于准妈妈的营养状况对胎儿脑组织的发育影响很大，因此可在孕早期胚胎尚小时，增加一些富含B族维生素的食物，可以谷物、蔬菜、水果为主。

孕中期，胎儿生长加速，各器官系统处于分化奠定阶段，准妈妈的热量消耗和所需要的蛋白质比正常人增加15%~20%，因此食物要以乳品、肉类、蛋类、豆类、蔬菜、水果为主。

孕晚期，胎儿处于骨骼发育、皮下脂肪大量堆积、体重增加的阶段，准妈妈除摄取适当的碳水化合物、蛋白质类食物外，还可适当增加脂肪性食物。

第117天 怀孕第5个月呼吸困难正常吗

在孕中期，准妈妈轻微的呼吸困难是正常的，很多准妈妈都会在孕中期开始时出现这一症状，这可能是因为准妈妈体内的激素起了变化而引起的。

做一下深呼吸，然后放松

轻微的孕期呼吸困难会在孕中期开始，激素刺激呼吸中心，加剧了呼吸的频率和强度，让你感觉"呼吸困难"。

它们也会扩张呼吸道和身体里其他部分的毛细血管，并放松肺部、支气管的肌肉和其他部位的肌肉。随着孕期的进展，长大的子宫会顶你的横隔膜、挤压肺部、让它无法充分膨胀，这些会让深呼吸变得更加困难。

但相反，严重的呼吸困难则是不正常的。尤其是呼吸急促，嘴唇或手指好像变成了紫色，或者胸部疼痛和脉搏过快时，这种呼吸困难可能是出现问题的征兆，此时准妈妈需要立即到医院就诊。

缓解呼吸困难的方法

1 将生活节奏放慢一些，活动或者运动的时候，最好不要勉强自己，做到随心而做。

2 经常保持上身挺直，肩向后展开，让肺部尽量扩展开，站或坐时应保持背部平直。

3 准妈妈晚上睡觉的时候多用几个枕头垫高一点，可能会感觉好一些。

4 在闷热的季节里，尽量不要在空气不流通的地方待的时间过长，这样会让你有呼吸困难与憋气的感觉。

5 避免到拥挤的公共场所，多到室外呼吸新鲜空气，可以在傍晚或清晨的时候，多去公园走走，也可以在室内养一些花草。

6 仰卧的时候倘若感到不舒服，可以抬高枕头，采取半卧位，或者侧卧姿势。

7 应该注意穿着轻巧、宽松的胸衣、内衣和外套，每次就餐的时候不要吃得过饱。

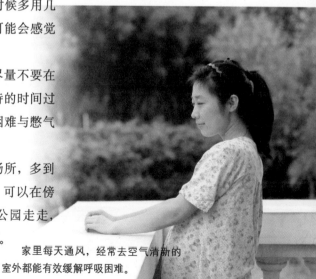

家里每天通风，经常去空气清新的室外都能有效缓解呼吸困难。

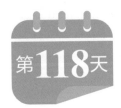

第118天　孕中期视力下降该怎么办

　　怀孕后，有的准妈妈会发生视力下降的问题，这是由于女性怀孕时激素的波动引起的。怀孕后，准妈妈体内内分泌会发生变化，血糖高和血压高这些症状可能会出现，这些也可能导致视力下降，所以准妈妈不要掉以轻心，要及时去医院诊治。正常的女性会在分娩以后恢复视力。

　　如果你本来就是近视眼，那么怀孕之后情况可能会略微加剧，你发现自己的眼镜不合适了。产后雌性激素水平下降，视力又会恢复正常。需要注意是，视力变化可能是糖尿病和高血压的表现，所以也有必要去检查一下。

解决的方法

1 每个月定期去医院做常规检查，如果发现视力有明显下降，就该要求医生为你做一个尿糖指标检查。

2 如果以前的眼镜不合适了，千万别凑合着用，也不要随便扔掉，因为生完宝宝就又能派上用场了，暂时先配一副舒适的"孕妇眼镜"，也是不错的选择。

3 眼角膜的弧度在妊娠期间会变得较陡，产生轻度屈光不正现象，这种情况在怀孕末期更加明显，多在产后5~6周恢复正常，因此，准妈妈出现远视或近视加深情况，

先不必配换眼镜，可在分娩一个多月后再验配，这样度数才相对准确。

4 孕期因黄体素分泌量增加及电解质的不平衡，容易引起角膜及晶状体内水分增加，形成角膜轻度水肿，一般不需要特殊处理，在产后6~8周便会自动恢复正常。

5 怀孕期间受激素分泌的影响，泪液膜的均匀分布遭到破坏，泪液量的减少及质量的不稳定，很容易造成干眼症，可以多摄入对眼睛有益的维生素A、维生素C等营养素。

　　同时也可以适量使用眼药水湿润角膜，消除眼疲劳。怀孕时不能

用氯霉素眼药水，如有炎症可以用红霉素、洁霉素眼药水，但必须在医生的指导下使用。

小贴士

　　怀孕后，准妈妈身体的细胞内外液中雌激素浓度差异较大，引起渗透压改变，导致内耳水钠潴留，进而可影响听力。从孕早期开始，准妈妈的低频区听力有所下降，并在孕期的中、晚期继续加重。

　　但是孕期听力变化一般在产后3-6个月会恢复正常。孕期内要注意补充营养，保证足够的休息时间。建议准妈妈平时最好少听耳机。

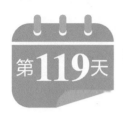

第119天 准妈妈为什么容易贫血

随着胎宝宝一天天在准妈妈的肚子里长大，需要从准妈妈体内"掠夺"很多营养素，才能满足其生长发育的需求。

因此，准妈妈很容易缺乏各种营养，孕期贫血就是常见的营养缺乏症。贫血不仅影响准妈妈自身的健康，更重要的是会使胎宝宝的生长发育受到影响。

贫血对准妈妈和胎儿来说威胁尤其要大，如严重的贫血会导致胎儿缺氧，引起胎儿宫内发育迟缓、早产甚至死胎。所以准妈妈一定要提防贫血的发生。

如果出现疲倦、乏力、头晕、耳鸣、食欲不振、消化不良、烦躁不安、注意力不能集中、口唇或口腔黏膜呈苍白色等情况，就该考虑是否是贫血了。等到连指甲都变薄变脆，呈现苍白色，缺少光泽，可能就已经是重度贫血了。

有很多准妈妈觉得，只要不贫血就不用吃补铁食物或者补充剂了，其实准妈妈的这种想法是错误的。铁元素在确保向胎儿正常供氧方面起着十分关键的作用，还能促进胎儿的正常发育和生长，以及防止准妈妈早产。特别是孕中期的准妈妈，不管是否贫血，都要注意补铁。

准妈妈在孕期如何补铁元素

● 多吃含铁的食物

从孕前及孕早期，就要开始注意多吃瘦肉、家禽、动物肝及血、蛋类等富含铁的食物。豆制品含铁量也较多，肠道的吸收率也较高，要注意摄取。

主食方面要多吃面食，面食较大米含铁多，肠道吸收也比大米好。

● 多吃有助于铁吸收的食物

水果和蔬菜不仅能够补铁，所含的维生素 C 还叮以促进铁在肠道的吸收。

因此，在吃富含铁的食物的同时，最好同时多吃一些水果和蔬菜，会有很好的补铁作用。

准妈妈最好能把鸡蛋和肉同时食用，提高鸡蛋中铁的利用率。或者鸡蛋和番茄同时食用，因为番茄中的维生素 C 可以提高铁的吸收率。

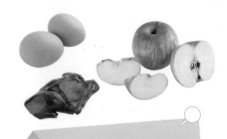

小贴士

其实造成贫血的原因有许多：缺铁、出血、溶血、造血功能障碍等。一般要多摄入富于营养和高热量、高蛋白、多维生素、含丰富无机盐的饮食，以助于恢复造血功能。

第18周

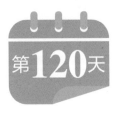

第120天 腹部有一条黑线是怎么回事

　　有的准妈妈发现自己的腹部有一条黑线，脸上也有一些暗斑，开始担心起来，这究竟是怎么了呢？

　　其实这要归咎于令人讨厌但是又有用的孕激素。

孕激素是把双刃剑

　　正如它们引发了乳头周围的乳晕过度的色素沉淀或变暗一样，现在它们也要把腹白线，即腹部的中心向下延伸到耻骨顶端，变成腹黑线，因为你可能从来没有发现过腹白线，所以当然这期间的变化你也一定没有发现，所以表现出来的就是你突然发现身上有一条腹黑线了。

　　一些准妈妈，尤其是那些肤色深的人，也会在前额、鼻子和脸颊上出现皮肤变色，就好像戴了面具或是长了斑点一样。

　　这些斑点在浅肤色的女性身上是黑色的，而在黑色皮肤女性的身上则是浅色的。这个孕期斑或是黄褐斑在分娩后就会逐渐消失。

　　同时，美白可能对淡化黄褐斑没有作用，不过有遮盖作用的化妆品可能会有效果，但在化妆品的选择上也要多加注意。

日光会加重腹黑线

　　日光会加重这种色变，因此当你在晴天出门时，应该在所有裸露皮肤上涂抹防晒指数为15或是更高的防晒霜，并且要避免在太阳下待的时间过长。

　　戴一顶能完全遮住脸部的帽子，以及能保护手臂的长袖子衣服是不错的选择。

　　由于过度的色素沉淀可能和缺乏叶酸有关，因此一定要服用含有叶酸的维生素补品，并每天多吃一些绿叶蔬菜、橘子和全麦面包或谷物食品。

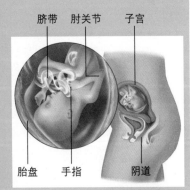

脐带　肘关节　子宫

胎盘　手指　阴道

宝宝非常活跃，给他活动的空间也很大。

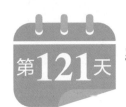

第121天 孕期头发和指甲增长快正常吗

准妈妈的头发和指甲在孕期会发生诸多变化。很多准妈妈都发现自己的头发变多了。其实这不是因为准妈妈长出了更多新头发，而只是因为准妈妈掉头发的速度比平常慢了。

通常情况下，你头上有85%~95%的头发处于生长期，另外5%~15%的头发处于休眠期。休眠期一过，这些头发常常就会在你梳头或洗头时脱落，被新长出的头发所代替。平均女性每天大约会掉100根头发。

怀孕期间，由于你体内的雌激素水平上升，延长了头发的生长期，处于休眠期的头发就少了，因此，每天掉的也少了。

于是，你的头发就变得更浓密、更有光泽。但分娩后，你体内的雌激素水平会下降，更多的头发将进入休眠期并脱落下来。除了头发变多外，有一些准妈妈还发现自己头发的质地也会发生变化，或者变得更亮了。

但不是所有的准妈妈都会发现自己的头发在分娩前后出现显著的变化。在觉得头发变化大的妈妈当中，头发较长的人出现的变化往往会更明显。

体毛增多

如果说头发变多让你觉得欣喜，怀孕后体毛的变化则可能让你觉得很烦恼。

在孕期，你脸上和身上的体毛可能长得会更快，这也许是因为你体内的雄性激素增多了。除了脸上新长出来的绒毛外，你可能还会发现乳房、腹部和背上偶尔也会长几根体毛。要除掉这些体毛，你可以用小镊子、拔毛蜡或剃毛器，这些都是安全的。

激光和电解脱毛等永久性脱毛方法虽然也被认为是安全的，但也许会疼，而且你可能会觉得自己在怀孕期间已经够不舒服的了，不想再增加任何疼痛了。不管怎样，这些多余的体毛，应该会在你分娩后3~6个月内消失。

指甲长快

准妈妈的指甲通常也会长得更快，但你可能注意不到有什么变化。虽然一些准妈妈的指甲会变得更硬，但也有准妈妈发现自己的指甲变脆或变软了。这些变化都是暂时性的，你分娩后，指甲就会恢复正常。

在此期间，如果你想保护指甲，不妨在洗碗或做清洁的时候戴上橡胶手套，给指甲涂涂滋润霜。特别是如果你的指甲脆，就更应该做好保护措施了。

第122天 总是头晕眼花是怎么回事

妊娠期准妈妈的血压较低，很可能感到头晕眼花，站不稳，需要坐下和躺下。这种情况大部分发生于妊娠中、晚期。

健康的妈妈才能孕育出优质的宝宝。如果平时身体健康状况只有刚及格的妈妈，在怀孕时，由于你身体的心、肺、肝、肾脏的工作量都必须增加，所以你就无法负荷过多的工作量，很多不适应症的出现都会导致你头晕眼花的症状。

孕期头晕眼花的原因

妊娠晕眩发生的原因，除了阴血不足外，肠胃不好影响了营养的消化输送，也会导致阴血不足，精血也跟着不足。

严重时，准妈妈会晕眩、短时的不省人事，除此之外，还伴有血压高、四肢浮肿、小便中有蛋白，演变成妊娠高血压综合征。因此发现早期症状时，就应及时就医，以免病情加重。

如何避免或者减轻头晕眼花

准妈妈为了避免出现这种症状，应尽量不要站立太久。如果突然感到晕厥，要坐下来并把头放在两膝之间，过一会儿就会好转。在洗完热水盆浴后，起身动作要慢。

血糖低时也会让你感到头晕，这种头晕可以通过每餐补充一些蛋白质来缓解，蛋白质有助于保持平稳的血糖水平。

头晕也可能是脱水的信号，因此要确保你摄入了足够的水分，每天至少8杯，如果天气很热，或你做了运动就应该再多喝些。

头晕也可能是由于室内空气不畅通造成的，如在高温的商店、办公室或公共汽车上，尤其是如果你本身穿得也很多就更会头晕。

在这种情况下，到室外或是开一扇窗呼吸一些新鲜空气，可以有一些缓解作用。脱掉外套，解开衣服扣子也会有一定的帮助。

经常到户外呼吸一下新鲜空气可以减轻头晕眼花的症状。

小贴士

如果准妈妈觉得头晕眼花，自己快要晕倒了，可尽量用躺下的办法来促进脑部的血液循环，同时把脚抬高，或是坐下把头放在两膝之间，直到眩晕消失。

如果没地方可躺或坐，那就单膝跪下并前倾，就像系鞋带那样。

真正晕倒的准妈妈并不多见，但如果你确实晕倒了，那也没必要担心，虽然脑部的血液暂时有所减少，但这并不会影响到你的宝宝。

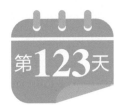

第123天 胎儿偏小该怎么办

胎儿偏小可能是膳食造成的

胎儿偏小，也可能是染色体的问题，这就要先做一下检查，来排除染色体的问题。如果染色体没有问题，我们就要从膳食入手了。

如果是膳食造成胎儿偏小，我们还要分析准妈妈的膳食情况，准妈妈在孕期中的体重增长怎么样，如果体重已经长了15、16公斤了，说明你的能量摄取没有问题，就不需要再增加热量，重点是调整你的饮食结构。

膳食中的蛋白质严重超标还可以影响孩子生长。若准妈妈对蛋白类的摄入已经过多，可能就需要下调，蛋白质不是越多越好。

胎儿偏小，很多准妈妈和家人首先想到的是增加蛋白类食物，比如牛奶。

这是不正确的。要看看你是什么原因造成的，看看你的膳食结构怎么样，如果你已经喝了足够的鲜奶或孕妇奶粉，就不建议你再增加此类食物。

如果你确实是体重长得也不好，食欲也不好，就要给你增加膳食，但各类食物要按比例地增加。例如，有的准妈妈不吃肉，鱼虾也不吃，因此蛋白质和脂肪的摄入都会很少，影响了孩子的生长发育。这种情况下就需要在她的膳食中增加鱼、肉等，同时蔬菜的量也要适当地增加，以满足孩子生长发育的需要。

在有针对地增加这类食物的同时，还可以给她补充一些优质脂肪酸，这对宝宝大脑的发育有一定的好处。

如何预防胎儿过小

为了防止胎儿过小的现象发生，改善胎儿宫内生存环境和营养至关重要。

首先，应停止吸烟及酗酒。

其次，加强孕期营养，以缓解胎儿宫内发育迟缓。

一般人的膳食制度为一日三餐，为了保证准妈妈的营养，孕中期以后，可在上午和下午的两餐之间，加一次点心，同时要经常选用富含优质蛋白质的动物性食品，如蛋、奶、鱼肉等。经常选用动物内脏，以保证充足的维生素的供应。多吃新鲜的蔬菜水果，尤其是富含钙、铁、锌的食物，有些地区还应注意碘的补充，多吃海带及海产品。

孕中、后期准妈妈每周体重增加低于0.4公斤时，就需要特别注意膳食的调配和营养的摄入了。

小贴士

准妈妈们都想孕育出一个健康的宝宝，那么就要改掉挑食的坏毛病，口味的选择和挑食是不一样的，你接触到某一种食物后，会发生严重的孕吐现象，那么就不要接触了，如果是因为自己不喜欢某种食物的味道而不去食用它，那就是自己的不对了。

很多准妈妈都可能遇到过这种问题，之前还可以感觉到胎动呢，为什么怀孕5个月了胎动反而感觉不到了呢？宝宝该不会出现什么问题了吧？在这里先要叮嘱妈妈，千万不要胡思乱想，你已经和宝宝一起走到了第5个月，在这个阶段你的宝宝一般不会流产的，不要胡乱猜想，这样会影响到你的心情的。

其实何时能够感觉到第一次胎动的焦虑，最终常常会变成胎动好像不够频繁的焦虑，或是有好一段时间没感觉到胎动的焦虑。

在怀孕的过程中，这些焦虑固然可以理解，但通常是大可不必的。这个时候能够感知的胎动频率变化很大，胎动的方式尤不确定。

虽然胎儿几乎每时每刻都在活动，但只有其中的某些时间里，会强到被你所感知的程度，其他则可能是因为胎儿的位置，如面朝里，而非朝外踢动，胎动就很有可能被错过了。

也许是由于你自己的活动，当散步或活动很多时，胎儿可能在晃动中睡着了，或者它可能醒着，但你可能太忙了，以至于没注意到它的活动。

还有可能是宝宝最活跃的活动都被你睡过去了，对很多宝宝来说，这正好是在午夜时，你可能不知道，宝宝总是在母亲躺下时才开始调皮的。

如果你一整天都没感觉到胎动，有一种引导胎动的方法，那就是在晚上静静地躺1~2个小时，最好在躺下前喝一杯牛奶、橘汁或吃点其他的零食。

你的静止，再加上食物能量的唤起，可能会让宝宝动起来。如果这也不行，那就在几个小时内再试一次，但不要着急。

如果在24小时之内都没有明显胎动的话也不必恐慌，打电话和医生确认一下就好了。相信你的宝宝依然是很健康的。

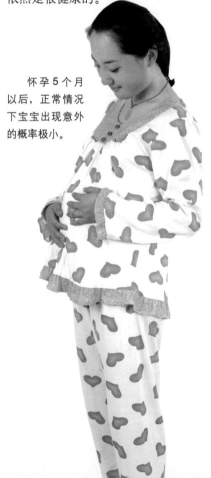

怀孕5个月以后，正常情况下宝宝出现意外的概率极小。

准妈妈吃坚果有什么好处

很多准妈妈会因为坚果中含有大量的脂肪和蛋白质，害怕食用后发胖，而对其望而却步。其实恰恰是这两种营养成分，无论是对于准妈妈自己的能量补充，还是对于腹中胎儿的成长都是不可或缺的。

宝宝吸收的所有营养均来自准妈妈的血液供给，因此务必在怀孕期间保持健康的饮食。吃得好不能只考虑热量，还要知道自己所吃食物的品质和营养含量。

坚果的功劳其他食物无法替代

在食物的分类中，坚果都被归为脂肪类食物，高热量高脂肪是它们的特性。但是坚果含有的油脂虽多，却多以不饱和脂肪酸为主。

另外，坚果类食物中还含有15%~20%的优质蛋白质和十几种重要的氨基酸，这些氨基酸都是构成脑神经细胞的主要成分。

同时坚果还含有对大脑神经细胞有益的维生素 B_1、维生素 B_2、维生素 B_5、维生素 E，以及钙、磷、铁、锌等。

因此无论是对准妈妈，还是对胎儿，坚果都是补脑益智的佳品。

适合准妈妈食用的坚果

● 花生

含 30% 左右的植物蛋白，营养价值堪比鸡蛋、瘦肉和牛奶。与动物蛋白相比，花生所含的植物蛋白更易被人体吸收。花生还有养血、补血的功效，由于准妈妈营养消耗较高，非常适宜吃花生。宜生吃或者用来煲汤。

● 开心果

含不饱和脂肪酸，以及蛋白质、微量元素和 B 族维生素，属于低碳水化合物膳食，具有理气开郁、补益肺肾的功效，适宜生食。

● 夏威夷果

含有大量的不饱和脂肪酸和优质蛋白，以及对大脑神经细胞有益的维生素 B_1、维生素 B_2 和维生素 B_6，可有效调节血脂血糖，建议孕期女性直接食用干果。

● 松子

含维生素 A 和维生素 E，以及人体必需的脂肪酸和油酸、亚油酸，还有其他植物所没有的皮诺敛酸，具有改善新陈代谢、防癌抗癌的功效，可以生吃，也可做成松仁玉米，或者加入点心中食用。

● 榛子

含不饱和脂肪酸、矿物质和维生素，具有开胃、健脑、明目的功效，其中富含的膳食纤维还能助消化、预防便秘。

> **小贴士**
>
> 需要注意的是坚果不能多吃，由于坚果类食物油性大，加之准妈妈消化功能在孕期会减弱，如果食用过多的坚果就会败胃，引起消化不良，甚至出现脂肪泻，反而适得其反。

溶血症的病因

溶血症是因母、婴血型不合而引起的同族免疫性溶血。当胎儿由父方遗传所得的血型抗原与母亲不同时，进入母体后即会刺激母体产生相应的抗体，可通过胎盘进入胎儿体内，与胎儿红细胞发生抗原抗体反应导致溶血。

溶血症能否预防

因为父母的血型都是固定的，所以宝宝的溶血症是没有办法预防的，但是一般患溶血症的概率都很低。而且请准父母放心，溶血症是很好治疗的，等宝宝出生后及时治疗就可以了。

小贴士

在此我们只是为准父母提供一些关于溶血症方面的知识，并不是一定要按照这个方法自己来做，及时就医才是最正确的选择。

中医小偏方

1. 三黄汤：黄芩 4.5 克，黄连 1.5 克，制大黄 3 克。
2. 茵陈蒿汤：茵陈蒿 1.5 克，栀子 9 克，制大黄 3 克，甘草 1.5 克。
3. 消黄利胆冲剂：茵陈 9 克，栀子 3 克，大黄 3 克，茅根 10 克，金钱草 6 克，茯苓 6 克。

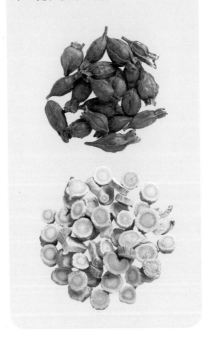

溶血症家庭护理

溶血发作期尽量少食酸性食物，比如猪肉、牛肉、鸡肉、鸡蛋黄、鲤鱼、鳗鱼、牡蛎、干鱿鱼、虾、白米、花生、啤酒等，多食用一些碱性食物，如豆腐、海带、奶类及各种蔬菜、水果等。

在治疗期间还要注意皮肤、黏膜的清洁护理，保持口腔清洁，预防肛周感染。

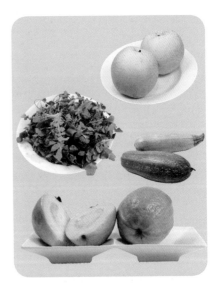

第127天 准妈妈怎样安排好一天的零食

不管是上班还是在家待着，准妈妈每天上午 10 点或下午 3 点左右，早餐、午餐都已消化得差不多了，可离正餐的时间还很远，此时，吃一点零食可以成为正餐的有益补充。

准妈妈应该准备哪些零食呢？可准备无糖果汁、水果干、奶粉、麦片饼干、苏打饼干、坚果、新鲜水果或蔬菜，这些都是不错的选择。

如果是上班的话，最好用密封袋把这些零食封好放在抽屉里。

上午 8 点半，冲一杯麦片，同时加一点牛奶，作为早餐的有益补充。

上午 9 点半，吃点饼干，增加饱腹感，补充能量。

12 点左右，午饭前喝一点酸梅汤会让你胃口大开。

下午 2 点到 2 点半，这是最佳的饭后水果时间。

新鲜水果含有丰富的维生素 C、矿物质和膳食纤维，既能补充营养还可提高身体的免疫力。同时，还可增进食欲，有助消化，改善便秘等疾病。

下午 3 点半再冲一杯牛奶麦片，提一下精神。

下午 3 点到 4 点吃一点坚果或水果干，为身体补充能量，水果干要食用经过脱水处理制成的蔬果干，如菠萝干、葡萄干等，这类零食不但热量低，而且对身体健康有益。坚果含有微量元素及矿物质。

以下零食准妈妈最好不要吃：

冷饮：冷饮主要是水和糖，多吃会影响食欲，且冷的刺激还可使肠道痉挛引起腹痛、腹泻。食用过量的话，怀孕前期容易引起先兆流产，怀孕后期容易引起早产。

膨化食品：膨化食品主要是由淀粉、糖类和膨化剂制成，蛋白质含量很少，多吃可致肥胖，且几乎没有任何营养。

过甜的食品：甜食热量高，成分复杂，含有大量的甜味剂、人工合成香料、增稠剂等，会导致肥胖，同时还会影响胎宝宝的发育，造成巨大儿。对于患有妊娠期糖尿病的准妈妈危害更大。

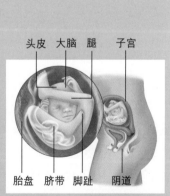

头皮　大脑　腿　子宫

胎盘　脐带　脚趾　阴道

宝宝的大脑发育迅速，各种感官开始分化了。

第128天 上火了应该吃什么

在孕中期，由于孕妇操心的事情越来越多，所以时间长了就容易上火，而且还不敢吃药，这种情况下受苦的就只有准妈妈自己了。在这里教你一些去火又不用吃药的好方法。

你可能不知道，在食物中"苦"味食品是"火"的天敌。苦味食物之所以苦是因为其中含有生物碱、尿素类等苦味物质，这些苦味物质有解热祛暑、消除疲劳的作用。最佳的苦味食物首推苦瓜，不管是凉拌、炒还是煲汤，只要能把苦瓜做得熟且不失青色，都能达到去火的目的。

除了苦瓜，其他苦味食物也有不错的去火功效，如杏仁、苦菜、苦丁茶、芹菜、芥兰等，同样能清热解暑。

除此之外，让我们来看看还有哪些比较好的下火的食物吧。

1 大豆
大豆在滋阴、去火的同时还能补充因为高温而被大量消耗的蛋白质。

2 番茄
尽管一年四季都可见番茄，但番茄在夏季最多，最甜，营养也最丰富。它同样可清暑解火。

3 牛奶
很多人认为夏季喝牛奶会加重上火，引起烦躁，其实，夏季饮用牛奶不仅不会上火，还能解热毒、去肝火。

牛奶性微寒，可以通过滋阴、解热毒来发挥去火的功效，而且牛奶中含有多达70%左右的水分，还能补充人体因大量出汗而损失的水分。需要注意的是不要把牛奶冻成冰块食用，否则很多营养成分都将被破坏。

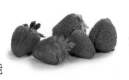

4 草莓
草莓不但好吃，还有药用价值。草莓有去火的功效，能清暑、解热、除烦。

其实准妈妈在23点以前睡觉也是可以去火的，还可以减轻因生活导致的心情烦闷等症状。但这一点很难做到，尤其是在夏季。但要提醒的是，夏季恰恰是最需要保证在23点以前睡觉的季节。

因为，23点到凌晨1点是气血回流到肝脏的时间，如果不睡，等于强迫肝脏继续工作，再加上气候因素，所以"该睡不睡情绪烦躁"在夏季表现得特别明显。尤其是对于准妈妈来说，更是极为常见的，所以准妈妈要养成在23点以前睡觉的习惯，尤其是在夏季。

在民间有很多孕妇忌口的习俗。准妈妈自己可能不会信，但是如果你和你的妈妈或者婆婆住在一起，那就需要注意了，老一辈的人对这种习俗是很在意的，虽然有的是可信的，但有的是不可信的，可她们的固执也许会影响到你。下面就几个民间孕妇忌口之说来解释一下。

孕妇忌吃兔肉，否则产下的孩子会有兔唇

兔肝性味甘苦，能补肝明目，治疗目痛、目暗、目赤等症。

兔肉含有人体必需的 8 种氨基酸，蛋白质的含量为 21.5％，比羊肉、猪肉多 1 倍，比鸡肉多 33%，比牛肉多 17%，兔肉还含有钙、铁、磷、卵磷脂、多种维生素等。

而且，它还有强神益脾之功效。国际上称兔肉是"儿童益智菜，女性美容肉"。孕妇是可以吃兔肉的。

孕妇不能吃狗肉，否则将来孩子爱咬人，吃奶时也爱咬乳头

冬季吃狗肉可以驱寒活血，补肾益阳，强身益气，增强体魄。

但是狗肉性热，怀孕早期的准妈妈最好不要食用，此时狗肉同桂圆一样，性热活血，可能会造成胎儿流产。

怀孕中期和晚期的准妈妈想吃狗肉的话，如果是经过严格检疫的狗肉，经过长时间高温烹煮，是可以少量食用的。

孕妇忌食生姜，以防生下婴儿有六指

常言道："冬吃萝卜夏吃姜，不用医生开处方"。生姜有益于防暑度夏，鲜生姜中的姜辣素能够刺激胃肠黏膜，令人开胃，使消化液分泌增多，有利于食物的消化和吸收。姜辣素对心脏和血管都有刺激作用，能使心跳及血液循环加快，汗毛孔张开，有利于体内的废物随汗液排泄，带走体内余热。

准妈妈吃生姜应该注意以下四点

1 适量适度。炎夏容易口干烦渴，生姜则辛温，属于热性药物。根据中医"热者寒之"的原则，准妈妈要少吃生姜。

2 准妈妈如生痱子、疖疮、痔疮，或有肾炎、咽炎，或者上呼吸道有感染时，不宜长食生姜，也可暂时禁食生姜，以防病情加重。

3 生姜红糖水只适用于风寒感冒或淋雨后的畏寒发热，不能用于暑热感冒或风热感冒。只用于风寒引起的呕吐，其他类型的呕吐包括妊娠呕吐者，不宜食用。

4 腐烂的生姜会产生一种毒性很强的有机物——黄樟素，能损害肝细胞。所以，千万不能用烂姜调味。以往有"烂姜不烂味"的说法或者做法，其实是错误的。

在孕中期，许多准妈妈都害怕自己肚子里的宝宝出现什么问题，比如天生的疾病或畸形等，其实准妈妈要放宽心，只要准父母没有家族遗传病的话，宝宝一般是不会生病的，而预防宝宝畸形相对来说就比较重要了，以下是一些能预防宝宝畸形的食物。

紫菜

紫菜除了含有丰富的维生素A、B族维生素外，最重要的就是它蕴含丰富的膳食纤维及矿物质，可帮助排泄身体内的废物及毒素。

芝麻

芝麻所含的亚麻仁油酸可以去除附在血管内的胆固醇，促进新陈代谢。

香蕉

香蕉含有丰富的钾元素，对心脑血管病患者有益。

苹果

苹果含有许多有益的物质，其中苹果酸可以加速新陈代谢，半乳糖醛酸有助于排毒，果胶则能避免食物在肠道内腐败产生毒素，其可溶性膳食纤维能促进粪便的排泄。

红豆

红豆所含的石碱酸可以增加大肠蠕动，促进排尿，还可减少便秘。

木瓜

木瓜含有独特的蛋白分解酵素，可以清除因吃肉类而积聚在体内的脂肪。

西瓜

西瓜是水果中的利尿专家，多吃可以减少留在体内的多余水分。

菠菜

菠菜可以促进血液循环，平衡新陈代谢。

番茄

吃新鲜番茄可以利尿，生吃效果更好。

黑木耳

黑木耳所含的植物胶质有较强的吸附力，可吸附残留在人体消化系统内的杂质，清洁血液。

海带

海带中的褐藻酸能减慢肠道吸收放射性元素锶的速度，使锶排出体外，具有预防白血病的作用。此外，海带对进入人体的有毒元素镉也有促排作用。

猪血

猪血中的血浆蛋白被消化酶分解后，可产生一种解毒和润肠的物质，能与侵入人体的粉尘和金属微粒结合，成为人体不易吸收的物质，直接排出体外，有除尘、清肠、通便的作用。

草莓

具有生津润燥、促进消化吸收等作用。草莓所含的多种有机酸、膳食纤维、果胶和矿物质等能清洁肠胃、消除便秘。

第131天 准妈妈为什么要睡午觉

准妈妈的睡眠时间应比非怀孕期多一些，如怀孕前习惯睡 8 小时，妊娠期以睡到 9 小时左右为宜。

增加的这一个小时的睡眠时间最好加在午睡上。即使在春、秋、冬季，也要在午饭后稍卧一会儿，躺下舒舒服服地睡个午觉。睡午觉主要是可以使准妈妈神经放松，消除劳累，恢复活力。

你应该知道易疲劳、犯困是本阶段准妈妈保持身体健康的大敌，所以，准妈妈要养成睡午觉的习惯，以通过适当的睡眠来解除疲劳，使体力与脑力得到恢复。

如果睡眠不足，可能会引起疲劳过度、食欲下降，营养不足、身体抵抗力下降，这些因素都可增加准妈妈和胎宝宝感染疾病的概率。准妈妈的睡眠时间应比非孕期多一些，但注意也不要睡得太多。

午睡时间长短可因人而异，因时而异，半个小时到一个小时，甚至再长一点都可以，总之以休息好为主。平常劳累时，也可以躺下休息一会儿。

午睡时，要脱下鞋子，把双脚架在一个坐垫上，抬高双腿，睡觉时在双腿间可夹一个软垫，然后全身放松。记住，千万不要趴在桌子上睡觉。

准妈妈应早一点尝试侧卧的睡姿，以免宝宝大了再侧卧睡反而不踏实。

第132天 准妈妈用什么姿势睡宝宝最安全

孕中期，宝宝逐渐增大，那么什么睡姿最合适，准妈妈该如何睡觉呢？其实孕期睡姿是有讲究的，妈妈睡姿的正确与否对胎儿的影响也是不同的，接下来就给准妈妈讲一讲孕期采用哪种睡姿对准妈妈来说最舒适，同时对肚子里的宝宝是最安全的。

采取左侧卧位

它的好处在于：采取左侧卧位可以减轻向右侧旋转的子宫对右侧输尿管的压迫，可以降低右侧肾盂积水肾炎的发生率。左侧卧位也将避免因仰卧位带来的各种伤害。

到了孕晚期，准妈妈在仰卧睡眠时，有时会突然感到胸闷，喘不过气来，并且伴有头晕、恶心、呕吐等症状。但是，当准妈妈将睡觉的体位改为侧卧时，这些症状就会很快消失。

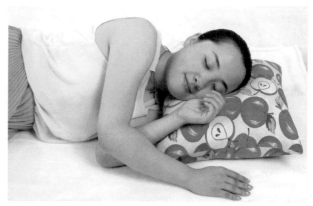

孕中期腿总是爱抽筋是怎么回事

准妈妈可能在这个阶段会遇见一件很棘手的事情，就是腿部经常会抽筋，尤其是在夜里，并且影响到了你的生活。

就算没有腿部抽筋，你也可能已经有不少睡眠问题了。需要说明的是，这些通常出现在晚上的痛苦痉挛，对于处于怀孕中期和晚期的准妈妈来说非常普遍，但是可以采取一些方法来预防和缓解这种症状。

腿部的疲乏和水分聚积可能是腿抽筋的原因，因此在白天穿上有支撑作用的长筒袜，并让休息时段（把脚抬起）和运动时段交替进行，可能会有助于消除或减轻腿部抽筋的发作。一定要保证足够的水分摄入，至少每天8杯。

如果小腿抽筋，那就把你的腿伸直并把脚踝和脚趾向鼻子方向弯折，这应该很快就能减轻疼痛。在晚上就寝前每个腿做几次，会预防抽筋。

还可以用按摩或是局部热敷的方法来进一步缓解疼痛。如果不疼痛了，就不要按摩小腿或进行热敷了。如果疼痛持续，一定要联系医生，因为有极小的可能性是血管中出现了血液堵塞，这是需要医学治疗的。

简单的伸展运动可以缓解抽筋症状。

小贴士

防止腿抽筋的伸展运动

面向墙壁站立，保持大约两步的距离。

向前倾，并把手按在墙上，同时保持脚后跟着地。

如果感觉到了小腿的拉伸，你的姿势就是对的。

保持10秒钟，然后放松5秒，重复2~3次。

第20周

为什么有时候会觉得腰酸背痛

孕期总是腰酸背痛的生理原因

1 由于胎儿的位置位于腰椎之前，随着怀孕周数增加，准妈妈的上半身会逐渐成为反弓形才能保持平衡，即准妈妈呈现的典型的向后仰姿势。

此时腰椎曲度增加，再加上腹肌的支撑力减弱，准妈妈的下背肌肉会处于过度紧绷的状态，同时由于血液集中供给胎儿，背肌的缺氧情形更加严重，此时下背酸痛自是在所难免。

2 怀孕期间卵巢会分泌一种叫做松弛素的物质，进而减少关节中的胶原蛋白的紧度，使关节松弛及韧带变松，支撑身体的力量变弱。尤其到了怀孕中、晚期，骶髂关节和耻骨间纤维软骨及其韧带变得松弛，便会引起下背或骨盆疼痛。

怎样缓解

孕期腰酸背痛虽然不是什么严重的疾病，却会给准妈妈带来许多生活上的不便。缓解的方式并不复杂，注意姿势仍是重点。接下来提供一些具体方法，可以有效预防和缓解腰酸背痛。

1 怀孕期间的肩膀酸痛，最好的缓解方式就是让用力过度的肌肉获得充分休息。此外，避免提重物，针对疼痛部位进行局部热敷或按摩都有帮助。

2 保持良好的姿势，包括站姿、坐姿及睡姿。

3 注意站姿，到了怀孕中期及后期时更应避免长时间站立，稍有不适就要坐下或躺下。

4 注意坐姿，准妈妈坐着时可于椅背上放柔软靠垫，舒缓背部压力；而双脚也可放于矮凳上，帮助促进腿部血液循环。

5 注意睡姿，躺下时可将两腿垫高，协助血液循环，消除酸痛的效果会更好。

睡觉时可采用侧卧，减轻腰部负担及舒缓不适的感觉。睡觉时于膝关节下方垫块软毛巾可放松腹肌。

6 穿着合脚舒适的鞋子，可以减轻腰酸背痛的症状。不要穿高跟鞋，即使是支撑面较广的宽底高跟鞋也不宜。

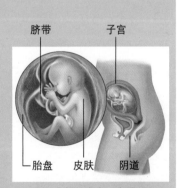

脐带　　子宫

胎盘　皮肤　阴道

宝宝内循环发育，会尿尿了。

到处走走

方法：准妈妈到处走走，也就是散步。散步是适宜准妈妈的运动锻炼形式中最好的一种，它不受条件限制，可以自由进行。

功效：准妈妈在散步时，可以边呼吸新鲜空气，边欣赏大自然的美景，这样可以变换心情，消除烦躁和郁闷。散步过后，会产生轻微适度的疲倦，对准妈妈的睡眠有帮助。

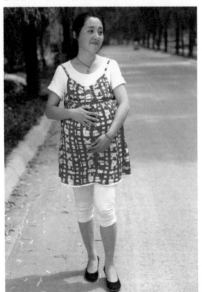

踝关节运动

方法：准妈妈坐在椅子上，一条腿放在另一条腿上面，下面的脚平踏在地面上，上面的腿缓缓活动踝关节数次，然后将足背向下伸直，使膝关节、踝关节和足背连成一条直线。两条腿交替练习上述动作。

功效：通过活动踝关节，促进血液循环，并增强脚部肌肉。

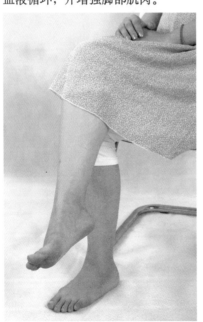

足尖运动

方法：准妈妈坐在椅子上，两脚平踏地面，脚尖尽力上翘，翘起后再放下，反复多次，注意脚尖上翘时，脚掌不要离地。

功效：通过脚尖运动，促进血液循环，并增强脚部肌肉。

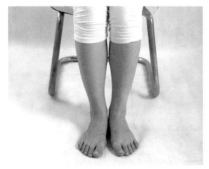

舒展背部

方法：准妈妈盘腿而坐，让两手手指在胸前交叉，再一起向上推过头顶，将背部伸直，借用两臂的力量尽力向上推。上推的同时吸气，随着两臂的放下再缓缓地吐气。

功效：此运动可以强化筋骨，解除双肩的紧张状态。

孕期便秘引起腹胀该怎么办

1 少量多餐

如果准妈妈已经感到肠胃胀气，却还进补，并又进食大量食物，会增加肠胃消化的负担，致使胀气情况更加严重。

所以妊娠中晚期的准妈妈可采用少量多餐的进食原则，每次吃饭的时候记得不要吃太饱，便可有效减轻腹部饱胀的感觉，准妈妈不妨从每日三餐的习惯，改至一天吃六至八餐，以减少每餐的分量，除了控制蛋白质和脂肪的摄入量，烹调时添加一些大蒜和姜片，也可以减少腹胀气体的产生。

2 细嚼慢咽

吃东西时应保持细嚼慢咽的习惯，进食时不要说话，避免用吸管吸吮饮料，不要常常含着酸梅或嚼口香糖等，这些都可避免过多的气体进入腹部。

3 补充膳食纤维

准妈妈可多吃含丰富膳食纤维的食物来帮助肠道蠕动，如蔬菜、水果等。蔬菜类如茭白笋、韭菜、菠菜、芹菜、丝瓜、莲藕、萝卜等都含有丰富的膳食纤维。

水果中则以柿子、苹果、香蕉、奇异果等含膳食纤维较多。

流质的食物虽然较好进食，但却并不一定好消化，因此准妈妈可选择半固体的食物。

4 避免产气食物

如果有较严重的胃酸逆流情况，则应避免甜食，以清淡食物为主，并可吃苏打饼干、高纤饼干等中和胃酸。

胀气状况严重时，应避免吃易产气的食物，如豆类、蛋类及其制品，油炸食物，马铃薯等，以及太甜或太酸的食物、辛辣刺激的食物等。

5 多喝温开水

准妈妈每天至少要喝1600毫升的水，充足的水分能促进排便，因为如果大便累积在大肠内，胀气情况会更加严重。

每天早上起床后可以先补充一大杯温开水，也有促进排便的功效。

当然冰水就不适宜，汽水、咖啡、茶等饮料也应尽量避免，汽水中的苏打容易造成胀气。另外，在喝水的时候可以加入一点点的蜂蜜，能促进肠胃蠕动，防止大便干结。

6 保持适当的运动

为了减轻孕期腹胀，准妈妈应适当增加每天的活动量，饭后散步是最佳的活动方式。

准妈妈可于饭后30分钟至1小时，到外面散步约20至30分钟，可帮助排便和排气。

随着孕期的进展，每天散步的次数也可慢慢增加，或是延长每次散步的时间，都是保持运动量的好方法。

第137天 准妈妈外出旅游应注意什么

想带着宝宝出去旅游，就要做好充分的准备。为了保证孕期安全，在外出旅游时准妈妈要注意哪些事情呢？

1 外出旅游安全期
在孕18~24周，准妈妈一般不会有流产的危险，而且这时也没有恶心、呕吐的症状，因此准妈妈可以选择在这段时间外出。

2 旅行前后所有事项应该由丈夫包办，打算旅行时需要考虑的事情肯定不会只有一两件，要乘火车或者汽车就得预先订车票，接着还要备齐所有的旅行用品。

此外，必须事先计划好哪些地方以及具体的日程安排。

这些繁琐的事物就交给准爸爸吧，准妈妈只需要静静地等待就可以了。

3 乘车方式的选择
若是长途飞行，至少每隔1~2小时要站起来在飞机上走动一下，以降低发生静脉血栓的风险。搭出租车时要系上安全带，因为安全带并不会增加胎儿伤害的机会，反而能保护准妈妈的安全。

此外最好不要骑自行车，当然准妈妈自己长途开车旅行更不可以。

4 注意饮食安全
在外饮食要注意卫生，以免造成腹泻等疾病的发生。多吃营养丰富的食物，避免刺激性的食物，以及彻底戒除烟酒。

5 身体不适立即就医
若旅行中准妈妈出现腹痛、阴道出血等现象时，应该终止旅游，立即就医。

6 不宜太劳累
在旅途中，准妈妈不可过于疲劳。行程不要安排得太紧凑，要多安排停留时间，使准妈妈有充足的休息时间。

第138天 准妈妈坐飞机要注意哪些问题

准备一双易穿易脱的鞋子
也许在飞机航行的时候，你贪图舒服而脱了鞋，但是在下飞机的时候却发现双脚浮肿而很难再将鞋穿上，另外隆起的腹部也让你穿起鞋来很费劲。因此，在出门之前，一定要记得穿一双轻便而舒适的鞋。

摄取充足的水分
在飞机提升飞行高度或机内温度时，准妈妈可能会有脱水或恶心的反应，因此一定要摄取充足的水分。

一般情况下，飞机内部都会保持较为舒适的气压环境，不会给人体造成过重的负担，但长时间飞行往往会造成腿部和脚腕的浮肿，所以在此之前最好预订靠过道的座位，在飞行过程中每隔1个小时在过道上来回走一圈或做一做伸展运动，可以减轻浮肿症状。

除此之外，穿弹性较强的袜子在预防浮肿方面也能起到不错的效果。

第139天 准妈妈晕车该怎么办

1 常晕车的准妈妈可以在乘车前在嘴里含一片姜。

2 乘车前进食不要过饱或过饥。

3 乘车前不宜过于疲劳，前夜睡眠要好。

4 可坐汽车的前部，以减轻颠簸，打开车窗使通气良好，并将头稍后仰靠在固定位置上，闭目，以减轻头部震动和眼前视物飞逝而引起的头晕加重。

5 平时应加强锻炼，增强体质，尤其在抗头晕上要下功夫，如多做转头、原地旋转等运动，通过这些运动使晕车得到缓解，但在孕期做这些运动要注意安全。

6 在汽车踩油门、刹车、转弯时深吸气能减轻症状。

7 自己进行穴位按摩。用右手拇指点按左手虎口正中的合谷穴。

8 按膻中穴，位置在体前正中线，两乳头中间。

第140天 准妈妈开车要注意哪些问题

一定要系安全带

准妈妈在开车的时候普遍不系安全带，以为这样不会压迫到胎儿，其实这是不正确的。

只要方法得当，系安全带对胎儿是没有影响的，而且这样才能真正保护胎儿，因准妈妈的身材特殊，系安全带的方法也必须适当，需要注意一些细节：

> 安全带的肩带应置于肩胛骨的地方，而非紧贴脖子。
>
> 安全带的肩带部分以穿过胸部中央为宜，不要压迫到隆起的肚子。
>
> 安全带的腰带应置于腹部下方，固定髋部而不要压迫胎儿。
>
> 身体要尽量坐正，以免安全带滑落压到胎儿。

驾车经验丰富也要小心开车

即使是驾驶经验丰富的准妈妈，开车时也要注意平稳操作。加速、转弯和制动时，都要保证车辆的平稳性。

这时候，要把怀里的胎儿当成元首级乘客对待，既要保证自己和胎儿不受强烈的摇摆和晃动，也要尽可能地避免事故的发生。

另外，建议怀孕超过5个月以后，就最好不要再开车了，这是因为此时的准妈妈体重和体形都急剧膨胀，隆起的腹部容易撞上仪表板或方向盘。如果此时发生碰撞，哪怕是轻微的，损伤都会比平时倍增。

当胎儿长到一定程度，将会压迫准妈妈的坐骨神经，准妈妈的腿部有时会出现抽筋现象，所以准妈妈应该权衡一下是否适合驾车。当身体不适或者预产期临近时绝对不要驾车，以免途中突遇紧急分娩或因故流产。

新手对交通规则和车辆操作都很生疏，处理突发情况更是缺乏经验，这样会造成精神的高度紧张。过度紧张对腹内的胎儿绝对是不利的，所以新手怀孕后最好不要开车。

孕六月

　　经过了 5 个月的孕期，相信准妈妈的心情已经逐渐趋于平稳。准爸爸是不是每天都乐此不疲地趴在你的肚子上听宝宝的声音？可不要笑话他的孩子气，因为他期待宝宝出世的心情一点也不比你少，你在学习如何做一位母亲的时候，其实他也在偷偷地学习如何做一个好爸爸呢。

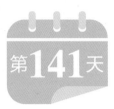

第21周

第**141**天　第6个月妈妈和宝宝分别是什么样子的

妈妈的样子

在这个月开始时，你的子宫在肚脐上方大概 3.75 厘米的地方。到月底，你的子宫会进一步再长高 2.5 厘米，并在肚脐上方 6.25 厘米的地方被触摸到。现在的子宫有一个篮球的大小，而且看起来就像是在肚子里怀了一个篮球一样。

在这个月你的情绪会有稍许波动，虽然怀孕期间的恐慌和压力逐渐减少，但是情绪波动很大，精神也许会有一点恍惚，长期腰酸也许会让你产生厌倦怀孕的想法，可能自己会问自己："就没有人能想点别的事情吗？为什么老想着我怀孕了？"对未来也会有些许焦虑，想的事情比较多了。但是准妈妈一定不要担心，这都是进入孕后期的必然阶段，过了这阵子，情绪自然就会转好。

宝宝的样子

第 21 周的胎儿身长大约为 18 厘米，体重是 300~350 克，这个阶段的宝宝体重开始大幅度地增加。小宝宝的眉毛和眼睑清晰可见，手指和脚趾也开始长出指甲。听力达到一定的水平，已经能够听到你的声音了。怎么样，开始和宝宝讲话吧！如果你愿意的话，选择一些好听的故事讲给宝宝听，也许将来这些故事会是宝宝出生后最喜欢的呢。

这时候宝宝的皮肤依然是皱的，红红的，样子像个小老头，当然这褶皱也是为皮下脂肪的生长留有余地。等到 22 周时胎儿看上去就会滑滑的，像覆盖了一层白色的滑腻的物质，我们称之为胎脂。胎脂可避免皮肤在羊水长期地浸泡下受到损害。很多宝宝在出生的时候身上还会带有这样的胎脂。

到本月末的时候，宝宝身长大约 25 厘米多，体重 500 多克。宝宝这时候在妈妈的子宫中占据了相当大的空间，开始充满了整个空间。

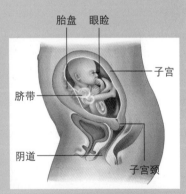

胎盘　眼睑

脐带

子宫

阴道

子宫颈

宝宝开始有规律的睡眠了。

羊水穿刺

羊水就是准妈妈的子宫里包裹着宝宝的液体。羊水穿刺，又叫羊膜穿刺术，是产前检查项目之一。它通过抽取准妈妈的羊水样本，来获得有关胎儿健康和发育情况的信息。

做羊水穿刺最常见的原因是需要判断胎儿是否有基因遗传病或染色体异常，比如唐氏综合征。只有羊水穿刺和绒毛活检能够诊断胎儿的这类疾病。

羊水穿刺的时间通常选择在准妈妈怀孕 16~20 周之间。选择做羊水穿刺的准妈妈，主要是那些基因和染色体异常风险较高的人。

绒毛活检

绒毛活检是一种产前检查，用来检测是否有如唐氏综合征那样的染色体异常疾病。

这种检测就是从胎盘上的微小指状突起，也就是被称为绒毛的部分来获取细胞，并进行细胞遗传结构的分析。与羊水穿刺相比，绒毛活检的主要优势在于，可以在你怀孕的更早些时间进行。

绒毛活检在检测数百种遗传病和染色体异常疾病方面的准确性能达到 99% 以上，但并不适用于所有准妈妈，因为不需要对每个准妈妈都进行每一项的遗传病和染色体异常疾病的检查。

绒毛活检用于检测那些确切的疾患，例如唐筛筛查出的高风险人群。

绒毛活检也会用于检查其他疾病，如黑矇性家族性白痴病、囊性纤维化病或镰状细胞贫血病等，不过，只有在医生认为你的宝宝有感染这些疾病的危险时，才会为你做这些检查。值得说明的是，绒毛活检不能发现神经管畸形，如脊柱裂等。

颈后透明带

颈后透明带是在宝宝后颈部皮肤下面积聚的液体，能用超声波进行测量。所有的宝宝都有一些液体，不过多数有唐氏综合征的宝宝的颈后透明带更厚。

颈后透明带扫描是评估你的宝宝是否可能有唐氏综合征的一个方法，这是一种筛查。筛查只能评估宝宝患有唐氏综合征的风险，而像绒毛活检或羊水穿刺这样的诊断性检测则不同，它们会给你一个确定的诊断结果。

虽然颈后透明带扫描不能确切判断你的宝宝是否染病，但是可以帮助你决定是否需要进行诊断性检测。

胎动有时频繁，有时安静该怎么办

准妈妈在进入孕 6 个月的时候都会感觉到，宝宝有时候整天都在活动，胎动十分频繁，而有些时候似乎很安静，这到底正常吗？

其实你不必烦恼，胎宝宝也是人，就像我们一样，他也有"兴奋"的时候，这时他愿意踢踢脚（或者肘关节和膝），也有"沮丧"的时候，这时他宁愿躺着放松放松。

数胎动是每天最幸福的一段时光。

通常的情况下，宝宝的活动和你正在进行的活动相关。宝宝在被摇动时会变得平静，因此当你整天都在走来走去时，宝宝就可能会被你做事的节奏所影响，然后你就会觉得没发现太多的胎动，一方面是因为宝宝的安静，一方面是因为你很忙。

但是一旦你停下来或是放松，他就可能开始淘气了，这就是为什么大多数的怀孕母亲在晚上上床或白天休息时，会更容易感觉到胎动。

在进餐或加餐之后，宝宝的活动也会增加，也许是对你血糖水平升高的反应。当你兴奋或紧张时，胎动频繁，这可能是因为宝宝被肾上腺素的变化所刺激。

你可能不知道的是，宝宝在第24~28周的活动最为活跃，此时他们还相当小，因此能够在自己的子宫家中随意活动。

但是他们的活动通常是不确定和短暂的，因此即使他们的活动可以从外面看出来，也常常不会被忙碌的准妈妈所察觉。

胎动在第 28~32 周通常会变得更有规律、更持久，能够更清晰地分辨出休息和活动的时间。

不要和别的准妈妈比较宝宝的活动。每个胎儿，就像每个新生儿一样，都有他个人的活动和发育的方式。一些宝宝好像总是很活跃，另一些则在大部分的时间里都很安静。

一些宝宝的活动很有规律，以至于他们的妈妈可以以此来对比，另一些胎儿则完全没有规律的活动方式。只要没有明显的变慢或停止，那么所有情况都是正常的。

小贴士

越接近预产期，有规律地检查胎动就会变得越重要。

在孕中、晚期，准妈妈的小腿、脚背及外阴部逐渐可见到蚯蚓般的条状物，呈现出青色，形状突出，在腿上蜿蜒而行，这就是静脉曲张。这是下肢血液回流不畅，致使静脉血淤积而引起的静脉扩张。

它使准妈妈感到发胀、酸痛、麻木和乏力，有时血液积聚成球状，壁非常薄，极易破裂。一旦破裂将会血流如注，对准妈妈和胎宝宝都非常危险。因此，如果形成了静脉曲张应在生活中多加防护。

在刚发生静脉曲张时，就不要长久站立，也不要久坐不动，而要经常变换体位休息；如果久坐要注意常活动脚部；每次蹲厕不要时间太长。

每天起床后趁静脉曲张和下肢水肿较轻时，穿上静脉曲张袜或在小腿上缠上弹力绷带，待到晚上取下。内衣不要过紧地勒在腹部。这样，即可减轻静脉曲张的症状，也可避免磕碰等外伤造成的出血及感染。

睡觉时用枕头垫高双腿，促使静脉血回流；避免用过冷或过热的水洗澡，与体温相同的水最为适宜；防止便秘，如有慢性咳嗽或气喘应彻底治愈，以减轻静脉压。

有些准妈妈在怀孕期间有哮喘的症状，这该怎么办呢？

1 在妊娠期，准妈妈必须注意自我保护，以减少哮喘发作。

具体措施是：生活规律，保持情绪平稳；尽量避开一切可能诱发哮喘的致敏原，如螨虫、花粉、工业粉尘、各种刺激性气体等。

2 在哮喘发作时，必须积极治疗，以缓解母体和胎儿的缺氧状态。在治疗方面除了要选择合理的方法外，还要兼顾妊娠期的生理情况和宝宝的安全。

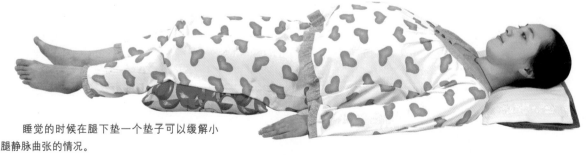

睡觉的时候在腿下垫一个垫子可以缓解小腿静脉曲张的情况。

第146天　为什么孕期容易得坐骨神经痛

为什么准妈妈容易得坐骨神经痛

怀孕期间发生坐骨神经痛是腰椎间盘突出引起的。因为怀孕后体内分泌激素的改变使关节韧带松弛，为胎儿娩出做准备，使腰部关节韧带、筋膜松弛，稳定性随即减弱。

另外，怀孕时体重增加加重了腰椎的负担，在这些基础上，若有腰肌劳累和扭伤，就很有可能发生腰椎间盘突出，往往压迫坐骨神经起始部，引起水肿、充血等病理改变，刺激产生症状。

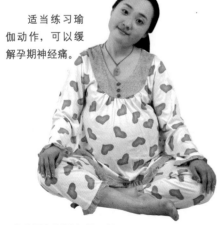

适当练习瑜伽动作，可以缓解孕期神经痛。

在孕中期，准妈妈大都会出现腰酸背痛的症状，这是一种生理表现，待分娩后症状都能随之消失，但也有一部分准妈妈的症状比较严重，就不易缓解。

应注意的是：不能劳累，穿平底鞋，卧硬板床休息，可在膝关节后方垫上枕头，使髋关节、膝关节弯曲，以减少腰部后伸，使腰背肌肉、韧带、筋膜得到充分休息。

坐骨神经痛的缓解方法

如果准妈妈已经确定自己有坐骨神经痛，当疼痛发生时，尝试做做局部热敷，用热毛巾、纱布和热水袋都可以，热敷半小时，可减轻疼痛感觉。也可以每天在盛有温水的浴盆中浸泡，疼痛也可慢慢缓解。

日常生活中也不能掉以轻心，搬挪物品时，准妈妈最好不要弯腰，而是采用下蹲的姿势。注意不要坐或站立太久，工作约1小时就要休息10分钟，起来活动活动或轻轻伸展四肢。

在坐的时候可以将椅子调到舒服的高度，并在腰部、背部或颈后放置舒服的靠垫，以减轻腰酸背痛的不适。

采用你认为舒服的姿势睡眠，可将枕头垫在两腿间或肚子下面。

每星期练习几次瑜伽也是减轻疼痛的好方法。症状轻微者，可以在家做居家按摩操。此时，可是准爸爸大献殷勤的绝好时机，赶快学几招专业、地道的按摩技巧吧，为辛苦的妻子每天定时做甜蜜按摩吧。

小贴士

坐骨神经痛在分娩过后都会自愈的，所以准妈妈不要担心，这也不会影响宝宝的发育，只是会给你带来不必要的痛苦，所以日常防护尤为重要，千万不能掉以轻心。

其实 B 超检查，在孕中期主要是通过妈妈进行针对宝宝的检查。

孕中期（13~28 周）的 B 超检查，一般情况下是准妈妈的第一次 B 超检查，需要检查的有以下内容。

查胎位

确定胎儿是头位、臀位或是横位，做到胸中有数。如果到了孕 28 周以后，胎位不正的情况未能得到解决，就应在医生指导下设法予以纠正。

查羊水

由于羊水与胎儿的宫内状况密切相关，羊水过多或过少都会影响到胎儿的发育，甚至引起畸形，故在必查之列。

查胎盘

胎盘在孕 9 周左右初步亮相，出现雏形，孕 16 周以后持续增厚，孕 36 周以后又轻微变薄。此项检查的目的是了解胎儿在子宫内的环境，如孕 37 周以前出现Ⅲ级胎盘，这样的环境将对胎儿产生不利影响，故应作为高危孕妇定期观察。

查脐带

看有无脐带缠绕、脐先露和脐带脱垂、脐带肿瘤等异常情况存在。

查是否为前置胎盘

查看前置胎盘的位置，以及是否有胎盘早期剥离、宫颈机能不全等。

查胎儿是否畸形

查看宝宝是否有畸形，产检可查出的病症有：无脑儿、脑积水、小头畸形、脊柱裂等神经系统畸形，食管狭窄或闭锁、幽门梗阻或闭锁、十二指肠闭锁、无肛门、唇裂等消化系统畸形。

还有一些先天性房间隔与室间隔缺损、法乐氏四联症、单心房、单心室等心血管畸形，肾不发育、肾积水、多囊肾等泌尿系统畸形。

肺囊性病等呼吸系统畸形或异常，软骨发育不良、成骨发育不全等骨骼系统畸形等。

一般在孕晚期（28 周之后）B 超检查的目的是了解胎儿的发育情况，进一步检查胎儿的成长状况。

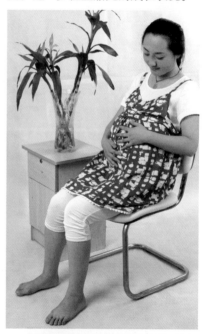

不要做任何非健康检查的 B 超，比如给胎宝宝拍照等。

第148天 怀孕6个月患上痔疮该怎么办

这是一个很尴尬的问题，但是准妈妈不要害羞，遇到问题就一定要解决它，这样才有利益于你的身体健康和宝宝的发育。

出血通常都是一个让人害怕的症状，尤其是在怀孕时，而且尤其是在接近产道的位置。但是不同于阴道出血，直肠出血并不意味着会威胁你怀孕的状况。

在怀孕期间，这常常是由于外部或不太常见的内部痔疮或肛裂造成的。

痔疮，就是直肠的静脉曲张，折磨着20%~50%的准妈妈。就像此时腿部的静脉更容易曲张一样，直肠的静脉也是如此。

痔疮，也被叫作团块，因为这些肿胀的静脉有时会形成葡萄状或弹球状，会造成疼痛和流血。肛裂在怀孕中也很常见，这会伴随着痔疮出现或单独出现，通常非常疼痛。便秘常常会造成或加重这两种情况。

不要自己诊断直肠出血，这通常应该由医生来判断。但是如果确实有痔疮或肛裂，那么治疗的过程就显得很重要了。良好的自我护理，常常能够代替带有侵犯性的医学治疗。

在孕期该如何预防痔疮呢？

避免便秘

这并非怀孕的必要组成部分，从一开始就预防便秘，常常能够很彻底地预防痔疮和肛裂。

减轻压力

侧卧睡觉，而不要平躺；避免长时间地站立或久坐；有便意时不要抑制，也不要在厕所里待得太久；不要在卫生间里阅读，这样你就不会总是坐在里边。坐着时，把脚放在脚凳上会让排泄更加容易。

一天中躺下来几次

可能的话，朝左侧躺，以减轻直肠的压力。可能的话，也采取这种姿势看电视、阅读和做文字工作。

其他方法

经常进行括约肌练习会促进这一部位的血液循环。

可以每天洗两次温暖的坐浴。你也可以在座位上放上金缕梅酊剂垫子或是冰袋。也可以试试冷敷和热敷，并使用你认为更有安抚作用的方法。

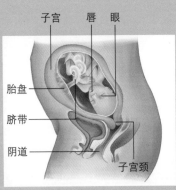

子宫　唇　眼

胎盘

脐带

阴道

子宫颈

宝宝看起来像一个皱巴巴的小人儿了。

准妈妈做家务需要注意哪些问题

在孕期可以做一些力所能及的家务事，只要不感到疲劳，做家务也是一种运动。

孕期动作敏捷性下降，反应也比平时迟缓，应当处处留心，注意安全。在家中各个场所做家务劳动，应当特别注意。

1 在客厅擦地、扫地时，选择清洁工具相当重要，最好使用不需要弯腰的器具，打扫时要避免蹲下或跪在地上。

可以用吸尘器来代替笤帚，站立式吸尘器能根据使用者高度来调整长短，很省力。如果喜欢使用拖布，最好用拖布杆长度在腰部，介于胸部与颈部之间的长柄式。

2 原则上不主张准妈妈做清洁浴室的家务，除非浴室中有防滑设备，否则很容易滑倒。由于清洗浴室需要许多弯腰的动作，顶多清洗一下洗脸柜就行，清洁厕所、浴室、洗脸盆的活儿，交给丈夫或者家政服务去做。

3 在阳台做家务时，千万不要过度屈膝或过度伸展，上阳台晾衣物时，以腹部为中心点、双手向上或往下的姿势太多，会牵扯到腹部，要尽量避免类似动作。

4 因为妊娠反应，通常对油烟味反感，所以准妈妈不宜到厨房做饭和洗碗。孕中期胃肠系统的麻烦要少一些，可以下厨料理一番，做自己爱吃的东西。

5 一般家庭中卧室里的床的高度，对于准妈妈来说太低，腹部隆起时不方便整理，可以采用下蹲姿势铺床单，两脚叉开与肩同宽，膝盖弯曲，蹲马步似的重心往后，不致因为腹部太大而前倾。

最好与家人共同完成铺床单的动作，在妊娠28周以后，更不适合做这种家务事。

6 在餐厅里，如果餐桌没有靠墙放置，桌子的面积又大，收拾碗碟和擦桌子时，可以先把桌面分成四等份，使胳膊配合腹肌的伸展幅度缩小。宁可缓缓移动身体，转着圈擦桌子，也不要用腹部紧靠桌面，拼命去够桌子对面。

如果是圆桌，就围着圆心擦，不要为了减少动作而牵拉到腹部肌肉。擦拭桌面的时候，双脚要勤移勤换。

7 洗衣服时，贴身小衣物只需要站在浴室的洗脸柜旁搓洗，大件衣物还是交给洗衣机去洗为好。

8 晒衣服时，个子矮小或晾衣架太高，要踮起脚尖来够衣架会很危险，最好使用可以升降的晾衣架，这样既方便又安全。

第150天 高温天气准妈妈要防护哪些方面

一防中暑

俗话说："孕妇过三伏，腹中揣火炉"，孕妇的基础代谢率比一般人高25%，体温也比非孕期女性高0.2~0.5℃，而孕妇的耐高温能力又较差，所以孕妇比普通人更怕热。

在酷热的天气里，应尽量减少户外活动，尤其要避免在中午高温时段外出，如果必须得外出也要戴防晒帽或打伞。

居所要求通风良好。夏季汗腺分泌旺盛，应勤洗澡，勤换衣，保持毛孔排泄通畅和皮肤清爽洁净，这对散热防暑大有裨益。

准妈妈的衣服要求宽松、舒适，面料应柔软、透气、散热性好。

二防胃口差

夏季暑湿多汗，体内消化液减少，若吃生冷寒凉的食物易伤及脾胃功能，可出现四肢乏力、食欲不振、腹胀、腹泻、便秘等不适症状，因此需要注意饮食调理。

饮食宜清淡松软，忌过多食用生冷食物。可吃一些粗杂粮，如玉米、麦片等，适当摄入低脂优质蛋白，如瘦肉、蛋、奶等。

吃"六豆"健脾利湿，即青豆、扁豆、蚕豆、绿豆、赤豆、豇豆。蔬菜水果可适当摄入，以补充维生素、膳食纤维、微量元素及抗氧化剂。

吃"六瓜"清热利湿，即西瓜、香瓜、黄瓜、苦瓜、冬瓜、丝瓜，少吃温热的桂圆、荔枝。

三防水、盐不足

夏季汗多易出现血液浓缩，血黏度增加容易形成血栓，诱发心脑血管疾病，表现为心慌、胸闷、头晕。

喝水原则是少量多次，不要等到渴了才喝。餐前15分钟内、吃饭中，以及餐后30分钟内不宜大量饮水，以免冲淡胃液影响消化功能。

四防睡眠不足

夏季昼长夜短，因躁热睡得晚，因此在午餐半小时后宜午睡1小时，以利于激素分泌平衡，放松精神，消除疲劳，但不要坐着或伏案而睡，也不要在电扇旁睡觉，睡觉时要用毛巾被盖好腹部。夜间睡眠时不可贪凉，不可让风扇久吹，不可让空调久开，以免外邪致病。

五防心浮气躁

夏季因高热多汗及怀孕后激素的影响，准妈妈易烦躁不安，好发脾气，称为夏季情感障碍。有些准妈妈疲乏无力、食欲减退、头晕、胸闷、恶心，出现苦夏（暑伤气）症状，这是由于出汗多，电解质紊乱，加上睡眠不足、饮食不足，影响了大脑神经活动的缘故。

因此准妈妈要保持平和的心理状态，凡事不要过于激动，更不要急躁发怒，要知道心静自然凉。

第151天 准妈妈应该怎样上下楼梯

孕中期的准妈妈在上下楼梯的时候需要注意一些问题，尤其是住在比较高楼层的准妈妈需要特别注意，主要有以下几方面。

1 准妈妈每天上下楼梯的次数忌过多

现在很多人都是住楼房，所以妊娠期的行动就显得很不便利。在楼上居住的准妈妈，每天免不了要出门，

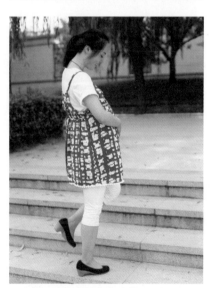

每天坚持上下几个台阶，这是孕期最好的运动之一。

除了正常的上下楼以外，节假日期间、出门散步，或到市场买菜、到商店买各种物品，都必须上下楼梯。

面对这种现实情况，为了确保安全，准妈妈必须坚持做到：事事有计划，出门讲安全。如买菜尽量做到一周一次性采购，就可以减少许多出门、走楼梯的次数。

2 准妈妈不要提很重的物品上下楼

对于身兼重任的准妈妈，我们建议不要在上下楼的时候提重物。

如果准妈妈提很重的物品上下楼梯，往往会增加腹部压力，很容易发生流产、早产的情况。因此，为了防止准妈妈发生意外，在妻子怀孕期间，家庭的一切重活累活，还是由丈夫承担为好。

3 准妈妈上下楼不要太急

妊娠期的准妈妈一定要在行动过程中做到稳、缓。准妈妈上下楼梯时要讲究正确的行走方式和正确的动作，不宜太着急，看清楼梯，一步一步地慢慢上下，待前一步落实后，才能再迈下一步。

准妈妈上下楼梯，要特别小心，行走动作要稳当，千万别滑倒，以免对胎儿造成伤害。

小贴士

虽然说准妈妈需要适宜的运动，但是我建议准妈妈不要通过上下楼梯来达到运动的目的，因为上下楼梯的危险性比较大。

怀孕第6个月乳房边上有肿块是怎么回事

怀孕6个多月了，有的准妈妈发现最近乳房边上出现了一个小小的、柔软的肿块，让人很担心，这是怎么回事呢？

其实这是因为在孕期女性的乳房开始迅速增大，其症状就表现为乳腺管肿大。

虽说离你哺乳宝宝还有几个月的时间，但是乳房胀大迅速加快，乳房肿块即使是在怀孕早期也很普遍，而在中期和随后的时间里更加普遍。

热敷，或是在淋浴时让热水从乳房上面流过，以及轻柔地按摩一段时间后可减轻堵塞，就像在哺乳期一样。

在此建议准妈妈，不要穿有钢托的胸罩，当然一定要确保乳房能从胸罩那里得到足够的支撑。

记住，在怀孕期间，每月要对乳房进行自检，如有问题及时诊治。

虽然在怀孕时，因为乳房的变化更难查出肿块，但尽可能发现对于你仍然很重要。

如果你对任何肿块的感觉都是不确定，可咨询医生或请医生来检查。

呵护你的乳房

乳房按摩操

1. 抹推：左手托乳，右手的四指从乳房外上、外下缘向乳头方向抹推3遍；右手托乳，左手的四指从乳房内上、内下缘向乳头方向抹推3遍。右手托乳，左手的四指从乳房外上、外下缘向乳头方向抹推3遍；左手托乳，右手四指从乳房内上、内下缘向乳头方向抹推3遍。

2. 摩搓：四指并拢，拇指自然张开，将手掌贴近皮肤，以乳头为中心环摩乳房10圈。双手交错，用手掌搓胁肋10下。

3. 指按：中指依次点按膻中、期门、乳根、足三里、太冲穴10秒。

4. 揉拿：拇指和食指揉拿对侧乳房肿块，无肿块者，揉拿乳房，方向由乳房内侧至腋窝处。

每天做十几分钟的乳房按摩，能增进胸部肌肉的协调活动，减少血流瘀滞，加快静脉血液回流。还有一种方法是睡前躺在床上，用左手按摩右乳房，右手按摩左乳房，以由外向内的搓揉方式，或是用两手虎口以环形的按摩方式由乳房底部到乳头的位置，轻轻按摩乳房，可使淋巴液回流至淋巴系统。

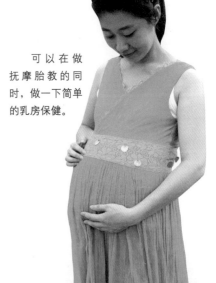

可以在做抚摩胎教的同时，做一下简单的乳房保健。

准妈妈会发现在进入怀孕第6个月时，一些小问题就全找上身了，手指总是刺痛发麻就是其中一项。

手指和脚趾的麻木刺痛在怀孕中是正常的，是由于肿胀的组织压迫神经造成的。

如果麻木和疼痛仅仅出现在大拇指、食指、中指和一半的无名指上，那可能是出现了腕管综合征。这一情况在那些经常需要进行手部重复运动，比如弹钢琴或是打字的人的身上很常见，但对于怀孕女性来说也很普遍。

这是手腕的腕管，也就是神经作用于手指活动的通道，在怀孕期间变得肿胀、产生压力的结果，所以出现了麻木、刺痛、发热和疼痛感。

这些症状也可能会影响到手腕和手掌，并转移到手臂上，所以会感到手指发麻。

由于水分压力会整天聚集在你的手里，因此浮肿和其伴随的症状，可能会在晚上变得更严重。要尽量避免压着手臂睡觉，否则会加重这种症状。

准妈妈可以试试在睡觉时，尽可能把手腕放在另一个枕头上抬高。当出现麻木时，把出现症状的手悬在床边，并用力晃动可能会有所缓解。

如果这些方法都不行，并且麻木感有时伴随着疼痛，影响到了你的睡眠，那就需要和医生讨论一下这个问题。

如果你认为这一问题跟工作习惯有关，那就应该在工作中多加注意。

1 在用手工作时要注意经常休息，当你感觉疼痛时就停下来。

2 要用整个的手掌举起东西；轻柔地打字，保持手腕正直，并且你的手比手肘要低。

在怀孕期间一般并不推荐针对腕管综合征所开的非类固醇和类固醇类消炎药。和怀孕有关的腕关节部位的疼痛综合征，通常在产后2~3周就会消失。

一些准妈妈偶尔会在她们的四肢上出现令人不安的刺痛感。虽然感觉上好像是你的血液循环被切断了，但实际上并不是这样。

这是水分聚集带来的压力对末梢神经的压迫而引起的麻木，因此没什么可担心的。改变你的姿势也许就会好的。如果麻木影响到了肢体功能，就应该向医生咨询一下了。

小贴士

穴位按摩可以缓解麻木症状，主要是针对四肢，每天在麻木部位附近的穴位按揉几分钟，症状就可能减轻。

怀孕第6个月还可以工作吗

很多准妈妈的产假没有那么多，而什么时间停止工作也成了一个问题。

其实能否继续工作到分娩，很大程度上取决于你工作的类型。

如果是案头工作，你可以计划直接从办公室去产房，而不会威胁到你和宝宝。一个需要久坐而不是特别有压力的工作，比你待在家中拿着吸尘器和拖布，试图为新生命

工作中使用电脑的准妈妈回家后就尽量别用了。

整理出一个生活的小窝的限制更少。不过那些紧张、压力很大的工作则另当别论。

坚持工作的准妈妈，如售货员、厨师、警察、服务员、医生、护士等，工作不应该超过第28周。

一直工作到宝宝出生，对现代的准妈妈来说不是一个好主意，其中一部分原因是可能会给宝宝的生长增添危险，更多的则是因为准妈妈的各种不适症状，如背痛、静脉曲张和痔疮等不适合继续工作。

也许从一个活动频繁的工作中早点休假是个不错的建议，因为这种工作会使食欲减少、影响睡眠并加重疲劳，这些都对宝宝的发育不利。

有些具有伤害性质的工作，比如那些需要拉、推、爬的工作，或是弯腰等动作的工作，强度较大的，准妈妈应该在第20周之后休假；如果是中等强度，那也不要超过第28周。

抬举重约11.25千克或更少的重物，即使是反复抬举的工作也不是问题，间歇抬举22.5千克的重物也没事。但是那些工作中需要反复举起22.5千克或更重的重物的准妈妈，则应该在第20周之前休假，那些需要反复举起11.25~22.5千克的重物的准妈妈，应该在第32周之前休假。那些工作中需要间歇性地抬举超过22.5千克的准妈妈，应该只工作到第30周。

小贴士

说到这里，你是不是有些糊涂了？不知道哪种建议适合你了？

不要担心，最简单的方法就是问问你的医生，让他帮助你做出符合自身情况的决定。但要记住，不管你坚持工作多长时间，都有方法能够在怀孕时减轻工作中的身体压力的。

第23周

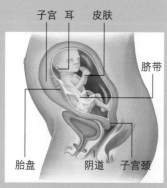

宝宝发育得越来越匀称了。

子宫 耳 皮肤

脐带

胎盘 阴道 子宫颈

第155天 准妈妈能不能吃人参进补

大家都知道，人参为百补之王，具有广泛的药用价值，还有促进血液循环、延缓衰老、抗疲劳、增强免疫力、调节神经系统等多重功效。

人身的适用性

人参具有补虚扶正等多方面的药理功效，适用于各种虚弱性疾病患者服食。不少准妈妈不时喝碗参汤或以人参炖鸡来进补。

事实上，准妈妈只有在气虚的情况下使用人参，才能达到补气并安胎的效果。

体质虚弱的准妈妈，当出现少量阴道出血、腰酸或下腹隐痛，有流产可能时，可以人参补气固摄中药，往往可收到很好的安胎效果。或当妊娠呕吐厉害、准妈妈身体虚弱时，可以人参配合健脾胃药物调理。

在妊娠初期，体弱的准妈妈可以适当地进补一些人参，能提高自身免疫力并增进食欲。

怀孕后期的准妈妈一般体质偏热，此时如果滥服人参，有可能加重妊娠不适症状，出现兴奋激动、烦躁失眠、咽喉干痛、血压升高等不良反应，称为"人参滥用综合征"，有流产和死胎的危险。

最佳的处理方式是准妈妈与医师讨论后再服用，避免发生不必要的麻烦。

另外，孕晚期部分准妈妈会出现高血压、蛋白尿和水肿，此时服用人参是不应该的，有可能升高血压，不利于消除水肿。

因此，怀孕中、晚期服用人参，弊多利少，必须慎重。一般怀孕5个月后不建议吃人参，以防后期生产困难。

食用禁忌

由于人参有抗凝作用，临产及分娩时不提倡服人参，以避免引起或增加产后出血。准妈妈如有头胀头痛、发烧、舌苔厚腻等情况不可服参，准妈妈如服参后出现失眠、胸闷憋气、腹胀、玫瑰疹、瘙痒、鼻血等症状，应立即停服。

鸡蛋怎样吃才更营养、更健康

鸡蛋中究竟有哪些营养

鸡蛋是准妈妈孕期当中不可缺少的营养食物，它含有的卵黄素、卵磷脂、胆碱，对神经系统和身体的发育有利，它能益智健脑、改善记忆力、促进肝细胞再生。

鸡蛋还有其他重要的微量元素，如钾、钠、镁、磷，特别是蛋黄中的铁质达 7mg/100g，但所含的铁是非血色素铁，单独吃鸡蛋补铁，铁的生物利用率较低，只有 2%~3%，贫血的准妈妈可把鸡蛋与一些维生素 C、含有铁的蔬菜、肉类搭配着吃，有利于提高鸡蛋中铁的吸收率。

鸡蛋中的磷也很丰富，但钙相对不足，所以，将奶类与鸡蛋共同食用可营养互补。

鸡蛋中维生素 A 和 B 族维生素也很丰富。维生素、铁、钙、钾等人体所需的矿物质，可分解和氧化人体的致癌物质，具有防癌作用。

食用鸡蛋的误区

有的准妈妈说常吃鸡蛋会导致胆固醇偏高，其实这种说法是不科学的。

因为蛋黄中含有较丰富的卵磷脂，是一种强有力的乳化剂，能使胆固醇和脂肪颗粒变得极细，顺利通过血管壁而被细胞充分利用，从而减少血液中的胆固醇。

蛋黄中的卵磷脂消化后可释放出胆碱，进入血液中进而合成乙酰胆碱，是神经递质的主要物质，可提高脑功能，增强记忆力。

有的准妈妈认为生鸡蛋更有营养，鸡蛋可以生着吃，这是不科学的。

生吃鸡蛋不仅不卫生，容易引起细菌感染，而且也没有营养。生鸡蛋里含有抗生物素蛋白，影响食物中生物素的吸收，可导致食欲不振、全身无力、肌肉疼痛等症状。

另外，生鸡蛋中含有抗胰蛋白酶，会破坏人体的消化功能。至于那些经过孵化，但还没有孵出小鸡的毛鸡蛋，就更不卫生，更不能吃了。

鸡蛋最有营养的食用方法

鸡蛋的食用方法多种多样，就营养的消化和吸收比例来讲，煮蛋为100%，炒蛋为98%，煎炸为97%，开水、牛奶冲蛋为92.5%，油炸为81.1%，生吃为30%~50%。

这样一比较，准妈妈就一目了然了，煮鸡蛋是最佳的吃法，但要注意细嚼慢咽，否则会影响消化和吸收。

不过，对小孩子来说，还是蒸蛋羹、蛋花汤最适合，因为这两种做法能使蛋白质松解，很容易被身体消化吸收。

另外，准妈妈要注意，茶叶蛋一定要少吃，因为茶叶中含酸化物质，与鸡蛋中的铁元素结合，会对胃起刺激作用，会影响胃肠的消化功能。

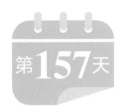

第157天 准妈妈怎样选择奶制品饮料

准妈妈都知道孕期需要适当补充一些营养，而奶制品里含有丰富的营养素，是最适合准妈妈饮用的，不过很多准妈妈其实并不知道，在选择奶制品时也有一些事项是应该引起注意的，如果选择不当，不但补充不了营养，还可能对身体不利。

乳酸菌饮料、乳酸饮料与酸奶的区别

乳酸菌饮料是在酸奶的基础上加水稀释而成的，比酸奶要稀很多倍，当然营养也就相应地减少了许多。

乳酸饮料是由不足25%的牛奶在滴入乳酸的同时快速搅拌，形成细微的蛋白质凝块而制成的。奶味比较淡，对于那些在孕期挑食的准妈妈来说，如果不爱喝牛奶，食用一些乳酸饮品还是个不错的选择。

以上两种乳制品都添加了糖、柠檬酸、香料、防腐剂，营养价值完全不能和酸奶相比，但由于口感好，所以很受准妈妈们的青睐。

但是值得注意的是不可以饮用过量，这样非但得不到足够的营养，而且容易影响正常的膳食，同时还易因糖分摄入过多而导致准妈妈肥胖或血糖升高。

酸奶是以新鲜的牛奶为原料，经过巴氏杀菌后，再向牛奶中添加有益菌，经发酵后，再冷却灌装的一种牛奶制品。酸奶不但保留了牛奶的所有优点，而且某些方面经加工过程还扬长避短，因此是非常适合准妈妈食用的。

因此，准妈妈和家属在购买和食用奶制品时，一定要看清产品的类别，是"奶"还是"饮料"，以便做出正确的选择。

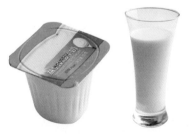

牛奶、酸奶都是健康食品，可以经常饮用。

小贴士

有些准妈妈认为牛奶脂肪含量高，担心长期喝会长胖，因此选择低脂奶甚至脱脂奶。其实牛奶中所含的脂肪比例并不高，脱脂后，其中的脂溶性维生素及其他营养成分大幅度减少，不适合准妈妈饮用。另外，有些生产厂家为迎合消费者的心理，在牛奶中添加了无机钙，而称"高钙奶"，这些钙实际上人体吸收很少，可能在体内沉淀，形成结石。

其实在妊娠的第 3 个月，胎宝宝已经产生最初的意识，不仅母亲胸腔的振动可以传递给胎儿，而且母亲的说话声也可以被胎儿听到。但胎儿此时还没有记忆声音的能力，只能判断声音的规律及高低起伏。因此，准妈妈要特别注意自己说话的音调、语气和用词，以便给胎儿一个良好的刺激印记。

增加宝宝意识的小方法

● 对话胎教

要求准爸爸和准妈妈共同参与，可以先给胎儿起一个中性的乳名，经常呼唤之，使胎儿牢牢记住。这样，婴儿出生后哭闹时再呼其乳名时，婴儿便会感到子宫外的崭新环境并不陌生，而有一种安全感，很快地安静下来。

同时，准父母要把胎儿当作一个懂事的孩子，经常和他说话、聊天或念歌谣给他听。这样，不仅能增加夫妻间的感情，还能把父母的爱传递给胎儿，对胎儿的情感发育具有莫大益处。

对话的内容不宜太复杂，最好在一段时间内反复重复一两句话，以便使胎儿大脑皮质产生深刻的记忆。男性的低音是比较容易传入子宫内的，而且，胎儿比较喜欢这种低沉的声调，因此，准爸爸要经常给胎儿唱歌、讲故事，同他说话。通过这种声音训练的胎儿出生后会很快适应新的生活环境。

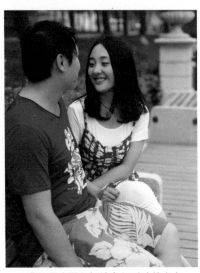

准爸爸也要积极地参与到胎教中来。

● 光照胎教

从妊娠第 3 个月末起，胎儿对光线已经产生敏感。在对母亲腹壁直接进行光照射时，采用 B 超探测观察可以见到胎儿出现躲避反射、背过脸去，同时有睁眼、闭眼活动。

因此，此时可进行视觉功能训练。这说明在胎儿发育过程中，视觉也在缓慢发育，并具有一定功能。

小贴士

光照胎教的操作方法

可用 4 节一号电池的手电筒，一闪一灭直接放在母亲腹部进行光线照射，每日 3 次，每次 30 秒钟，并记录胎儿的反应。进行视觉训练可促进视觉发育，增加视觉范围，同时有助于强化昼夜周期，即晚上睡觉，白天觉醒，并可促进动作行为的发展。

第159天 为什么孕检还要查性病

第160天 准妈妈能不能吃巧克力

检查性病是一个很尴尬，又很烦恼的事情，很多准妈妈都觉得这是个私人的事情，自己没必要检查，多数都是持反感、不配合的态度，这是不对的。

当你到医院做检查时，医生可能会要求你做艾滋病和梅毒等性病的检测。在面对这样的要求时，毫不犹豫答应检测的人非常少，大多数准妈妈都有顾虑。

有的认为自己没有不安全性行为，所以不可能得这些性病，有些准妈妈甚至认为做这种检查是对自己的污辱。近年来发现妊娠合并性病的发生率有显著上升，而性病严重威胁着宝宝的健康，因此，在医生的指导下做各项检查是必要的。

尤其是那些未参加过婚检的准妈妈，最好在检查的时候配合医生，听医生的话把该做的检查都做了，这是对你和肚子里的宝宝负责任。

许多准妈妈在怀孕之前很喜欢吃巧克力，在怀孕后也很爱吃，那么在孕期到底能不能吃巧克力呢？吃巧克力对宝宝会不会有影响呢？

怀孕期适量地吃点巧克力对宝宝是有好处的，有的妈妈在分娩后发现，在怀孕期适量地吃巧克力，宝宝会爱笑，性格开朗。

其实那是因为胎儿能在肚子里感受到巧克力的味道，而宝宝对这种味道很喜欢，所以潜意识里不抗拒巧克力的味道，反而很喜欢，以至于一有巧克力的味道来刺激他的时候，他就会喜笑颜开的。

同时，因为巧克力是甜食，在一定程度上可以缓解准妈妈的紧张、疲劳，增加自身的喜悦感，对改善心情也是有帮助的。

所以吃点巧克力是没问题的，当然还是那句话，吃什么都要适量，毕竟巧克力是高热量的食物，

吃多了还是不好的，容易引起肥胖。

在孕早期和孕中期，每天吃一块或者每两三天吃一块都是可以的，但是在孕晚期就不要再吃了，因为那时候宝宝逐步发育成熟，对味道是十分敏感的，如果让宝宝过分依赖巧克力的味道会导致宝宝出生后偏食。

小贴士

如果准妈妈想自然生产的话，巧克力可以派上用场，在分娩前吃一点，会增加你的力量。

什么是唐氏筛查

唐氏筛查主要是通过对准妈妈的检查，来看看你的宝宝患有唐氏综合征的风险有多大。

唐氏综合征，是英国医生 Langdon Down 首先提出的，因此将这种病症称为 Down 综合征，即唐氏综合征，俗称先天愚型。

唐氏综合征是一种染色体缺陷病，在第 21 号染色体上多了一条，故又称为 21-三体综合征。主要表现为严重智力障碍、面容古怪、耳位低、眼距宽、颈部皮肤厚、肢体畸形，目前没有有效治疗手段，最好的办法就是终止妊娠。

小贴士

唐氏筛查的最佳时间

筛查最佳时间是在孕 15~20 周。

唐氏筛查的特点

早：孕 14 周就可进行。

简便：只要抽取准妈妈 2 毫升静脉血即可检查。

安全：对准妈妈和胎宝宝无任何影响。

哪些准妈妈必须要做唐氏筛查

为了妈妈和宝宝的健康，有以下情况的准妈妈必须做唐氏筛查。

年龄大于 35 岁的高龄妈妈。

曾经有过异常宝宝的分娩史的准妈妈。

有不明原因的胚胎停止发育的准妈妈。

孕后曾经出现过阴道出血的准妈妈。

在怀孕早期有服药史，又不知道这种药到底有没有影响的准妈妈。

在孕早期有过有害物质接触史的准妈妈。

有明确的家族史的准妈妈，第一次怀孕就应该做唐氏筛查。

目前这七种情况，母婴保健法规定必须做唐氏筛查，其他的准妈妈可以要求做，也可以选择不做。

唐氏筛查属于初级检查，对准妈妈和宝宝基本无害，这一点可以不用担心。

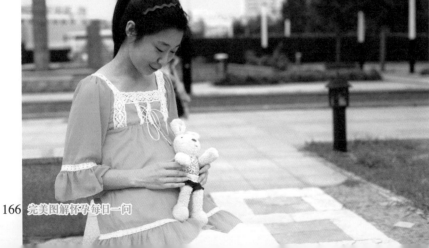

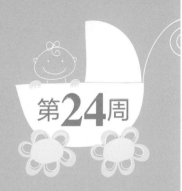

第24周

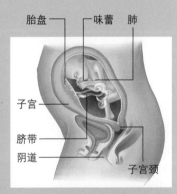

胎盘　味蕾　肺
子宫
脐带
阴道
子宫颈

宝宝的听觉越来越灵敏了。

第162天　孕期高血压该如何预防和缓解

妊娠高血压综合征，简称妊高症，是指怀孕5个月后出现高血压、浮肿、蛋白尿等一系列症状的综合征。

易患妊高症的人及时间

年轻初产及高龄初产者。

体型矮胖者。

发病时间一般是在妊娠20周以后，尤其在妊娠32周以后最为多见。

营养不良，特别是伴有严重贫血者。

患有原发性高血压、慢性肾炎、糖尿病合并妊娠者，其发病率较高，病情可能更为复杂。

双胎、羊水过多及葡萄胎的准妈妈，发病率亦较高。

冬季与初春寒冷季节和气压升高的条件下，易于发病。

有家族史（如准妈妈的母亲有妊高症病史）者，准妈妈发病的可能性较高。

妊娠高血压综合征的预防

早期预防胜于治疗，一般会先控制饮食，勿吃太咸或含钠高之食物，如腌制、罐头加工的食品等。

发现自己患有妊高症，准妈妈也不用过分紧张，可通过"一减少、二控制、三补充"的合理饮食来进行调理。

● 减少动物性脂肪的摄入

患有妊高症的准妈妈应减少动物性脂肪的摄入，炒菜最好以植物油为主，每日20~25克。饱和脂肪酸，如猪油、牛羊油等，每天控制在10克以内。

● 控制钠盐的摄入

钠盐在防治高血压中发挥着重要作用。若每天食入过多的钠，会使血管收缩，导致血压上升，因此有妊高症的准妈妈应每天限制盐在3~5克以内。

同时，还要远离含盐量高的食品，如调味汁、熏制品、咸菜、酱菜、罐头制品、油炸食品、香肠、火腿等。

● 补充锌、维生素C和维生素E

妊高症的准妈妈血清锌的含量较低，因此，膳食中若供给充足的锌能够增强准妈妈身体的免疫力。

乙肝一定会遗传给宝宝吗

母亲有乙肝，再传给下一代的这种现象，称为母婴传播。

具体地说，所谓母婴传播，是指患有乙肝或体内携带乙肝病毒的准妈妈，在怀孕期间或分娩过程中将乙肝病毒传播给胎儿或新生儿，是乙肝传播的最重要、最具威胁的传播方式。

其实准妈妈携带乙肝病毒，并不是百分之百都会传播给胎儿或新生儿的，是否导致胎儿、新生儿感染乙肝病毒，首先取决于准妈妈携带的乙肝病毒的复制程度和母体的基因缺陷，如果准妈妈为乙肝"大三阳"，即乙肝病毒 e 抗原为阳性，乙肝病毒 DNA 也为阳性，新生儿感染乙肝病毒的概率高达 90%。

但是如果准妈妈的乙肝病毒 e 抗原为阴性，乙肝病毒 DNA 也为阴性，其感染概率只有 30% 左右。这就是为什么有乙肝家族聚集倾向的家庭中有的人得乙肝，有的人不会得乙肝的原因。

阻止母婴传播最重要的办法是婴儿出生后立即注射乙肝疫苗，如果疫苗与乙肝免疫球蛋白合用效果更佳，阻断母婴乙肝病毒传播的有效率在 90% 以上。

同时，还要采取相应的对策，注意产前、生产过程中，以及宝宝出生后的种种预防。

患乙肝的准妈妈要做哪些产前检查

第一，"大三阳"的准妈妈，在怀孕的第 7，8，9 个月，要分别注射一支乙肝免疫球蛋白，以阻止宫内传播乙肝病毒给胎儿。

待宝宝出生后，立即先注射一支乙肝免疫球蛋白，过一周后，再按第 0，1，6 个月免疫程序，分别于婴儿前臂三角肌部皮下或肌肉接种乙肝疫苗，每次 0.5 毫升。

第二，准妈妈如果是乙肝"小三阳"，在宝宝出生后，立刻按"0，1，6 方案"进行乙肝疫苗接种，可以使 95% 以上的新生儿免受上一代乙肝父母的传播。

第三，如果妈妈患有乙肝，当宝宝一出生，必须及时按照"0，1，6 方案"接种乙肝疫苗。

另外，在新生儿出生满 2 个月、满 7 个月时，还要抽血查"两对半"和乙肝病毒 DNA，了解宝宝的免疫是否成功。

小贴士

患乙肝"大三阳"的妈妈勿母乳喂养

母乳中含有丰富的营养物质和不少抵抗病原的抗体，但能否为婴儿进行母乳喂养要看情况而定，患有乙肝的母亲需要养成喂奶前洗手、洗乳头等卫生习惯，但最好还是不要进行母乳喂养比较好。

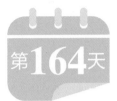

第164天 准妈妈感冒了该怎么办

准妈妈在孕期总是格外小心，生怕身体不适影响到肚子里的宝宝，但是感冒却可能让你防不胜防，如果你不小心感冒了也不要着急，要镇定下来小心应付。

孕期感冒能服药吗

准妈妈感冒是否需要服药，要根据具体情况而定。

妊娠后，准妈妈体内的酶有一定的改变，对某些药物的代谢过程有一定的影响，药物不易解毒和排泄。在孕早期胎儿器官形成期，药物对胎儿有一定的影响，所以感冒最好不吃药。

但一些疾病本身对胎儿、母亲的影响远远超过药物的影响，这时，就应权衡利弊，在医生的指导下合理用药。

不宜用的药

● 抗感冒药

大多是复合制剂，常见的有速效伤风胶囊、感冒通、康泰克、白加黑、康必得、快克，等等，这些药大多数都是含组胺药，孕期不宜服用，所以建议准妈妈最好不用抗感冒药。

● 抗病毒药

对宝宝的发育有不良影响，准妈妈不宜使用，若必须使用，则一定要在医生的指导下使用。

● 退热药

感冒伴有高热，多是病情较重的表现，应及时看医生。消炎痛是准妈妈禁忌的退热药，阿司匹林在孕30周后也不宜使用。

● 抗生素

准妈妈感冒如无明确的细菌感染证据，如扁桃体炎、血压高、咳黄痰、流浓涕等，可不用抗生素。

因为抗生素可通过胎盘作用于胎儿体内，有20%~35%的可能性对胎儿构成危害。要在医生指导下，选用较安全的抗生素。

生活中准妈妈如何预防感冒

准妈妈为了满足自身及宝宝对氧的需求，往往过度换气，从而吸入更多的尘埃等，使发生感冒等呼吸道感染的概率增加。因此，准妈妈要做到以下几点来预防感冒。

准妈妈不宜接触患感冒的病人。

家中居室要通风换气，温、湿度适宜。

一旦患了感冒也不要惊慌失措或乱服药物，应及时到医院向医生咨询。

患了感冒要多休息，多喝水，吃些新鲜水果，保持室内卫生和空气流通，积极防治继发细菌感染。

保持充足睡眠，增强机体抵抗力，抵御感冒病毒侵袭。

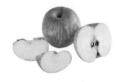

有一部分准妈妈，孕前可能身体就有低血糖的症状，还有的是怀孕后出现的孕期低血糖，这是因为由于怀孕后，人体的新陈代谢加快，胰岛血流量比没怀孕时增多，故胰岛生理功能非常旺盛，准妈妈血中胰岛素水平偏高，以致准妈妈血糖偏低，从而出现头晕、心悸、乏力、手颤和出冷汗等症状。

此外，由于准妈妈早孕期间血中孕酮增多，导致出现妊娠反应性呕吐，加上这时一般吃得比较少，而身体消耗大，故也可加重头晕等孕期低血糖症状。

改善孕期低血糖的方法

● 少食多餐

准妈妈因为早期孕吐现象较为明显，许多准妈妈会表现出食欲不振的现象，但是不吃肯定不行，那么只有少食多餐才能保证营养。

● 规律早餐

早餐，可多食用些牛奶、鸡蛋、肉粥、蛋糕、面包和面条等高蛋白、高脂肪和高碳水化合物的食物。

● 携带零食

准妈妈如果方便的话，可以随身携带一些小零食、糖果和水果等方便食品，以便一旦出现上述低血糖症状时立即进食，使头晕等低血糖症状得以及时缓解。

● 苏打饼干

孕吐反应过于严重者，可以吃一点苏打饼干来补充能量。

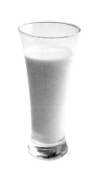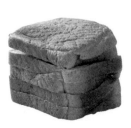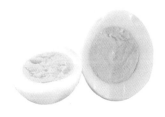

早餐的重要性

孕期准妈妈对于早餐一定要加以重视，一方面可以防止孕期低血糖，另一方面规律的饮食可以维持营养的均衡。

同时准妈妈应该定期去医院进行产检，对自己的血糖进行监测，了解自己的身体状况，根据医生的建议对自己的生活加以调整。

还要注意多休息，营养均衡，这样才能有效预防或缓解孕期低血糖的症状。

很多情况下，胎教几乎都由妈妈负责。因此宝宝出生前很少听到男性的声音，所以对父亲很容易产生畏惧，因而有点敬而远之。

那么，准爸爸应该怎样消除和宝宝间的距离感呢？

生活中我们也许会看到这样的现象，一些刚出生的婴儿，即使不熟悉的女性逗他，他也会微笑，而父亲逗他则反而会哭，别说其他的男性了。

这正是孩子在胎儿期对男性的声音不熟悉造成的。为了消除宝宝对男性包括对父亲的不信任感，在胎教中准爸爸应该扮演一个非常重要的角色。

其实，胎儿在子宫内最适宜听中、低频调的声音，而男性的说话声音正是以中、低频调为主。

因此，准爸爸在孕中期以后，坚持每天对子宫内的胎儿讲话，让胎儿熟悉父亲的声音，能够唤起胎儿最积极的反应，有益于胎儿出生后的智力及情绪稳定。

准爸爸的开场白和结束语

准爸爸在对宝宝讲话的开始和结束时，都应该常规地用抚慰及能够促使宝宝形成自我意识的语言对胎儿讲话。

开场白的语言可以是："宝宝，我是你的爸爸，我会天天和你讲话，我会告诉你外界一切美好的事情。"

对话结束时，可以对胎儿给予鼓励："宝宝学习真认真，你真是一个聪明的孩子，我们今天就先讲到到这儿，明天再见。"

在可能的情况下，准爸爸应每天对胎儿说话，这样才能加深与宝宝的感情。

爸爸跟胎儿讲话的具体方法

首先让准妈妈坐在宽大舒适的椅子上，然后由妈妈对胎宝宝说："乖宝宝，爸爸就在旁边，你想听他说说话吗？"这时，丈夫应该坐在距离妻子40厘米的位置上，用平静的语调开始讲话，随着对话内容的展开再逐渐提高声音，不能一下子发出高音而惊吓了宝宝。

讲话的话题最好事先构思好，可以准备一篇小小的讲话稿，稿子的内容可以是一段优美动人的小故事、一首纯真的儿歌、一首内容浅显的古诗，也可以谈自己的工作及对周围事物的认识。

小贴士

准爸爸在跟宝宝讲话时，千万要记住，不要边吸烟边对孩子讲话。这样对准妈妈及宝宝都是不利的。因为烟雾中的有害物质可以通过呼吸进入准妈妈体内，再通过血液输送给宝宝，从而对他产生不良影响。

进入孕 6 个月的末期，你可能偶尔会感觉到肚子在有规律或者无规律地抽动，你知道这是怎么回事吗？其实这是你的宝宝在你肚子里打嗝呢。

不要觉得不可思议，这时候你的宝宝发育逐步成熟，打嗝一点都不稀奇，这是宝宝在怀孕的后半期常常会出现的现象。

一些宝宝一天里会有几次打嗝，而且每天都这样。这就是妈妈感觉到肚子在颤动的原因了。

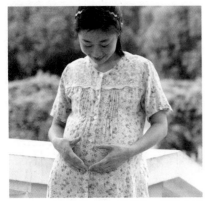

宝宝打嗝是一种正常现象，跟饮食过量无关。

但是有一些宝宝则从来不打嗝。这一规律在产后可能还会持续。不要担心，在孕晚期的时候你就会感觉到宝宝在打嗝了，这与胎动是无关的。

打嗝正常不正常

胎儿打嗝是很正常的，就跟我们大人呼吸一样的，因为胎儿的肺部还没有发育好，而他还要不断吞食羊水，在吞食羊水的同时练习肺部的呼吸，以便在出生后能够像大人一样正常地呼吸，也就是说宝宝在打嗝其实是一种提升肺部呼吸能力的方式。

打嗝跟准妈妈的饮食生活习惯没有关系

很多准妈妈说是不是吃得太多了，还是宝宝缺氧了，要么宝宝为什么会打嗝，是不是自己的习惯不好导致宝宝打嗝了。

其实不是这样的，有时候半夜的时候宝宝也是会打嗝的，在肚子里一跳一跳的，有时候早上起来的时候就会打嗝，所以所谓的吃太饱了导致宝宝打嗝的说法肯定不对。

这个跟妈妈的习惯是没有关系的，胎儿打嗝就跟我们大人吃饭睡觉一样的正常，是他成长经历的一个过程。

如何判断宝宝是否在打嗝

打嗝的表现为，宝宝在腹中会有规律地动，2~4 秒一次，持续的时间为 3~5 分钟，有时候会持续 10~15 分钟，具体表现为一跳一跳的，类似心跳。

准妈妈们用手摸在跳动的地方，会一弹一弹的，很有规律，跟胎动是不一样的，细心的准妈妈们一定能判断出来的。

胎儿有时候半夜会打嗝，有时候早上起来会打嗝，这时轻轻地摸摸他，然后过几分钟他就不打了，感觉真是很奇妙啊！

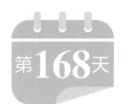

丢三落四的梦

梦到自己的东西丢了或是放错地方了，比如忘了喂宝宝，错过了和医生预约的时间，出去购物并把宝宝一个人留在家中，在宝宝到来时没有做好准备……

这些都是你担心自己可能无法做一个合格母亲而产生的恐惧和紧张。

疼痛的梦

梦到被窜入家里的人、小偷、强盗，甚至动物攻击或伤害；被推下楼梯或是滑下楼梯等。

这些可能代表着你害怕怀孕期间，由于不必要的影响可能会给宝宝带来伤害。

求助的梦

梦到被关起来或是无法逃跑，可能在一个隧道里、车里、一个小房间里；亦或者淹没在一个水池、一个有雪的湖、一个车库里。

这些表明你可能害怕被期盼中的宝宝束缚住，剥夺以往的自由。

贴近生活的梦

梦到你的怀孕食谱不起作用，体重增加太多或是一晚上就长得太多；食用或是饮用了错误的东西，或没吃到正确的食物。

这些在那些尝试坚持饮食规定的准妈妈身上很常见，表明你对宝宝能否健康发育极其重视。

恐惧的梦

梦到自己突然失去吸引力，面对你的丈夫没有魅力，或是让人讨厌，或是发现丈夫有了别的女人。

这些表明，你对怀孕可能破坏你的外观和失去伴侣很恐惧。

想象宝宝的梦

梦到你的宝宝的样子能表明很多想法。

梦到宝宝残疾、生病，或是太大或太小，表明你对其健康的忧虑。

幻想婴儿拥有不寻常的技能，如在出生时就会说话或是行走，可能显示出对宝宝未来的智力和抱负的担忧。

分娩的梦

梦到分娩的痛苦，或没有痛苦，或是无法把宝宝生出来，反映出你对分娩的恐惧。

一旦你开始做这种梦，说明你需要找人聊聊天，开解一下了。

> **温馨提示**
>
> 建议准妈妈为了心情着想，尽量不要去想一些无关紧要的事情，更加不要杞人忧天，一天的事情一天解决就够了，不要把对未来虚幻的担心加注在自己身上。

完美图解
怀孕每日一问

孕七月

时间过得真快啊，你已经平安地进入了怀孕的第 7 个月，所谓怀孕的女人比新娘子还要漂亮，相信你现在就是最漂亮的了。在这段时间你要多注重胎教方面的知识了，同时也要注意饮食的合理搭配，这时候你已经带着宝宝感受了季节的变化，那么在这个月就要多学学各个季节都应该注意些什么了。

妈妈的样子

怀孕7个月的时候，宝宝几乎充满了整个子宫，活动也越来越少，因此准妈妈会感觉胎动在减少。

这时候的宝宝大脑的发育已经进入了一个高峰期，大脑细胞迅速增殖分化，体积增大，准妈妈在这个阶段可以多吃些健脑的食品如核桃、芝麻、花生等，这样有助于宝宝的大脑发育，还能提高宝宝的聪明程度。

到这个月，你的一些不良情绪随着时间的推移肯定会减少直到没有，随之而来的是一种平和的心态。在这个月，你走路可要格外小心了，虽然流产的顾虑是没有了，但是由于你长时间挺着肚子走路，再加上现在还可能经历了季节的变化，所以要格外小心，千万不要生病，这是为了你和宝宝的健康着想。

宝宝的样子

25周的宝宝身长大约30厘米，体重约600克。宝宝这时候在妈妈的子宫中占据了相当大的空间，开始充满了整个空间。

到孕7月中期，宝宝的身长大约38厘米，体重约1千克左右。这时候的宝宝眼睛已经能睁开和闭合了，同时有了睡眠周期。宝宝有时也会将自己的大拇指放到嘴里吸吮，是不是很可爱呢？

宝宝大脑的活动在此时是非常活跃的，大脑皮层表面开始出现特有的沟回，脑组织快速地增长。除此而外，宝宝在这时已经长出了头发。

28周的宝宝身长约42厘米，体重约1.2千克左右，这时的宝宝几乎占满了整个子宫，随着空间越来越小，胎动也在减少。尽管宝宝现在肺叶还没有发育完成，可如果万一发生早产，宝宝在器械帮助下也可以进行呼吸。

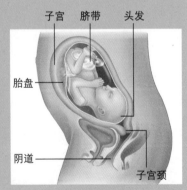

子宫　脐带　头发
胎盘
阴道
子宫颈

宝宝第一次睁开眼睛，对光的感觉更敏锐了。

第170天 哪些因素会引起早产

宝宝在妈妈肚子里要待到足月才最健康，从这个月起准妈妈就要开始担心宝宝会不会早产的问题了，及早地预防，才会让你孕育出一个足月的、健康的宝宝。

以下就是可能引起早产的因素，准妈妈们一定要多加防范。

体重增加不够

如果你怀孕前的体重是正常的，那在孕期你至少要增加11.25千克；如果在怀孕前远远达不到标准体重，那你可能需要增加接近15.75千克。如果准妈妈的体重增加不够的话，很有可能造成宝宝营养不良，或者月份偏小等症状，严重的可能会引起早产，所以准妈妈们要记住，保证营养是最重要的。

长时间站立

长时间地站立或是重体力劳动也会增加准妈妈早产的概率。如果单单是工作，或是再加上家务，需要你每天站很多个小时，那建议你减少用脚的时间。重体力劳动和举重物也需要减少。必要的时候可以休假在家，安心养胎。

感染某些疾病

风疹、尿路感染，以及子宫颈、阴道和羊水感染等疾病会使准妈妈处于高风险的早产危险中。

当感染被证实是对胎儿有害时，早产好像是身体自发的一种使宝宝远离危险环境的方法。抗生素常常不仅能够治疗感染，还能确保宝宝一切良好，所以一旦患病，在医生的指导下服用安全的抗生素是有必要的。

羊水感染破裂

身体的免疫反应显然会促进前列腺素的分泌，这会促进分娩，并破坏胎儿的羊膜，导致其过早地破裂。如果羊膜确实过早破裂了，一些医生会给准妈妈开抗生素作为预防，但是最好平时做好预防措施，羊水感染在一定情况下还是很危险的，但可以放心的是这不会威胁母体和胎儿的安全，只是会促使宝宝早产。

喝酒

准妈妈千万不要喝啤酒、红酒和含酒精的饮料，但是有的准妈妈认为少喝一点没关系，或者喝一次没关系，这种想法是错误的。饮酒能加速血液循环，刺激子宫，严重的可能会导致早产。

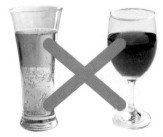

准妈妈在孕晚期的饮食应该注意营养均衡，准爸爸应该照顾到妻子的各种营养需求。食谱还应该针对准妈妈补钙、补血等需求，以荤素搭配，口味以清淡为宜。

青椒炒鸡丁

原料 鸡肉 250 克，青椒 50 克，蛋清、料酒各 10 克，淀粉、盐各 5 克，鸡汤、水淀粉各适量。

做法 1. 将鸡肉洗净，切成方丁，加入适量的料酒、蛋清、淀粉、3 克盐抓拌均匀待用；将青椒洗净，切成蚕豆大小的丁。
2. 在锅中放油烧热，倒入鸡丁，炒散，待鸡丁呈白色，捞出沥干油待用。
3. 锅留底油烧热，放入青椒丁略煸炒，倒入鸡丁，加入适量鸡汤、剩余的盐炒熟，用水淀粉勾芡，翻炒均匀即可。

奶油双花

原料 菜花、西蓝花各 200 克，粟米、胡萝卜丁、面粉各适量，植物油、鲜奶、盐、胡椒粉各适量。

做法 1. 将粟米淘净沥干；将菜花、西蓝花掰成小朵，放沸水中焯 1 分钟后冲凉沥干。
2. 将菜花、西蓝花用油炒熟后盛在盘中。
3. 在锅内余油中放面粉，小火炒至黄色，加入鲜奶，拌匀，再加盐、胡椒粉、粟米、胡萝卜丁，炒匀后淋在菜花、西蓝花上。

紫菜粥

原料 大米 100 克，紫菜 15 克，猪肉 50 克，盐、香油、葱末各适量。

做法 1. 把紫菜洗净，切小块备用；将猪肉洗净切末。
2. 把大米洗净放入锅中加水，上火煮成粥。
3. 将肉末、紫菜、盐、葱末一起放入粥中稍煮片刻，淋上香油即可。

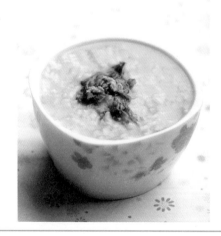

毛豆烧豆腐

原料 豆腐 400 克，毛豆仁儿 50 克，酱油、白糖各 10 克，盐适量。

做法 1. 将豆腐洗净，切块；毛豆洗净。
2. 锅置火上，放油烧至五六成热，逐一下豆腐，两面煎黄时，放入毛豆、酱油、适量清水烧开，盖上锅盖，焖烧 5 分钟左右至汤汁变浓，加入白糖、盐调好口味，再烧开即可。

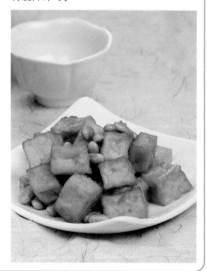

怀孕第 7 个月是孕晚期的初期，这个月，你可能一到晚上就很累，但又不能好好地睡，因为你的腿可能老是打哆嗦，使人不得安宁。虽然你已经尝试了所有关于腿部抽筋的方法，但都不管用，遇到这种情况，你会感觉束手无策。

由于在怀孕晚期已经有那么多的事情困扰着你，让你无法睡好觉了，这时腿还来捣乱你一定很苦恼，不要担心，接下来就来帮你解决这个问题。

孕晚期准爸爸应该经常为准妈妈放松小腿，可以采用按摩和协助做体操的方式。

在孕晚期的时候，晚上睡觉时腿总是爱抽筋，让你很难睡着，从而影响睡眠质量，这是 20% 的准妈妈都会遇到的情况，我们把它称为睡眠腿动症。

这种症状表现为，脚或腿内部感觉不是很安宁，震动、蠕动、刺痛使你身体的其他部位也无法平静。尤其在晚上最常见，但也可能发生在黄昏，或是其他任何你躺着或是坐着的时候。

饮食、压力和其他环境因素都可能是罪魁祸首，因此要注意每天的饮食、活动和你的感觉，这样你可以找出自己生活方式中引发这些症状的不良习惯。

比如一些准妈妈发现，在晚上吃糖类食品，会加重睡眠腿动症。缺铁性贫血也能引发睡眠腿动症，因此可以多补一些铁，切记只要不补过量就好了。

再来看一下其他方法。如果准妈妈腿难受得厉害，就不要怕麻烦准爸爸了，因为他也要参与到你的孕期中来，让他为你按摩一下，做一个家庭小足疗。

具体做法是用手指从腿部开始，慢慢按摩至脚掌，再从脚趾开始慢慢按摩至小腿肚，这样反复几次，不用花费很多时间，既增进了夫妻间的感情，又能为你缓解腿打哆嗦的症状，可谓一举两得。

小贴士

脚掌上有许多穴位，把脚按摩舒服了，身上许多难受的症状都会减轻，有时还有助于改善准妈妈的胃口呢。

第173天 为什么要做B族链球菌检查

什么是B族链球菌

B族链球菌是在健康女性的阴道内可以找到的细菌。对于携带者来说不会有多大的危险。但对于新生儿来说，会在分娩通过产道时感染上，导致严重的状况出现，所以准妈妈一定要注意这一点。

怎样检查B族链球菌

B族链球菌检查的方法类似于阴道抹片检查，使用阴道和直肠的取样，结果呈阳性的女性会在分娩时，使用静脉注射的抗生素。如果B族链球菌在尿液中被检测出来，也要在怀孕的最后几周口服抗生素。但是一定要在医生的指导下用药，绝对不可以自作主张。

怎样预防B族链球菌

如果准妈妈在检查的时候发现了B族链球菌，在今后的待产过程中，建议在医生的指导下使用预防性的抗生素治疗，以减少新生宝宝发病的概率。

另外，如果是二胎的准妈妈，前一胎宝宝发现有B族链球菌感染，以及产前检查时发现有B族链球菌的菌尿症者，在待产的过程中，建议也要使用预防性的抗生素。

第174天 怀孕7个月体重过轻是怎么回事

很多准妈妈都有这样的问题，怀孕已经第7个月了，体重偏轻该怎么办，是不是宝宝没有得到更好的营养，还是自己吃得不够好，不够多。

在这里准妈妈可放宽心，比起体重偏重的情况来说，体重偏轻相对更容易解决，起码它不会引起一些因体重过高而引发的疾病，如孕期糖尿病、高血压等。

怀孕期间，准妈妈除了对自身的体重数字会斤斤计较之外，宝宝的体重也是你最在乎的事，特别是当医师告知胎儿的体重比妊娠周数小一周或小几周时，准妈妈难免会担心。

其实，利用超声波预测胎儿体重时，只要重量相差在两周之内，就不算体重不足；当相差值超过两周，才算体重不足；如果相差值超过四周，就要怀疑是不是宝宝在子宫中生长迟滞了。

孕晚期准妈妈体重偏轻应该怎么办

准妈妈体重偏轻，在孕晚期来讲就是宝宝体重太轻，可以多吃些含有糖分的食物，如甘蔗汁、果汁等。

不过，当发现宝宝体重不足时，最好先检查是不是胎盘或其他功能有问题，如果是因为疾病因素造成胎儿体重不足，只要控制病情，宝宝的体重自然就会跟上。

其次饮食要均衡，宝宝体重才会标准，可着重增加蛋白质、氨基酸的摄取，至于油脂类并不需要额外摄取，因为日常饮食中的油脂已经很多了。

怀孕第4~7个月的时候是准妈妈最累的时候，一些腰酸背痛、腿痛的症状正在过渡期，不过过了这段妊娠高峰期就好了，但是有的准妈妈不禁有疑问了，都怀孕第7个月了，怎么还是感觉这么累呢，这种现象正常吗？

其实准妈妈不用担心，一个怀孕期间的女人，在这10个月中都是很辛苦的，只是有的准妈妈在后期没那么累，有的则整整10个月都是那么累，这是根据个人体质决定的，与宝宝的健康没有多大影响，只是让妈妈多遭些罪罢了，相信所有的准妈妈都不会因为最后这两三个月遭的罪而埋怨肚子里的宝宝吧。

一些准妈妈在第三阶段，感觉没有头两个阶段那么累了，但是还有许多人会继续感觉疲惫或是感觉更累。实际上，在最后阶段可能会有更多方面的原因让你感觉疲惫而不是轻松。

首先，你比之前所负担的重量更多了。

第二，由于腹部膨胀，你可能会有睡眠问题。可能会因为脑子里全是对宝宝的担心、要做的事情清单和一些幻想而无法入睡。

第三，你除了怀孕、增加营养和做准备之外，还有其他责任，比如可能要照顾其他孩子、自己的工作，或是两者兼有，那疲惫的因素也会成倍地增加。

疲惫是怀孕的正常组成部分，但这并不意味着你应该忽视它，或是听任自己被持续地消耗。

通常，疲惫是身体发出的让你慢下脚步的信号。要接受这一点，尽量把休息和放松放在第一位，并减少那些可有可无的活动。准妈妈需要尽可能节省每一分力气，用于以后更重要的分娩和生产。

如果说在你得到了更充分的休息以后，还是不能缓解极度疲乏的感觉，就应该及时与你的医生进行沟通了。

可能这种疲乏所引起的贫血在第三阶段开始了，这就是为什么大部分的医生会在你怀孕第7个月的时候，安排你重复进行常规血检。

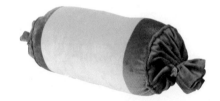

小枕头是准妈妈的好帮手，不管是垫着还是靠着，整个孕期都离不开它，一般至少要准备四五个。

第176天　准妈妈要如何保护脊椎

由于准妈妈的肚子在慢慢变大，时常为了省力气会爱低着头，这样长此以往，脊椎就会很难受，本来在孕期准妈妈就应该好好保护脊椎，再加上不得当的动作，让你的脊椎从此戴上了枷锁，这是不对的。

你要知道睡眠占人三分之一的时间，而对于准妈妈来说，还增加了午睡，所以睡眠时间就更多了，所以准妈妈睡觉本身的姿势对颈椎起很大作用。

睡觉姿势以平躺仰面向上为好，枕头的高度比床高6厘米以内为好。甚至于，有颈椎病的准妈妈，我建议不枕枕头，颈椎就会慢慢地自愈了。

另外，平时应注意纠正。若准妈妈颈椎有疼痛感，症状较为轻的情况下，可以做一套颈椎运动操，用来缓解轻微的颈椎疼痛。

1. 抬起头向后仰；
2. 头再向下低；
3. 再向左偏头；
4. 再向右偏头；
5. 沿顺时针做晃头动作；
6. 沿逆时针做晃头动作。

动作要领：做每个动作时都把头尽量做到底，向后仰头时，仰头仰到底，头向下低时，低到底。每天做几次，轻度颈椎病可自愈。

喝茶有益脊椎

茶相当于一种低热量饮料。茶叶还含有多种维生素，茶叶中所含的矿物质、维生素和类脂等物质为人体所必需，缺乏了就可能导致各种疾病的产生。

茶叶还含有生物碱、茶多酚和脂多糖，这些物质有较强的药理作用。对脊椎疼痛的准妈妈来说，饮茶能通过改善循环、兴奋神经系统，达到提高肌力、肌张力和耐力，消除肌肉疲劳的作用，同时它还能促进新骨的形成，抑制骨吸收，起到保护运动系统，预防和延缓骨质疏松症的发生、发展的作用。

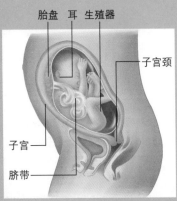

胎盘　耳　生殖器

子宫颈

子宫

脐带

宝宝不停地"呼吸"羊水，为将来的出生做准备。

春季准妈妈要注意些什么

冬末春初是各种病毒感染的易发季节，宝宝在不同的发育阶段对病毒感染的敏感性不同，随着妊娠月份的增加，宝宝受侵害的机会逐渐减少。

春季准妈妈保健需注意的要点：

1 春季应注意保持良好的心理状态。宝宝生长所处的内分泌环境与母体的精神状态密切相关，准妈妈保持心情舒畅，乐观豁达，情绪稳定，有利于宝宝生长及中枢神经系统的发育。

春季气候多变，容易干扰人体固有的生理功能。如自身适应能力差，可出现机体内外失衡，导致心理混乱的状况。因此春季调节情志很重要。

2 春季提倡户外运动。冬季日照短，紫外线不足，户外运动少，容易造成维生素D缺乏，为了积极预防佝偻病，春季来临之际提倡准妈妈走出家门，多晒太阳，呼吸新鲜空气，适当的日光浴有利于钙、磷的吸收及宝宝骨骼的生长，并可以预防孕期缺钙引起的小腿抽筋。

另外提醒敏感体质的准妈妈，春季空气中花粉含量增高，如出现过敏反应须及时就医。另外，户外运动应避免去人多拥挤之地。

3 春季要警惕病毒感染。
风疹病毒：是一种致畸病毒，主要经呼吸道传播，可以引起先天性心脏病、白内障、耳聋等。准妈妈应避免接触风疹患者，如有接触史，应尽快到医院检查来确保安全。

戊肝病毒：春季是肝炎的好发季节。戊肝以孕妇及中老年人多发，主要经消化道传播。预防戊肝需要做好个人卫生，饭前便后要洗手，避免不洁饮食，消灭传播媒介如灭蝇灭蟑等。

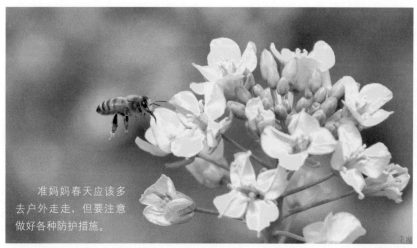

准妈妈春天应该多去户外走走，但要注意做好各种防护措施。

在夏季进入孕晚期的准妈妈需要应对太多问题，炎炎夏日对于准妈妈来说无疑是一大挑战。如何合理安排饮食，怎样避免皮肤问题等夏日的高发疾病，这些问题接踵而来。

其实，夏天并没有准妈妈想象中那么难熬，只要有一定的防护知识，准妈妈和肚子里的宝宝都能过得安稳舒适。

多食蔬果

准妈妈夏天最好选择新鲜多样的食品。要适量地多吃新鲜蔬菜，常吃鸡肉丝、猪肉丝、蛋花、紫菜、香菇做成的汤也都是比较好的。

水果的补充最好是在两餐之间，每日最多不能超过200克，夏天千万不要无限量地吃西瓜，以免引起妊娠高血压综合征，适当地吃一些就可以了。

慎防感冒

若准妈妈患上感冒是相当麻烦的，应尽快地控制感染，采取措施降体温，但切忌自己乱用药。

轻度感冒的准妈妈可多喝温开水，注意休息，口服感冒清热冲剂或板蓝根冲剂等。若准妈妈患上的感冒较重，应尽快控制体温，可在额、颈部放置冰块等降温。

保护容颜，皮肤不要留遗憾

为了在分娩后不留下皮肤遗憾，准妈妈在夏季生活中可要特别注意预防几类皮肤病。

● **痱子**

如果长了痱子，可擦些含薄荷、冰片的爽身粉。

● **蚊虫叮咬**

尽量不要用蚊香等化学品驱蚊，被蚊虫叮咬后，可用家中的湿肥皂涂在患处。

● **汗斑**

夏季皮肤受汗液浸渍，最易招致各种真菌的感染，从而引起汗斑、体癣和股癣等，所以要保持身体清洁舒爽。

洗澡的水温应在36℃左右

准妈妈在夏天洗澡时水温不宜过高，以皮肤不感到凉为宜。水温最好在36℃左右，因为如果水温或室温过高可能引起缺氧，从而导致胎儿发育不良。

有的女性为了皮肤保健，在淋浴时会冷热水结合，这种方法对准妈妈来说不适合，因为如果水温不稳定，突然的冷或热很容易影响到子宫和宝宝。

此外，洗澡的时间也不宜过长。

外出一定要注意防晒

准妈妈在阳光强烈时外出，一定要打伞或戴遮阳帽，最好涂抹不含铅的防晒霜，而在返回室内后要尽快洗净防晒霜。

秋季准妈妈要注意些什么

秋天到了，如果准妈妈的孕期赶在了秋天，可要好好学习一下秋季孕期的三防和三好了。

防腹泻、防便秘、防呼吸道疾病

对准妈妈来说，秋天是比较舒服的季节。不过，要想做个健康的秋季准妈妈，一定得做好三防，即防腹泻、防便秘、防呼吸道疾病。

1 预防腹泻是因为秋天上市的新鲜瓜果较多，如果不注意食品卫生，抵抗力相对较差的准妈妈就容易闹肚子了。闹肚子很可能刺激准妈妈宫缩，甚至导致早产。

因此，秋天一定要注意饮食卫生，吃新鲜瓜果一定要洗净。

2 准妈妈第二个要注意的是便秘。秋天气候干燥，如不注意饮食调理，就可能便秘。建议饮食中油腻食物和肉类要适量，要适当增加新鲜水果和蔬菜的比例。还要多喝水，并养成定时排便的习惯。

3 秋天天气转凉，准妈妈更容易感冒，患上呼吸道疾病。

感冒是秋天准妈妈最容易患的疾病之一。用药应当谨慎，原则上是能不用就不用，千万不要滥用抗生素，即便服用中药，最好也要按照医生指导，不要自己买药服用。

因为大多数药物可从母体经胎盘进入胎儿体内，其中一部分可对胎儿造成损害，有致畸作用。此外需要特别注意的是，孕早期感冒发烧可影响胎儿中枢神经系统发育，甚至导致胎儿畸形。

与此同时，准妈妈还要特别当心风疹、巨细胞病毒的感染，这类病毒可能导致胎儿畸形。尤其在怀孕中、晚期，如怀疑有感染，最好去医院做相关检查。

吃好、玩好、心情好

要想孕育出一个健康漂亮的宝宝，合理膳食和良好的心态必不可少。用通俗易懂的话就是：吃好、玩好、心情好。

1 秋天饮食要注意以清淡为主，少吃辛辣，多吃有营养的食物和水果。

孕中晚期膳食应以少食多餐、易消化、清淡为主，避免过分油腻和刺激性强的食品。饮食中需保证优质蛋白质、无机盐与维生素的供给。

2 秋天天气凉爽，空气湿度高，建议准妈妈多外出游玩，但是最好不要离家太远，附近的公园、花园，甚至是自家小区的楼下都是不错的选择，多散散步，这样在你将来面临分娩的时候也会有更多的力量来支撑你。

3 除了合理的饮食和运动搭配外，秋天准妈妈们的心态一定要放轻松。建议你在分娩前一定要有充足的心理准备，尽情放松心态，不要老是处于各种恐惧和担心状态中。

冬季准妈妈宜吃的食物

● 葡萄干

葡萄干内含大量葡萄糖，对心肌有营养作用，有助于冠心病的准妈妈康复，由于钙、磷、铁相对含量高，并有多种维生素和氨基酸，是准妈妈的滋补佳品，可补气血、暖肾，对贫血、血小板减少有较好疗效，对神经衰弱和过度疲劳有较好的滋补作用。

● 蜂蜜

蜂蜜可促进消化吸收，增进食欲，镇静安眠，提高机体抵抗力，对促进宝宝的生长发育有着积极的作用。

蜂蜜几乎含有蔬菜中的全部营养成分。在冬季每天喝上3~4汤匙蜂蜜，既可补充营养，又可保证大便通畅，对准妈妈来说是相当不错的。

● 牛肉

准妈妈一个星期吃3至4次瘦牛肉，每次60到100克，可以预防缺铁性贫血，并能增强免疫力。

准妈妈对铁和锌的需求是一般人的1.5倍。每100克的牛腱含铁量为3毫克，约为怀孕期间铁建议量的10%；含锌量8.5毫克，约为怀孕期间锌建议量的77%，营养价值比一般天然食品高。瘦牛肉也不会对血中胆固醇浓度造成负面影响，准妈妈可以在冬天多吃一些牛肉。

准妈妈冬季取暖应注意什么

● 别让暖气伤了自己的健康

集中供暖最让人头疼的一点，就在于温度不能自主调节。人们体质各自不同，对温度的需求也大相径庭。有的人喜欢凉快些，有的人则偏好身体能微微出汗的状态。

其实，温度偏低一些，反而对健康更有利。冬季室内温度控制在23~26℃，且尽量靠近下限，是比较合适的，尤其是对准妈妈来讲，千万不要让暖气伤了自己的健康。

一到冬天，很多家里都紧闭窗户，怕冷气进来，热气散发出去，降低室内温度。而集中供暖温度不能自主调节，室内空气流通不畅，也会降低准妈妈身体的抵抗力。

建议每天都要给房间通风，保证室内空气新鲜，最好的通风时间是在上午十点到下午三四点之间。清晨空气污染较严重，不建议打开窗户。通风时还要观察有没有雾，若是雾很大，就先别开窗，以免造成室内环境污染。

● 少用电热毯

电热毯的电磁辐射量较高，准妈妈最好谨慎使用。电热毯不适合铺在软床垫上，否则电热丝容易受到抻拉，易断裂、漏电。电热毯适合在睡前开启，睡觉时一定要关掉。这样才能既保证了温暖，又避免了辐射。

现代的准父母都开始重视胎教，胎教不但有科学道理，而且也可以通过"基因开关"影响到胎儿。

在怀孕期间，你可别小看了准父母的言行，如果心情舒畅，经常听音乐，这些行为可以通过表现遗传来调控基因，一旦这些基因开关被打开之后，母体基因的"编程效应"就通过神经因子直接影响到胎儿的发育，从而改变某些基因的表达。

你可能不知道，生活在母亲子宫里的宝宝是个能听、能看、能动、能感觉到外部刺激的小生命，母亲对外界事物的感受都能通过某种手段巧妙地传递给宝宝，影响胎儿的生长和发育。

有研究表明，受过胎教的婴儿，智商高于未受过胎教的婴儿。经过胎教训练的婴儿朦胧期短，智力发育快，语言能力强，动作协调敏捷。

最好从胎龄5~7个月开始对宝宝实施定期定时的声音和触摸刺激。

声音包括胎教音乐和父亲的语言、爱抚讲话。触摸包括准妈妈本人或准爸爸用手轻轻抚摩宝宝或拍打宝宝。这种刺激被宝宝感受到后可促进他的感觉神经和大脑皮层中枢更快地发育。

用相同的声音刺激他，可以引起宝宝大脑中初浅记忆，这样坚持几个月，宝宝出生后听觉比一般孩子灵敏，记忆力也比一般孩子强。

小贴士

光照胎教要配合宝宝的作息时间

不要在宝宝睡觉时进行光照胎教，以免打乱宝宝的生物钟。

光照胎教还要配合宝宝的作息时间，仍然要在胎动明显时，即宝宝醒着的时候做光照胎教。准妈妈经过这么长时间和宝宝的相处，也应基本知道宝宝的作息规律。当然也有作息不太规律的宝宝，这就需要你细心体察宝宝的情况了。

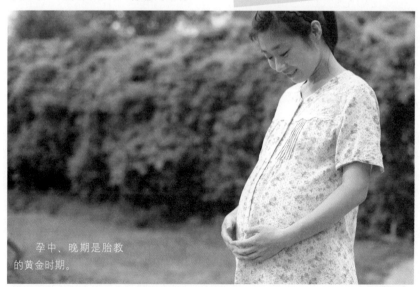

孕中、晚期是胎教的黄金时期。

孕期腹泻对准妈妈来说是个危险的信号，它有可能导致早产，所以千万不能忽视。对于孕期腹泻的治疗，不论是用药或是日常饮食都得谨慎。

清淡饮食，多喝水

怀孕 7 个多月发生腹泻，有可能会一天大便 5~6 次，大便呈水样状，准妈妈或许都有点虚脱了。原因可能是吹空调受了凉，应该多喝些温热的开水，注意饮食清淡，不吃油腻的东西，并且夏季在晚上睡觉的时候不要开空调，注意保暖，过一阵子腹泻就会好。所以发生腹泻一定要注意多喝水，饮食要清淡些。

用按摩来预防

有的准妈妈肠胃虚弱，所以孕期就应特别注意。按摩小脚趾可以预防腹泻，所以孕期可以经常按摩穴道，防患未然。

有一个小偏方，就是当准妈妈腹泻的时候，喝一些用鱼腥草煮的水，腹泻症状很快就会好的。同时，吃无花果或煮熟的苹果、胡萝卜效果也很好。

准妈妈腹泻看中医

准妈妈腹泻的时候很怕吃西药会对宝宝健康有影响，可是怀孕时腹泻又拖不得，所以可以选择去看中医。

因为一般中药没有太大的副作用，要是药性吸收不了就会通过大便的方式排出来。而且中医是有病才开药，所以准妈妈可以放心。

在医生指导下用药

有的准妈妈放心不过中医，那也不要紧，最简单的方法就是去医院检查，在医生的指导下服用一些安全的药物也是可以的。

因为准妈妈腹泻的原因可能有很多，要是因肠道炎症引起的腹泻，容易激发子宫收缩，引起孕晚期流产，对母体的伤害也很大。

因细菌性感染引起的，还可能导致胎儿死亡，所以绝对不能忽视孕期腹泻。

腹泻不想动，大蒜来帮忙

如果准妈妈腹泻得厉害，不愿意动的话，可以试试这个方法：拿几瓣大蒜，放到微波炉里面烤到大蒜熟透，剥了皮让准妈妈吃，效果不错，这是因为大蒜可以杀菌，将引起腹泻的病菌统统消灭的缘故。

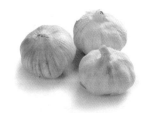

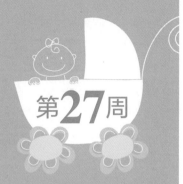

第27周

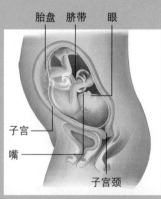

胎盘　脐带　眼

子宫——

嘴——

子宫颈

宝宝打嗝的次数明显增多。

1 鱼类的营养全面

鱼肉富含优质的蛋白质和不饱和脂肪酸、氨基酸、卵磷脂、维生素D,以及钾、钙、锌等矿物元素,这些都是胎儿发育的必需物质。

同时,鱼肉中丰富的牛磺酸也有促进大脑发育的作用,它除了可以直接影响脑细胞的增殖与成熟外,还能间接刺激人体对锌、铜、铁及其他16种游离氨基酸的吸收与利用。

2 准妈妈多吃鱼对宝宝的视力好

准妈妈多吃油质鱼类,如沙丁鱼和鲭鱼,宝宝就有可能较快地达到成年人程度的视觉。这是由于,油质鱼类富含一种构成神经膜的要素,能帮助胎儿视力健全发展。

3 吃鱼能使准妈妈心情变好

鱼体内有一种特殊的脂肪酸,与人体大脑中的"欢喜激素"有关,常吃鱼可维持"欢喜激素"的浓度处于正常状态,使准妈妈获得一份好心情,有助于优生。

不宜吃的鱼

● 稻田或者紧靠稻田的池塘养殖的鱼

你可能不知道,鱼类对农药与杀虫剂的蓄积力强,耐受性高,活蹦乱跳的鱼体内所蓄积的农药量完全可以导致准妈妈中毒。

● 化工厂附近水域里的鱼

工业废气、废水、废渣不断排放到这些水域中毒害鱼类,致使鱼肉中镉、铅、汞等重金属含量增加,准妈妈食用自身可能没多大问题,但宝宝敏感性特强,容易受到伤害。

● 咸鱼

咸鱼蕴藏有大量二甲基亚硝酸盐,进入人体内可以转化成致癌性很强的二甲基亚硝胺,增加宝宝出生后的患癌危险。

● 有腐败迹象的鱼

一些鱼腐败后,会分解形成大量组织胺,诱发强烈的变态反应,对准妈妈和宝宝危害极大,这些鱼准妈妈绝不可食用。

准妈妈在这个月可能会遇到尿频的问题，进而担心不已，其实这是正常的现象。

准妈妈尿量的增加一般有两方面的原因

1 由于怀孕后母体的代谢产物增加，同时宝宝的代谢产物也要由母体排出，因而大大增加了肾脏的工作量，使尿量增加。

由于妊娠的早期和晚期，增大的子宫或胎头下降压迫膀胱，使膀胱的容量减少，引起小便次数增多，而且总有尿不完的感觉，这就是尿频。

还有就是与母体肾虚、膀胱有热相关，怀孕到了后期，肾脏的工作量也会逐日增加。这是因为怀孕时准妈妈负责宝宝的的一切问题，如果母体虚弱，就有可能不胜负荷。

也有的准妈妈尿量减少，并且伴有轻微的疼痛感，可能是因为夫妻生活不知节制、不注意清洁，以至被感染。或者因吃太多辛辣、燥热的食物，改变了自身的生态环境，使细菌大量滋生所造成的。

如果准妈妈遇到的问题仅仅是尿量增多，并不伴有发热、腰痛、尿混浊等症状，均为正常现象，不需要担心，等宝宝出生后症状自然会消失。

如果这给你带来了很多不便，你想改善一些的话，你可以适当控制水分和盐分的摄入。为了避免在夜间频繁上厕所而带给你的困扰，并且提高睡眠质量，你可以从傍晚时就减少喝水的量。

另外值得注意的是，排尿时出现尿急、尿痛及尿色异常现象的话，虽然是泌尿系统的症状，但准妈妈却不可大意，要尽早咨询医生，及时找出问题的所在，尽早地治疗。

第185天　准妈妈可以在第几个月开始训练宝宝

胎教永远是一个值得关注的话题，准妈妈在第几个月的时候训练宝宝比较好呢？抓住最佳时机是很有必要的。

其实，从怀孕早期开始就可以听 α 脑波音乐，音乐频率在 8~14 赫兹、节拍在 60~70 之间，可以将大脑思维调节到右脑 α 波段，使人进入精神集中、思维敏捷的右脑状态，准妈妈经常听可促进安胎顺产。不过因为这种音乐比较少见，没有及早做好准备的妈妈不要着急，从这个月开始的胎教才是对宝宝将来的智力、兴趣爱好最重要的。

α 脑波音乐

α 脑波音乐是一种灵感音乐，产生于欧州文艺复兴时期，音乐大师把宇宙中、自然界中，以及生命体的所有信息全部融合在一起，弹奏出的音乐就是 α 脑波音乐。

孕 7 个月的抚摩胎教是什么

抚摩胎儿是胎教的一种形式。抚摩胎教是准妈妈本人或丈夫用手在准妈妈的腹壁上轻轻地抚摩胎儿，宝宝可以感受抚摩的刺激，以促进胎儿感觉系统、神经系统及大脑的发育。

抚摩胎教一般在 6 个月左右开始进行，最好的时间是孕 7 月的中期，因为这个时候宝宝感觉发育器官基本完成。

最好定时，就是每次 5~10 分钟，这样可以使宝宝对时间建立起信息反应，在抚摩时要注意肚子的反应，如果胎儿是轻轻地蠕动，说明可以继续进行；如胎儿用力蹬腿，说明你抚摩得不舒服，宝宝不高兴，就要停下来。

抚摩胎教要抓住宝宝的作息规律，不是随时都可以做的。

抚摩顺序由头部开始，然后沿背部到臀部至肢体，要轻柔有序，最好记下每次胎儿的反应情况，以此来作为以后判断宝宝感觉的数据信息。

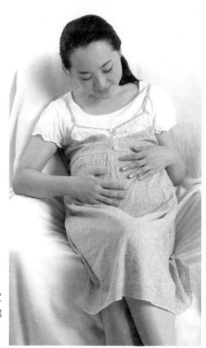

第186天　准爸爸怎样同宝宝互动

1 讲故事

准爸爸可以拿一本有趣的宝宝图书，先按照图书上的文字给宝宝讲故事，渐渐地你可以脱离文字，看着图片添油加醋地给宝宝讲故事，紧接着，不同角色可以用不同的语音语调区分，比如小兔子说的话和大灰狼说的话要换语气来讲，相信宝宝一定会越听越开心的。

2 念唐诗

准爸爸要是觉得讲故事比较浪费精力的话——毕竟一时半会儿都说不清一个完整的故事，那么可以拿出一本《唐诗300首》来，诗的好处是：句子大都不长，押韵好念，很容易念出些韵律，非常适合平时话不多的准爸爸们。但是准爸爸最好事先熟悉一下，免得出现断句、多音字不分的情况。

3 自言自语地聊天

和宝宝讲话的最高境界就是看到什么就和胎宝宝聊什么，比如指着公园里玩闹的小孩子告诉宝宝："希望你今后也像那些孩子一样茁壮地成长。"

而当准妈妈心情有些忧郁时，可以对宝宝说："快让你妈妈开心起来吧，来踢妈妈一下。"

宝宝也许并不能明白你的意思，却一定会和准爸爸有互动的，因为宝宝一个人在子宫里还是很寂寞的。

4 哼音乐

音乐是一种很优美的语言。准爸爸不妨早早准备一些你认为优美的音乐，然后一到睡前音乐时间，就主动提出和准妈妈与宝宝一起，一同静静享受音乐，享受难得的"三人世界"吧！

最好是准爸爸可以跟着音乐哼出来，也许你可爱的动作和蹩脚的声音是宝宝最开心的事情，还会增加你和辛苦的爱人之间的小小的情趣。

第187天　宝宝能领悟英语吗

宝宝听不懂英语，但是在潜意识里，如果准妈妈总是讲英语的话，宝宝会慢慢地接受这种外来的新鲜事物，将来也就更容易接受了。

● **英文儿歌**

Edelweiss（雪绒花）

Edelweiss, edelweiss,

Every morning you greet me.

Small and white, clean and bright,

You look happy to meet me.

Blossom of snow

May you bloom and grow,

Bloom and grow forever.

Edelweiss, edelweiss,

Bless my homeland forever.

Small and white, clean and bright,

You look happy to meet me.

Blossom of snow

May you bloom and grow,

Bloom and grow forever.

Edelweiss, edelweiss,

Bless my homeland forever.

很多准妈妈都知道音乐胎教对宝宝很有帮助，那究竟是为什么呢？怎样进行音乐胎教比较好呢？

准妈妈在孕晚期经常听清新而愉快的、有节奏的乐曲，对宝宝大脑边缘系统和脑干网状结构的发育有直接影响，从而能促进大脑和感觉的发育。

优美的音乐还能促使准妈妈分泌出一些有益于健康的物质，有调节血液流量和使神经细胞兴奋的作用，进而改善胎盘供血状况，使血液的有益成分增多，对促进宝宝的发育成长有利。

听音乐，也可以对宝宝的音感进行训练。

受过音乐胎教的孩子有良好的音乐感，学习成绩也比没有受过音乐胎教的孩子要好。进行音乐胎教，要选择明朗、轻快、柔和的乐曲，还可以选择穿插有自然界的鸟啼虫鸣和潺潺的流水声的乐曲，这些乐曲能给人以丰富的联想，使人心旷神怡，有利于胎儿身心的健康发展。

播放胎教音乐一定要以准妈妈自觉有胎动，推测胎儿处在清醒的状态时进行。

播放时，音量不宜过强。每天播放的次数不宜过多，时间不宜过长，从怀孕 6~8 个月起，每日 2~3 次，每次 20~30 分钟。还要特别注意的是由于这时候宝宝的神经系统发育得还不完全，不是所有的音乐都适合，例如节奏强烈的摇滚乐和迪斯科乐曲就不适合。

音乐胎教的注意事项

1　有些钢琴曲虽然好听，但不适宜作胎教音乐。因为，作为胎教音乐，要求在频率、节奏、力度和频响范围等方面，应尽可能与宫内胎音合拍。

准妈妈在选购胎教磁带时，不是听一听音乐是否好听，而是看它是否经过了医学、声学的测试。只有完全符合听觉生理要求的胎教音乐，才能真正起到开发智力、促进健康的作用。

2　胎教音乐忌用高频声音。为了避免高频声音对胎儿的伤害，胎教音乐中 2000 赫兹以上的高频声音应低到听不到的程度，这样对胎儿才比较安全。

3　播放音乐时不要使用传声器，并尽量地降低噪音。

推荐音乐

维瓦尔第　《四季》

巴赫　《G 弦上的咏叹调》

亨德尔　《水上音乐》

海顿　《云雀》，《小夜曲》

莫扎特　《土耳其进行曲》

舒伯特　《鳟鱼》，《摇篮曲》

门德尔松　《春之歌》，《仲夏夜之梦序曲》

舒曼　《童年情景》

怀孕原本是一件开心的事，但是接踵而至的生理和心理上的问题和压力，会时常困扰着一些准妈妈，其中产前抑郁症就是我们不得不面对的一大问题。

产前抑郁症是近年来出现的一种新的孕期心理疾病，具体表现为产前出现精神问题、心理问题。

而其中又以白领女性为主。它的危害性远远大于产后抑郁症，严重的话甚至还会做出伤害自己的行为，危及自己和宝宝的健康。

在这里要提醒的是，从怀孕起，在心理上就应及时调节，适当地做好角色转换。

激素水平变化影响情绪

怀孕期间体内激素水平的显著变化，可以影响大脑中调节情绪的神经传递素的变化。可能在怀孕25周左右经历这些变化，之后当开始为分娩做准备时，会再次体验到这些变化。

激素的变化将使你比以往更容易感觉焦虑，因此，当你开始感觉比以往更易焦虑和抑郁时，应注意提醒自己，这些都是怀孕期间的正常反应，以免为此陷入痛苦和失望的情绪中不能自拔。

家人的关心很重要

丈夫在妻子生产前、生产后都要密切关注她的心理变化，尽一切可能关心她、体贴她，减少不良刺激，使之保持愉快的心情和稳定的情绪，对生男、生女也不要有过多压力。

准妈妈还应该放松心情，经常适当地进行户外运动，如短途旅游、做孕妇操、游泳等，还可参与一些社交活动。另外，足够的营养和充分的休息也能够避免心理疾病的发生。

只要做到以上这些，相信你会很健康地度过孕期，绝对不会有产前抑郁症的困扰。

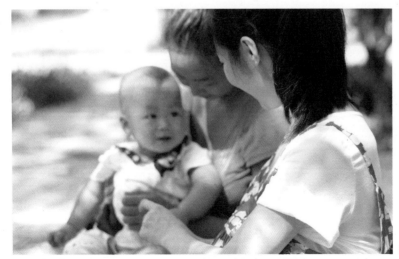

孕期和一些带宝宝的妈妈多交流，不仅能缓解抑郁，还能学到不少"经验之谈"。

胎盘　脐带　眼

子宫

脂肪

子宫颈

宝宝的胎动减少了一些，准妈妈可能偶尔会感觉肚子发紧。

第**190**天　怎样听宝宝的胎心跳

胎跳，顾名思义就是宝宝在准妈妈子宫里的胎心跳，可直接反映胎宝宝在子宫内的安危。

在怀孕的第 6 个月时，可在准妈妈的腹壁听胎宝宝心脏跳动的声音，就好像钟表"嘀嗒"的走动声，速度很快，通常每分钟120~160 次。

有的时候一些心急的准妈妈在找不到宝宝胎跳的时候很恼火，但是又没有耐心继续找下去，这样的情绪是对你自身的健康和宝宝的发育都很不利的，建议如果你找不到宝宝的胎跳不要着急，可以用下面的这个方法。

去医院做产前检查时，可先让医生帮助确定胎心的位置，然而在腹部做一个标记。回到家后，由丈夫做一个简易的木制听筒，每天听 2~3 次。

方法

准妈妈仰卧在床上，双腿平伸直，丈夫把木质听筒直接放在腹壁上即可。胎心每分钟超过 160 次或少于 120 次，或跳动不规则都属异常，说明宝宝在子宫内有缺氧情况，应及时去就医。

胎动时可引起胎心加快，但在胎动过后即恢复正常。有时听到的是子宫动脉的跳动声，它与准妈妈的脉搏次数是一致的，在听的时候要注意加以区别。

跟打嗝不一样，宝宝打嗝妈妈很容易感觉到，但是胎心跳有时候很难找到，所以准妈妈不要着急。

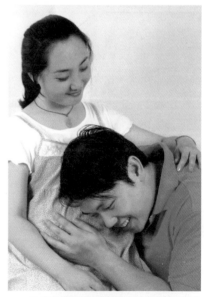

准爸爸做胎教和听胎心不仅能安慰准妈妈，还能培养和胎宝宝的亲子关系。

月饼多为多油多糖的食物，制作程序多有煎炸烘烤，容易产生"热气"，或者引起胃肠积滞，因此，油润甘香的月饼并非多多益善，准妈妈尽量不要吃或少吃。

都知道怀孕期应避免食辛温燥火的食物，以免伤阴耗液和影响胎孕，还应避免食用有腥臭、油腻、不易消化的食物。因此准妈妈在中秋佳节还是多吃一些水果吧。

柿子——对付妊娠高血压综合征

柿子，汁多味甘，是一种物美价廉的水果。每 100 克柿子含糖 20 克、蛋白质 0.7 克、脂肪 0.1 克、碘 49.7 毫克，还富含多种维生素及钾、铁、钙、镁、磷等，其矿物质的含量超过苹果、梨、桃等水果。

柿子性寒，有清热、润肺、生津、止渴、镇咳、祛痰等功效，适用于治疗高血压、慢性支气管炎、动脉硬化、痔疮便血、大便秘结等症。其营养及药用价值均适宜准妈妈适量食用。

尤其是妊娠高血压综合征的准妈妈可以"一吃两得"哟。

香蕉——可以治疗孕期牙痛

准妈妈特别应在你的日常饮食中加上香蕉，因为香蕉是钾的极好来源，并含有丰富的叶酸。体内叶酸及亚叶酸和维生素 B_6 的储存是保证宝宝神经管正常发育，避免无脑、脊柱裂等严重畸形发生的关键性物质。

苹果——预防宝宝哮喘

准妈妈们都知道孕期多吃苹果好，但是你也许不知道为什么要多吃苹果。

苹果素有"益智果"与"记忆果"之美称，而且还有谚语"一日一苹果，医生不上门"的说法。

这是因为苹果不仅富含锌等微量元素，还富含脂质、碳水化合物、多种维生素等营养成分，尤其是细纤维含量高，有利于宝宝大脑皮层边缘部海马区的发育，有助于胎儿后天的记忆力。

而且调查发现，在怀孕期间多吃苹果的准妈妈，其孩子患上哮喘的机会较少。产生这种效果的原因可能是苹果含有特殊的植物化学成分，比如类黄酮等，能有效预防新生儿的哮喘。

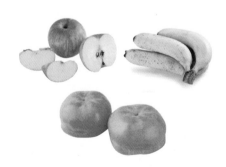

怎样预防孕期喘不过气来

1 保证健康、均衡的饮食，要给宝宝提供所有必需的营养，同时，要避免在孕期增重过多。别吃太多高脂肪、高盐和高糖的食物，因为这类食物会增加体重，并使你喘不过气来的现象更严重。

2 每天多喝水，并减少摄入咖啡因和其他导致你更尿频的饮料，以免脱水。

3 多吃富含铁的食物，如瘦肉、深绿色蔬菜和深色水果，并确保你摄入了充足的维生素 C，以帮助你吸收食物中的铁。

4 如果你觉得自己可能贫血，或者发现很难吃下以上那些食物，可以试试多种维生素补充剂或液体铁补充剂，在服用补充剂之前要向医生进行咨询，以提高你所需的铁水平和其他营养物质的含量。

5 运动的时候要当心，不要让自己累得喘不过气来，以至于头晕眼花。最好只参加特别为准妈妈办的健身课程。

在购物、布置家里或做家务时多请家人来帮忙，这样你就不会为不必要的事情而透支体力了。

如果孕期喘不过气来怎么办

如果喘不过气来让你越来越不舒服，到了晚上你可能需要垫着两三个枕头才能睡觉。练习瑜伽也可能有助于你控制呼吸。

临近孕晚期时，每天花 10 分钟有意识地进行深呼吸和充分吐气也非常有用，这可以帮助你的肺部尽可能充分膨胀。这个锻炼方式在宝宝出生后继续下去也很有益，可以促进你的肺部重新充分膨胀。

如果你变得实在喘不过气来，以至于开始感到焦虑或惊慌，在条件允许的情况下，可以试试急救花精。很多准妈妈发现这种天然的抗压药对于控制心慌非常有效。它在孕期使用是安全的，不过，要保存在白酒里，所以，如果你在身体或思想上对少量孕期饮酒有抵触的话，就不要用这种药。

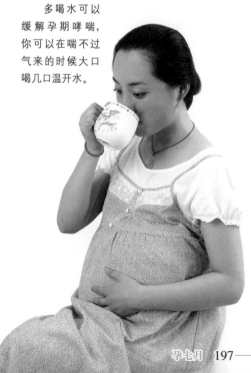

多喝水可以缓解孕期哮喘，你可以在喘不过气来的时候大口喝几口温开水。

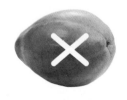

第193天 孕晚期为什么不能吃木瓜

很多准妈妈会有这样的疑问：为什么不能吃木瓜？木瓜的营养成分不是很高吗？还可以预防很多疾病。接下来就为你详细地解答这个问题。

木瓜在古代是用来堕胎的食物。因为木瓜内含有大量的一种女性激素，帮助子宫收缩。在没有怀孕时的经期前，女性的身体会自动释放出大量的这种激素。

如果怀孕的时候吃了木瓜，那些激素就会发生效用，让子宫收缩，然后子宫壁的血和已经受孕附在子宫壁上的受孕卵就会流出体外，就是流产了。

木瓜在古代也叫乳瓜，因为它所含的那种女性激素也可以帮助乳房发育。有一种食谱叫"木瓜牛奶"，它确实是中国人丰胸的食谱，但是绝对不适合准妈妈食用。分娩后进入哺乳期，乳房会自动大量分泌出乳汁，乳汁的形成也需要这种激素，所以在产后的哺乳期，妈妈们可以食用木瓜来帮助哺乳。

在分娩的时候，体内就会生产大量激素，然后子宫收缩，有助于把孩子顺利生出来，子宫壁的血全部流出来。食用木瓜，妈妈生孩子的危险在于，如果这种激素太多，身体无法控制的话，就会失血过多。

所以，孕期的准妈妈要记得，不要食用木瓜，尤其是在孕晚期，注意可能会导致宝宝早产。

其他可能导致早产的食物

1 有活血化瘀功效的食物会加快血液循环的速度，不利于胎宝宝的稳定，要少吃。这些食物有黑木耳、大闸蟹、甲鱼等。

2 性质滑利的食品如薏苡仁等，会刺激子宫肌，使子宫产生明显的兴奋反应，而且薏苡仁会影响体内雌激素水平，总之，不利于胎宝宝的稳定，会导致早产，因此必须少吃或不吃。

3 山楂。吃山楂后会引起明显的子宫收缩，导致早产。因此山楂不能吃太多。

4 芦荟。有研究表明芦荟会引发动物早产，从安全的角度来讲，准妈妈不要吃芦荟。

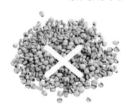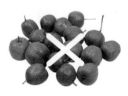

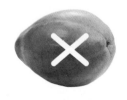

在这个月有的准妈妈可能会发现，肚子上面开始长包包，开始只是在肚子下面长，现在长到上面来了，有蔓延的趋势，红红的，还有一点痒，医生说不准挠，是不是很痛苦呢？其实这是孕晚期常见的孕期丘疹，不用担心，等宝宝出生后就会慢慢消失的。

准妈妈可以用炉甘石洗剂来止痒，没有副作用，每天睡前搽，洗澡后也搽。大概2~3周就全好了。

一定要放松心情，不要太注意它。要想让它不太痒，可以多洗澡，水温不要太高，以免刺激皮肤，一般长过这次后就不会再长了，所以要开心一点。平时吃东西也尽量清淡一点。

洗澡的时候不要用沐浴露、肥皂之类的，穿的内衣应是全棉的，洗内衣的时候也不要用洗衣粉、肥皂，用热水泡一泡、搓一搓就好了，要天天换洗，等稍好一些了，以后洗完澡都涂点润肤露就可以了。

为准妈妈推荐两种方法来缓解症状

1 复方黄柏液

苍术30克，白术30克，赤小豆50克，防风20克，竹叶20克，荆芥20克，连翘20克，黄柏20克，桑白皮30克，甘草10克。

将上述药用凉水浸泡20分钟后大火烧开，烧开后转小火煲20分钟左右即可。煲好后凉凉装瓶，放进冰箱，能用大约三次。每次倒出约半碗药汁，用一块新纱布蘸透，擦痒的地方。

这种擦拭的方法绝对安全，请准妈妈放心，此方法的效果也是很显著的，一般一个星期左右就不会痒了。

2 芦荟胶

准妈妈不能服用或大量地使用芦荟制品，但是这种芦荟胶提取掉了芦荟大部分毒性，止痒滋润的效果还是很不错的。有的时候你用第一种方法时，来不及煲药或者来不及放凉中药，也可以先用一些芦荟胶。感觉很清凉滋润。

因为芦荟本身就含有消炎、去毒、润肤、止痒的作用。不过如果感觉异常宫缩，就千万不要用了。

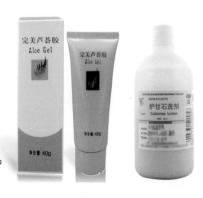

即便是天然的芦荟制品也要在医生的指导下使用。

也许当你就快进入怀孕第 8 个月的时候，你的脚踝和脚好像出现了孕期浮肿现像，尤其是在天气变热和晚上的时候。请准妈妈不要担心，我来教你该怎么办吧。

有的时候脚肿胀得厉害，鞋子好像都变小了，这是大部分准妈妈在任何季节都可能出现的事情，尤其在孕晚期较为严重。

虽然任何程度的浮肿都曾被认为是怀孕中的一种潜在危险，但其实没有那么严重，轻微的脚部和脚踝浮肿是由于怀孕时体内正常而必须的水分增加引起的。有 80% 的女性在她们怀孕到达某一阶段的时候，都会出现这种浮肿。在晚上或是长时间站立或坐着之后，尤其严重。

大部分准妈妈所出现的浮肿，经过一个晚上或是几个小时的仰卧之后就会消失。

充足的饮水可以帮助排毒消肿。

怎样缓解脚部浮肿：

1 缓解怀孕期手脚浮肿的现象，应该避免长时间的站立，在你坐着时尽可能将腿抬高，尽量找机会躺下一段时间，最好是朝左侧躺，穿着舒适的鞋子或拖鞋，不要穿太紧的袜子或长袜。

2 经常进行有规律的、医生允许的运动，如在公司走廊里 5 分钟轻快的散步等都会有所帮助。

3 穿有支撑作用的连裤袜也会有用。但要注意的是，应该根据你怀孕前的号码选择大小。在早晨你还没起床时就把连裤袜穿上，此

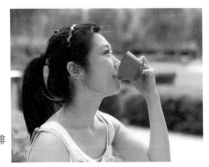

时浮肿已经消退，可以帮助你在这一天尽量免除脚部浮肿带来的困扰。

在炎热天气里，穿袜前在腿上和脚上抹少许玉米淀粉会帮助减少出汗。

4 通过每天饮用至少 2000 毫升的水来帮助您的身体排出废物。但是过多的盐分摄入还是不可取的，而且会增加水分的流失。

5 如果你的手和脸变得浮肿，或甚至一次持续超过 24 小时，那就应该及时去医院检查一下了。

小贴士

这种浮肿也许不重要，但是如果伴随着快速的体重增加、血压的升高和蛋白尿，可能是妊娠高血压综合征开始的征兆，一定要小心。

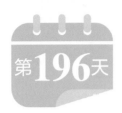

第196天　准妈妈体温升高正常吗

有时候准妈妈的身体温度会没理由地升高，这种情况在夜间很常见，这可让担心妻子的准爸爸吓坏了，担心是不是发烧了。其实这种现象都是正常的，不必过分担心。

随着基础新陈代谢速度在怀孕期间上升15%~20%，准妈妈的体温也会上升。不仅可能会在温暖的天气里感觉到很热，甚至在冬天你也可能感觉到很热，而这时其他人都在打颤呢。

有时候你也会大量地出汗，尤其是在晚上。这些都是好事。然而，虽然这有助于你降温，并排出体内的废物，但不能否认的是，这确实不太好受。

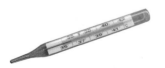

体温计是怀孕后家里必备之物。

减少燥热感的方法

1. 保持凉爽。在热澡盆中洗澡或是桑拿，是不允许的，因为它们可能会极大地升高你的体温。带干花或其他芳香荷包在怀孕时也应该禁止。保持凉爽才是最重要的，但同时注意避免植物油和草药的香精。

2. 选择较宽大、舒适、吸汗且易于穿着的衣服。鞋子也要松软舒适，因为穿高跟鞋时，准妈妈的腰椎更为前突，容易出现腰部酸痛、疲乏，所以准妈妈尽量不要穿高跟鞋。

另外，准妈妈的乳房由于腺体增生而较为丰满，在穿戴文胸时要注意不要束缚过紧。

3. 不能吃生、冷或隔夜的食物。不要过多食冷饮，吃水果也要适度，以免伤脾胃。

在营养方面，准妈妈的饮食应以高蛋白、高维生素、丰富矿物质为主，但要注意膳食平衡，合理营养，不宜盲目追求高营养进补，以免起到相反的效果。

4. 注意空调的使用。许多准妈妈为了保持身体凉爽，在开空调时喜欢紧闭门窗，这样就造成了室内外温差比较大，极易感冒，所以开空调的房间一定要注意开窗通风，空调的温度不宜太低，25~26℃比较合适。

5. 正常准妈妈要保证8~9小时的睡眠时间，并且尽量要有30分钟或更多的午睡时间，确保精力充沛和心情愉悦。

休息时，准妈妈的姿势以左侧卧位为最佳，这样既可以改善子宫的血液供应，又能减轻子宫对动脉、静脉的压迫，有利于减轻下肢水肿，对减轻孕期燥热感有良好的作用。

6. 尽量不要在烈日下出行，避免中暑。除非远行，否则不要以车代步，平时尽量步行，但要适度，不能走得太远、太累。

孕八月

已经第 8 个月了，准妈妈的肚子现在一定是很大了，所有紧张的心情应该都平复了，没有那么多的压力和忧愁了，但是天天都要挺着肚子过日子是不是给你带来了许多不方便的感觉呢？你已经坚持了这么久了，一定要继续加油啊！宝宝与你见面的日子只有大概两个月了，这时候你要格外地小心了，切不可以大意哟。

本章会教你一些减轻疲劳的方法，同时在孕 8 个月你会遇到许多身体上的问题，比如水肿、胸闷气短、宫缩频繁等，但是不要担心，在这里都会给你专业的指导方案。

第197天 **第8个月妈妈和宝宝分别是什么样子的**

妈妈的样子

在这个月当中,准妈妈的肚子已经相当地大了,走起路来的时候不免有些往下沉,甚至有时候必须扶着腰才能走稳。

从耻骨到子宫测量的数值接近 29 厘米,因为怀孕 8 个月胎儿的大小、体重都有大幅增加,所以本月你的感觉会有:更加频繁的胎动,腹部发痒,气短逐渐严重。不过请准妈妈们不要担心,这是正常现象,这说明你的宝宝正健康地在你的肚子里成长着。

随着孕期的增加,宝宝活动的空间已经很小了,你会感觉有力的踢动变少,而扭动和摆动则增加了。

宝宝的样子

此时的胎儿有 45~50 厘米长,胎儿体重为 2.25~2.7 千克。而且随着脂肪在他可爱身体里的积聚,他看起来很丰满,并没有那么多皱纹了;同时在手腕和颈部出现了皱褶,有的甚至能看到宝宝脸上的小酒窝。

宝宝的肌肉和肺部继续成熟,皮下脂肪也初步形成,手指甲也已经很清晰,看上去显得圆润了许多,此时宝宝对外界的刺激反应更为明显,头部随着大脑的发育还在不断地增大,大脑中也正在生成着数十亿的神经元细胞,相对于全身的其他部位,头部显得比较重。这也是为什么在孕晚期胎儿在母亲腹中总是头朝下的原因。

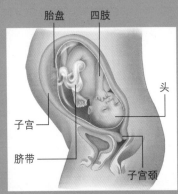

胎盘　四肢
子宫
脐带
头
子宫颈

宝宝出现脑波动了,甚至可以做梦了。

小贴士

在这里告诉准妈妈一个有趣的现象,从耻骨顶端到你的子宫顶端之间以厘米计算的距离,大致对应了你怀孕的周数,因此,在第29周时,你从耻骨到子宫测量的数值就是接近 29 厘米。

第198天 怎样缓解下肢水肿

在孕晚期，约有 60% 的准妈妈会出现下肢水肿，主要表现为皮肤紧而发亮，弹性降低，用手指重压脚踝内侧或小腿胫骨前方便会出现局部凹陷。

这是由于孕期内分泌的变化造成体内水分和盐的潴留，另一方面，妊娠期增大的子宫压迫盆腔及静脉，阻碍血液回流，使静脉压，特别是下肢的静脉压升高。

所以经常发生下肢远端的水肿，以足部和小腿为主，站立时间较长的准妈妈更为明显。

孕期出现下肢水肿时，除了通过睡姿、坐姿调整及适当运动、按摩等方式来缓解之外，适当的饮食调整对水肿也有一定的作用。

高蛋白食物

出现水肿的准妈妈，特别是由营养不良引起水肿的，每天都应摄取优质的蛋白质，如肉、鱼、贝类、蛋类、奶类及奶制品、豆制品。

豆制品包括豆浆、豆腐、豆干、素鸡等。缺铁性贫血的准妈妈每周还要注意进食 2~3 次动物肝脏以补充铁质。

足量的蔬菜水果

准妈妈每天别忘记进食蔬菜和水果，蔬菜和水果中含有人体必需的多种维生素和微量元素，可以提高机体抵抗力，促进新陈代谢，还有解毒利尿等作用。

进食蔬菜每天应不少于 500 克。

少吃难消化、易胀气的食物

像油炸的糯米糕、白薯、洋葱、土豆等，宜少吃或不吃，以免引起腹胀，使血液回流不畅，加重水肿。

不要吃咸的食物

水肿时要吃清淡的食物，不要吃咸的食物，特别注意不要吃咸菜，以防止水肿加重。

缓解孕期水肿的菜肴

1 赤豆鲫鱼汤：赤豆 90 克，鲫鱼 1 条，加水煮熟后服食。

2 清蒸砂仁鲫鱼：砂仁 4 克，甘草末 3 克，一并放入已经洗净的鲫鱼肚子内，加调料，清蒸至熟烂后服食。

3 冬瓜鲤鱼汤：带皮冬瓜 500 克，鲤鱼 1 条（500 克），加水共煮，加少许盐。食鱼饮汤。

4 黄花鱼汤：黄花鱼 150 克，大蒜头 30 克。黄花鱼切段，大蒜头切片后加水共煮。

5 清炒黄花菜黄瓜：黄花菜 15 克，黄瓜 150 克，生油 12 克。黄花菜、黄瓜洗净后切段，用九成热的油共炒熟即成。

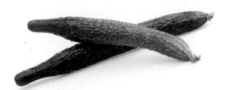

孕8个月的抚摩胎教是什么

到了第 29 周，宝宝绝大部分细胞已具有接受信息的初步能力，通过触觉神经来感受体外的刺激，而且反应渐渐灵敏。

准父母可以通过抚摩的动作配合声音与子宫中的胎儿沟通信息。这样做可以使胎儿有一种安全感，使孩子感到舒服和愉快。

抚摩胎教的益处

抚摩胎教可以锻炼宝宝皮肤的触觉，并通过触觉神经感受体外的刺激，从而促进了宝宝大脑细胞的发育，加快宝宝的智力发展。

同时还能激发起宝宝活动的积极性，促进运动神经的发育。经常受到抚摩的宝宝，对外界环境的反应也比较机敏，出生后翻身、抓握、爬行、坐立、行走等大运动发育都能明显提前。

在进行抚摩胎教的过程中，不仅能让胎宝宝感受到父母的关爱，还能使准妈妈身心放松、精神愉快，也加深了一家人的感情。

抚摩胎教的方法

● 推动法

怀孕 7 个月后准妈妈可以在腹部明显地触摸到胎宝宝的头、背和肢体时，就可以增加推动散步的练习。

具体做法：准妈妈平躺在床上，全身放松，轻轻地来回抚摩、按压、拍打腹部，同时也可用手轻轻地推动宝宝，让他在宫内"散散步"。

注意事项

每次 5~10 分钟，动作要轻柔自然，用力均匀适当。如果宝宝用力来回扭动身体，准妈妈应立即停止推动，可用手轻轻抚摩腹部，宝宝就会慢慢地平静下来。

● 亲子游戏法

具体做法：每次游戏时，准妈妈先用手在腹部从上至下、从左至右轻轻地有节奏地抚摩和拍打，当宝宝用小手或小脚给予还击时，准妈妈可在被踢或被推的部位轻轻地拍两下。

一会儿胎宝宝就会在里面再次还击，这时准妈妈应改变一下拍的位置，改拍的位置距离原拍打的位置不要太远，宝宝会很快向改变的位置再做还击。这样反复几次将会十分有趣。

注意事项

这种亲子游戏最好在每晚临睡前进行，此时宝宝的活动最多，时间不宜过长，一般每次 10 分钟即可，以免引起宝宝过于兴奋，导致准妈妈久久都不能安然入睡。

宝宝在妈妈的子宫内是可以感受到外面的世界的，主要就是靠他自己的听觉。

听觉系统是宝宝与环境保持联系的主要器官，也是进行听力训练即胎教的物质基础。

因此，对宝宝听觉功能的训练也越来越受到重视。

宝宝依赖妈妈的心音

我们都知道，出生几天的婴儿，哭闹是常有的事。但是如果妈妈把婴儿抱在左胸前，婴儿会很快安静下来，安然入睡，这是为什么呢?

这是因为宝宝在准妈妈体内时，就已习惯了母体血流的声音和心脏搏动的声音，出生后婴儿的耳朵贴近母亲的心脏，这种声音和搏动，把婴儿带回昔日在妈妈子宫内安全的环境中，这种早已体验过的安全感是任何优美的催眠曲都无法代替的。

宝宝的眼、耳、鼻、皮肤等感觉器官，在孕早期就已形成，但功能的建立和发展，则是后期的事。这也和大脑的发育有关。妊娠4~5

准妈妈要相信，宝宝是可以和你一起感知周围的精彩世界的。

个月，脑的结构已日趋完善，宝宝的各种感觉就逐渐发挥了作用。

专注的倾听者

从怀孕6个月起，宝宝就开始不断地凝神倾听。妊娠期间，母亲的子宫是一个非常嘈杂的场所，有大量的声音会传入宝宝耳内。

在传入宝宝耳朵的声音中，最为嘈杂的是胃内发出的咕噜咕噜的声音。另外，准父母比较微弱的谈话声，宝宝也会全神贯注地倾听。

如果准父母给宝宝起一个小名，并常常向腹中的宝宝呼唤他的小名，出生以后，当他听到呼唤他的小名时，会突然停止吃奶或在哭闹中安静下来，有时甚至会露出似乎高兴的表情。这就表明宝宝在子宫内就有听力，也就是宝宝在子宫内是能感受到外面的世界的，并不是与世隔绝的。

孕8个月可以培养宝宝的饮食习惯吗

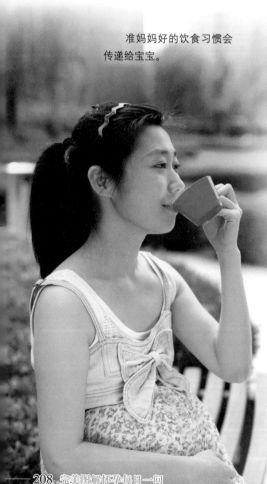

准妈妈好的饮食习惯会传递给宝宝。

准妈妈可能不知道，在孕晚期，你的饮食习惯可能会影响已经基本发育成熟的宝宝，也就是说宝宝的饮食习惯在分娩前就可以定下来了。

宝宝出生后的饮食习惯，深受胎教的影响。如果宝宝从一出生，尚未有行为或认知能力之前，就经常表现得没有胃口，不喜欢吃东西，常吐奶，消化吸收不良，甚或是稍大一点开始进食辅食时，即出现明显偏食的现象，一定是准妈妈在孕期饮食状况不佳，肯定也是胃口不好，偏食，或是吃饭的过程紧张匆忙。所以如果你希望日后少为宝宝的饮食问题操心，从现在开始就培养良好的饮食习惯吧。

1 三餐定时
再忙碌，都应把吃饭的时间留出来。最理想的吃饭时间为早餐7~8点，午餐13点，晚餐6~7点，吃饭时间最好在30~60分钟，进食的过程要从容，心情要愉快。

2 三餐定量
三餐都不宜被忽略或合并，且分量要足够，每餐各占一天所需热量的三分之一，或呈倒金字塔型，即早餐丰富，午餐适中，晚餐少量。

3 三餐定点
养成定点吃饭的习惯，如果你希望未来宝宝吃饭时能坐在餐桌旁专心进餐，那么你现在吃饭的时候就应固定在一个气氛和乐、温馨的地方，且尽量不被外界的干扰而影响或打断用餐。

4 营养均衡而多变化
身体所需的营养尽量由食物中获得，而非拼命补充维生素，因为目前仍有许多营养素尚未被发现，所以建议你多变化食物的种类，每天可吃15种不同的食物，以保证营养充足。

第202天　孕晚期可以洗澡吗

对于孕晚期可不可以洗澡这个话题，真是众说纷纭。建议准妈妈不要听从老一辈的人不要洗澡的说法。孕晚期当然可以洗澡了，不洗澡的话人体会滋生许多细菌，尤其是阴部，这会带给你不必要的妇科疾病的烦恼，但是孕晚期洗澡确实有禁忌，你只要注意就好了。

你的妈妈或者婆婆可能认为，在怀孕后期脏的洗澡水可能会通过阴道到达子宫颈，并造成羊水感染。这种担心是对的，但是这和孕晚期洗澡并不冲突，你只要不洗坐浴就好了。

不过洗澡的时候也会有危险，尤其是在孕晚期，此时的体态容易滑倒摔跤。为了避免这一危险，洗澡时要小心，确保你的浴缸或是地面是不光滑的，或是选择防滑浴垫，可能的话让家人在旁边帮你进出浴缸。

孕晚期洗澡应注意以下几点

1 水温应在38℃以下。过高的温度会损害宝宝的中枢神经系统。准妈妈体温较正常上升2℃时，就会使宝宝的脑细胞发育停滞，如果上升3℃，则有杀死脑细胞的可能，而且因此形成的脑细胞损害，多为不可逆的永久性的损害。

宝宝出生后可出现智力障碍，甚至可形成胎儿畸形，如小眼球、唇裂、外耳畸形等，有的还可导致癫病发作。所以，准妈妈沐浴时水的温度应掌握在38℃以下。

2 时间在20分钟以内。在浴室内沐浴，准妈妈很快会出现头昏、眼花、乏力、胸闷等症状。

这是由于浴室内的空气逐渐减少，温度又较高，氧气供应相对不足所致，加上热水浴的刺激，会引起全身体表的毛细血管扩张，使脑部的供血不足。

同时宝宝也会出现缺氧、胎心率加快，严重者还可使神经系统的发育受到不良影响。因此，准妈妈在进行热水浴时，每次的时间应控制在20分钟以内为佳。

3 不要坐浴。洗浴时应该采取立位，不要坐在浴盆里洗澡，避免热水浸没腹部。

因为怀孕后机体的内分泌功能发生了多方面的改变，阴道内具有灭菌作用的酸性分泌物减少，体内的自然防御机能降低，此时如果坐浴，水中的细菌、病毒极易进入阴道、子宫，导致阴道炎、输卵管炎等，所以准妈妈在孕晚期洗澡时不要采取坐浴。

什么是仰卧综合征

在怀孕 8 个月后，如果准妈妈仰卧的时间太久，则会出现头晕、心慌、发冷、出汗、血压下降、呼吸困难等症状，甚至神志不清，这就是仰卧综合征。

怎样预防仰卧综合征

无论是夜晚睡眠，还是白天躺卧，准妈妈都要采取左侧卧位。一旦由于仰卧发生了血压下降，须迅速改换体位，即由仰卧改为左侧卧位或半卧位，症状马上就会得到缓解。

仰卧综合征的建议

1 从现在起，每 2 周做一次产前检查。

2 每天早晨起床后，先喝一杯温开水，再吃早餐，以此加强起床的直立反射和胃结肠反射，预防便秘发生。

3 每天晚上入睡前，可按摩小腿，或是抬高腿，请家人抓住你的

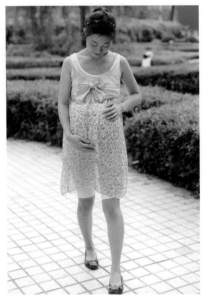

脚用力向相反方向用劲，使腿和脚成直角。这样便可迅速缓解因长期仰卧引起的不适。

4 枕头不宜太高，因为太高的枕头不利于呼吸，而且还压迫宝宝。

5 坚持每天散步。孕晚期，准妈妈的血液容量增加了 40%，接近人体血液循环的远端，容易出现供血不足，进而引起全身血液循环

不良，从而影响胎宝宝。散步可刺激与所有器官相连的 60 多个穴位，增强血脉运行，对胎宝宝和准妈妈都有好处。

饮食安排原则

1 少吃过咸的食物，每天饮食中的盐应控制在 6 克以下，且不宜大量饮水。

2 适当限制食糖、甜食、油炸食品及肥肉的摄入，油脂要适量。

3 应选体积小、营养价值高的食物，如动物性食品。避免吃体积大、营养价值低的食物如土豆、红薯，这样可减轻胃部胀满感。

每天食物的品种和量

主食：大米、面粉、小米、玉米和杂粮共 350~450 克。

蛋、奶类：鸡蛋、鸭蛋、鹌鹑蛋共 50 克，牛奶 500 克。

肉类和鱼类 150 克、豆类 60 克、蔬菜 500 克、水果 100 克、烹调用油 20 克。

第30周

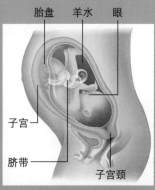

胎盘　羊水　眼

子宫

脐带

子宫颈

宝宝的眼睛能分辨和跟踪光源了。

孕晚期练习瑜伽的好处是什么

孕晚期子宫进入稳定期，准妈妈通过练习瑜伽可以使身体各个部位的肌肉和关节变得柔韧，改善血液循环，消除浮肿。

怀孕后期的瑜伽动作主要以强化骨盆和大腿关节的肌肉为主，为顺产做充分的准备。反复深呼吸能给胎儿提供充足的氧气，敲打全身可以促进新陈代谢、改善血液循环。

缓解腰痛的动作

● 做法

放松平躺，双脚伸开与骨盆同宽，屈膝。

慢慢呼气，展开膝盖。反复5~10次后，换另一侧。

好处是排出肠内废气，帮助腹部放松，缓解腰痛。

平躺扭腰

● 做法

平躺，双臂向两侧张开与肩齐平，双脚整齐并拢，呼气。边吸气边将右腿向上垂直抬起。

慢慢吐气，腿向左侧尽量伸展。再次吸气，腿回到原位放下。反方向以相同方法进行。

好处是加强脊柱的柔韧性，缓解腹部、腰部及胸部的紧张感。

休息的姿势

● 做法

身体侧躺，将一条腿平稳地放在不太高的椅子上，枕着靠垫或枕头保持舒服的姿势，做10次腹式深呼吸。姿势放松，有入睡感。交换双腿，保持休息姿势。

好处是利用椅子，将下肢放在高处，以改善全身血液循环，这也是缓解腰痛的一个很好的休息动作。

毛细血管的运动

● 做法

平躺，四肢上举，弯臂屈膝，手尖脚尖放松，配合呼吸一起向上甩动。甩的时候注意不要过于用力，然后将手脚归位放松。

好处是消除因血液循环不畅引起的浮肿，增强腰背肌肉。

哺育用品

1. 大奶瓶：1 支，300 毫升左右。
2. 小奶瓶：3 支，200 毫升左右。
3. 备用奶嘴：2 个，单个盒装。
4. 旋转尼龙奶瓶、奶嘴刷：1 个。
5. 奶瓶清洁剂：400 毫升。
6. 奶瓶消毒锅：1 个。
7. 专用奶瓶夹：1 个。
8. 奶瓶保温袋：1 个。
9. 暖奶宝：1 个。
10. 三层奶粉盒：1 个。

清洁保养用品

1. 浴盆：1 个。
2. 洗澡水温计：1 个。
3. 婴儿镊子：1 个。
4. 祛痱粉：1 盒（120 克）。
5. 爽身粉：1 盒（140 克）。
6. 婴儿润肤露：1 瓶（200 毫升）。
7. 婴儿沐浴露：1 瓶（500 毫升）。
8. 婴儿洗发精：1 瓶（500 毫升）。
9. 婴儿油：1 瓶（200 毫升）。
10. 婴儿护臀膏：1 支（35 克）。
11. 浴巾：1 条。
12. 棉花棒：1 盒。
13. 柔湿巾（洁肤巾）：3~5 包。
14. 纱布手帕：2 包。
15. 尿片：2 包。

衣物用品

1. 新生儿内衣：4 件；新生儿肚兜：4 件。
2. 连体衫：2 件。
3. 服装、婴儿帽、包巾或包被：各 2 套，供外出使用，要选 100% 纯棉、柔软的。根据季节选择薄厚。
4. 围兜：2 个。
5. 褴褛：1 个。
6. 脚套：2 套。
7. 袜子：4~6 双。
8. 棉背心：2 件。
9. 婴儿衣物清洗剂：600 毫升。
10. 婴儿衣物柔软剂：600 毫升。

妈妈用品

1. 吸奶器：1 个。
2. 防溢乳垫：2 盒。
3. 束腹带：1 个。
4. 孕产妇牙膏：1 支。
5. 妈咪袋：1 个。

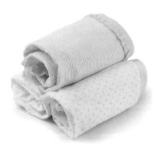

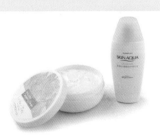

现代生活离不开电视，孕晚期准妈妈也可以看电视的，但最好不要看电脑、上网了，这些可以让准爸爸代劳，因为电脑的辐射相对于电视来说更大，而且使用起来离准妈妈更近。

怀孕就已经很辛苦了，衣食住行通通都要注意，如果连电视都不能看了，那岂不是失去了很多乐趣吗？

为了使宝宝在腹中长得更好，准妈妈在看电视时应注意以下几点：

1 看电视时应与电视机保持一定的距离，黑白电视机距离在1米以上，彩电一般应距离1.8米以上。

2 看电视时间不宜过长，以防止因视力疲劳而引起其他方面不适，如恶心、呕吐、头晕等。

3 看电视时，要经常改变体位和姿势，否则，坐的时间长了，引起下腹部血液循环障碍，会影响胎儿发育。

准妈妈看些什么节目好

在电视节目的选择上，准妈妈也要注意了，像恐怖片、悬疑片最好就不要看了，因为容易引起准妈妈的情绪失控。

像爱情片、喜剧片都是可以看的，但是应避免看太悲伤的爱情片，最好看结局好一点的，这样会给准妈妈无形之中带来好心情。

你在看电视的时候，也应该理解一下宝宝的情绪，这时候的宝宝听力已经发育得很好了，虽然看不见外面的世界，但是听的可是很清楚呢，准妈妈看一些少儿节目的电视剧或动画片都是不错的选择。

但是值得注意的一点是，看喜剧可不要看那种超级爆笑喜剧，这样准妈妈会忍不住大笑，这对肚子里的宝宝是极其不利的。

推荐电视节目

1.《准妈妈四重奏》

2.《孕妇的快乐生活》

3.《哆啦A梦》

4.《喜羊羊与灰太狼》

5.《炊事班的故事》

6.《武林外传》

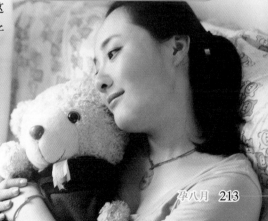

适当地看看电视可以帮助准妈妈放松心情。

长期照着食谱安排饮食好吗

长期按照饮食食谱来吃的话未必好，这是很多准妈妈不知道的，许多家庭都会为准妈妈准备食谱，有的甚至严格按照食谱要求，连点心、零食、下午茶都不放过，但是事实证明，生下来的宝宝并不是特别健康，有的甚至在长大后还有挑食的倾向，那这究竟是为什么呢？

孕早、中、晚三个时期有不同的饮食法则，而根据不同的准妈妈要有因人而异的概念，往往从网上下载的食谱，或者是让营养师定做的食谱都是针对普遍现象的，营养师并不了解准妈妈，进而就不会针对准妈妈的口味去定做食谱，这本身已经种下了祸根。

其次，准妈妈一开始的时候可能为了面子的关系会按照食谱来饮食，因为家人为她特别定做的食谱充满了亲人浓浓的爱，怎么忍心拒绝呢？但是随着妊娠期延长至高峰期，准妈妈的口味会有很大变化，有时候连丈夫都捉摸不透，更何况营养师呢？

准妈妈长期按照食谱来饮食，时间长了，吃饭对她来说就成了一种负担，享受美食本来是一件没害处的事情，一旦成为负担，准妈妈就会产生逆反心理，有时候偷偷把饭菜倒掉家人都不知道。

在这种情况下还会影响心理健康，那么宝宝又怎么能够健康成长呢？

所以饮食要自然，只要不吃那些准妈妈禁忌的东西，在保证营养供应的前提下，应该尊重准妈妈的选择，而不要自作主张地给她定食谱。

每个人都有自己的饮食生活习惯，准妈妈也不要被限定住，只要注意去掉那些不好的习惯就可以了。

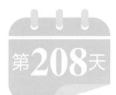

第208天　孕8个月的准妈妈怎么运动才最安全

孕晚期，准妈妈的行走、睡眠等日常活动都会受到宝宝的影响。为了保证孩子的健康成长和准妈妈自身的健康，孕晚期更应当注意正确的活动姿势。

1 上楼、下楼时握住楼梯的扶手，可以借助手臂的力量来减轻腿部的负担。

2 平时走路时，应该抬头、挺直后背、伸直脖子、收紧臀部，保持全身平衡，稳步行走。

3 坐下时，最好选择用直背坐椅，先保持背部的挺直，然后用腿部肌肉的力量支持身体坐下，使背部和臀部能舒适地靠在椅背上，最后把双脚平放在地上。

4 起立时，要先将上身向前移到椅子的前沿，然后双手撑在桌面上，并用腿部肌肉支撑抬起身体，而背部要始终保持挺直，以免身体向前倾斜，牵拉背部肌肉。

5 不要直接弯腰从地上拾起物品，以免用力过度导致背部的肌肉和关节损伤。应当先慢慢蹲下，拾起物品后再慢慢站起来。

6 当需要拿高处物品时，千万不要踮起脚尖，也不要伸长手臂，以免不慎摔倒，最好请在家中的家人帮忙。

7 睡觉的姿势往往会影响睡眠的质量，到了怀孕30周以后，要避免长时间的仰卧，以免增大的子宫压迫下腔静脉，影响宝宝的发育，一般以左侧卧为主。

准妈妈的安全健身操

1 平躺在床上，双手手心向下平放在身体两侧，左腿伸直向上轻举，轻落，然后换右腿。做5个回合后，休息3分钟再进行第二组，再休息3分钟，之后进行第三组。

2 坐在床上，盘腿，双脚心相抵，双手抓住两脚，将膝盖向下压，做8拍。休息3分钟，进行第二组，再休息3分钟再做第三组。

3 跪在床上，两膝与肩同宽，双手向前按床，然后采取胸膝卧位，胸部尽量贴床，然后休息3分钟，进行第二组，再休息3分钟再做第三组。

4 站立，双手最好扶住稳固物体，左腿屈腿抬起，放下，然后换右腿。8个回合后，休息3分钟，进行第二组，再休息3分钟再做第三组。

5 蹲马步，双手抱头，向左侧侧腰，恢复，再向右侧。8个回合后，休息3分钟，进行第二组，再休息3分钟再做第三组。该动作要慢。

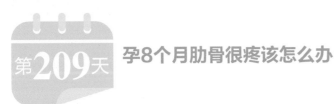

在孕晚期，尤其是在第8个月里，准妈妈时常感觉肋骨疼疼的，有时候还很难忍受，还有的时候哪怕是打一个喷嚏的力度，都会让你疼得掉眼泪。

准妈妈有这种情况不要害怕，这是一件喜事哟，这证明你的宝宝发育得很好，他身体的某个部位，最有可能的就是宝宝的小脚丫，可能顶着你的肋骨了。怎么样，知道了原因你还觉得不开心吗？

这种疼是宝宝增大以后对肋骨的顶压效应出现的疼痛。

在怀孕最后的几个月里，宝宝会离开他拥挤的小空间，并发现把他的脚放进母亲的肋骨中间很温暖，而宝宝也不知道这样子会给妈妈带来疼痛的。

如果疼的受不了，改变你自己的姿势，可能也会让你的宝宝改变他的姿势。做几次单驼峰动作也会把他移走，或是尝试一下下面的方法：

把一只手臂举过头顶的同时深呼吸，然后吐气并放下手臂，每侧各重复几次。

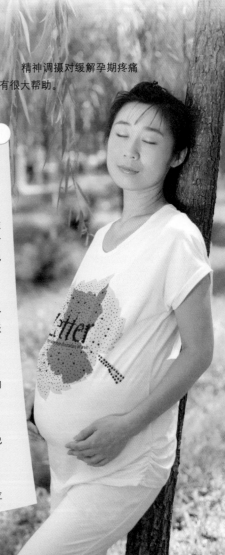

精神调摄对缓解孕期疼痛有很大帮助。

小贴士

手痛

准妈妈可能会感到单侧或双侧手部阵发性疼痛、麻木，有针刺感，缓解的办法是睡觉时把双肩垫高，在手和手腕下垫一个枕头，避免牵拉肩膀的动作。

耻骨分离痛

必须卧床休息。定期产检，了解耻骨分离的情况。加强体育锻炼，增强肌肉与韧带张力和耐受力是有效的预防办法。

外阴痛

避免穿过紧的裤、鞋、袜，不用过热的水洗浴。局部冷敷可减轻疼痛。

坐骨神经痛

选择自己舒适的体位和睡眠方式，避免同一姿势站立过久，尽量不要举重物过头顶。

脊柱痛

预防方法是注意休息，避免长时间站立或步行。

你是不是最近总是感觉喘不过来气，或者呼吸困难呢？这种感觉就是我们所说的孕期气短。

有时准妈妈也可能会出现呼吸问题，但你不用担心，这并不意味着宝宝得不到足够的氧气。

气短并不意味着你或宝宝缺少氧气，呼吸系统在怀孕期间的变化，事实上是为了让你吸入更多的氧气，并更加有效地利用它们。

孕期，为了适应宝宝的生长发育，母体循环系统会发生变化：

孕晚期，全身的血容量比非孕期增加40%~50%，心率每分钟增加10~15次，心脏的排出量增加了25%~30%，也就是说心脏的工作量比未孕期明显增加。

气短是因为子宫压力造成的，换一个舒服的休息姿势，可以缓解气短的症状。

另外，孕晚期由于子宫体积增大，使膈肌上升推挤心脏向左上方移位，再加上准妈妈体重的增加、新陈代谢的旺盛，更加重了心脏的负担，机体必须增加心率及心搏量来完成超额的工作。通过加深加快呼吸来增加肺的通气量，以获取更多的氧气和排出更多的二氧化碳。正常的心脏有一定的储备力，可以胜任所增加的负担。

因此，一旦发生心慌气短，不必惊慌，休息一会儿即可缓解，也可侧卧静睡一会儿，注意不要仰卧，以防发生仰卧位低血压综合征。

大多数的准妈妈还是会出现各种不同程度的呼吸困难，尤其是在孕晚期，此时膨胀的子宫会压迫横膈膜，挤压肺部。

这种现象，对于第一次怀孕的准妈妈，通常会在分娩之前的2~3周有所缓解。

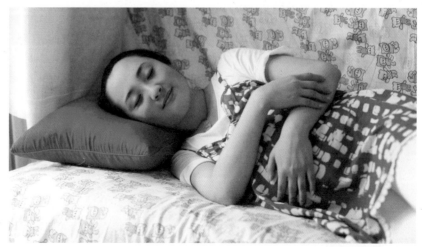

第31周

第211天　频繁宫缩要注意什么

这段时间，准妈妈可能每隔一段时间，就会感觉子宫时不时地出现收缩和变硬的现象，这到底是出了什么事呢？

不要担心，你可能出现的是不规则无痛性子宫收缩，这通常是在怀孕的第25周以后，为了锻炼子宫而出现的自然现象。这种收缩一般对于那些以前怀过孕的妈妈来说，会出现得更早，更强烈。

宫缩其实是好的现象，这样你的子宫才能够多伸缩其肌肉，为真正的宫缩做热身准备，也为了在足月时顺利地把宝宝生出来。

开始，你会感觉到这些重复性的收缩，使子宫有些疼痛的变紧，从上面开始逐渐向下扩展。这通常会持续15~30分钟，但也可能只有5分钟或更少的时间。

大约在分娩前一个月，宫缩就已经开始了。有些准妈妈刚开始时还没感觉，只有用手去摸肚子时，才会感觉到宫缩，而且你会感觉宫缩频率将越来越高。

随着怀孕的时间临近第9个月，不规则无痛性子宫收缩可能会变得更频繁、更强烈，有时甚至很疼。

虽然这不足以分娩出你的宝宝，但可能会出现前期分娩的状况，以及子宫颈的提前扩张，因此这有助于你以后的分娩，可以为你减少自然生产带来的疼痛感。

要减轻在这些宫缩中可能出现的不适，你可以尝试改变你的姿势，如果你本来是站着的，就试着躺下并放松，如果你本来是坐着的，就起身走动走动。

准妈妈也可以利用这种分娩排练，来练习呼吸和其他你已经学过的分娩技巧，这样当真正的宫缩到来时会更容易应付。

小贴士

虽然不规则无痛性子宫收缩并非真正的阵痛，但准妈妈很难将它和真正的阵痛区分开，因此一定要在下一次产检时，和医生好好描述一下。

如果宫缩非常频繁，每小时超过4次或伴有疼痛，那么你有可能属于高风险早产准妈妈，就要赶紧做好防护措施了。

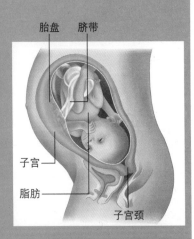

胎盘　脐带

子宫

脂肪

子宫颈

宝宝的活动更少了，这是正常的。

第212天 怎样通过呼吸来稳定和控制情绪

准妈妈的情绪在孕晚期的时候，也很容易受到波动，这样不仅会影响到宝宝的生长发育，对准妈妈的身体健康也很不利。以下几种方法可以帮准妈妈稳定和控制情绪，准妈妈不妨来试一试。

1 吸气吐纳

把两手抬起，离身体几寸远，握起拳头。把拳头握紧，保持这样，然后放松身体，继续平缓地深呼吸。每一次吸气时，你的心情就会感觉更加放松，而且会感觉很舒服，很安全。

2 腹式呼吸

准妈妈以半卧的姿势最适合，全身放松，两手分别放在前胸和上腹部，闭上眼睛和嘴，用鼻子缓慢吸气时，经过胸、肩，想象着气流吸进了腹部，保持1秒；然后将气体缓慢、轻柔地从鼻孔呼出，同时腹部慢慢收缩，按照这种方法重复进行，整个过程持续20分钟，可以调整心理和血压。

3 音乐的熏陶

在平复心情、缓慢呼吸的同时，可以听一些轻音乐，接受一下音乐的熏陶，想象乐曲正如春风一般拂过你的脸庞，你正沐浴在阳光里。你也可以播放你最喜欢的歌曲，大声地唱出来，这会使你的精神状态达到最佳点。

4 联想与想象

当情绪波动很大时，或很生气时，准妈妈可以想一些开心的事情，或者联想一下宝宝在子宫中安然、活泼地生活，很满足的样子。

也可以与准爸爸一起描绘宝宝的未来，小脸蛋是如何漂亮，身体是多么地健康。实在没心情想想的话，你可以想象一下让你不高兴的人，就想想他知道自己错了，向你道歉的样子，或者想想让你不高兴的事，给它换一个你满意的结局，这样准妈妈就会开心很多了。

5 写日记

每天都写一段日记，记录你的心情，或当情绪失控时，提前去写日记如实地记录下这一切，笔与文字也会帮你释放负面的情绪，你也可以这样开头："宝宝，妈妈今天很不开心，希望没有影响到你，具体是因为……"当你写着写着你就会发现你的心情不自觉地就平复了。

另外，准妈妈还应多接触一些文学作品和艺术的作品，也可以欣赏一些美丽的图片，以及阅读优美的散文、童话等。

总之，只要能陶冶自己的情操的事情都可以，这对腹中宝宝的生长会起到潜移默化的作用。

第213天　怀孕8个月肚子太小对胎儿有影响吗

也许到怀孕第 8 个月的时候，有的准妈妈会发现，自己的肚子比同月份其他的准妈妈的要小，这时候你就会开始担心、开始胡思乱想了。

首先，准妈妈要知道，这绝对不是因为宝宝没有正常生长的缘故。

你是不是有时候这样想，如果能为每个准妈妈怀孕时穿的服装设计一个耳塞和眼罩就好了，在怀孕第 9 个月就可以戴上耳塞和眼罩，使你远离来自亲戚、朋友甚至陌生人的误导性的评论和建议而带来的烦恼，并避免把你和其他准妈妈做比较后的烦恼。

其实你只要把不爱听的话当耳旁风就好了，就像怀孕前的体型就有千差万别一样，怀孕后的准妈妈也没有哪两个怀孕的轮廓是一模一样的。

你怀胎的大小和形状如何，取决于很多因素，包括你怀孕前的体型、体重增加的数量、你摄入的饮食种类，等等。

你的外表很少能够成为体内所怀胎儿大小的依据，一个娇小的、身形又低又小的女人，其产出的婴儿，可能要比一个骨架很大的、身形又高又宽的女人的宝宝更大。

作为宝宝发育和健康的唯一判断标准，是来自于医生的检查结果。其他人说的话不要当真，要记住时刻保持一个好心情。

有的老人可能对你说："如果肚子向前凸起就是个男孩，要是很宽就是个女孩。"还有人说："女孩会让你的鼻子变大，男孩就不会。"这样的说法，相信聪明的妈妈一定不会相信，宝宝的性别在受精卵的时候就已经确定了，只是在那时候还没有办法检查出来而已，想知道男孩女孩很简单，生出来就知道了，在孩子出生之前还是保留一点儿悬念吧。

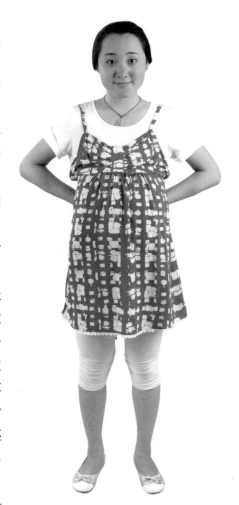

宝宝的大脑和视力进一步发育，能辨认颜色了。

第214天 孕晚期总是手脚冰凉该怎么办

进入孕8个月末的时候，由于准妈妈经常挺着肚子走路，身体有的地方可能供血不足，亦或者是寒性体质的准妈妈，都会觉得手脚时常冰凉，总是缓不过来，这可是一件很遭罪的事情。

如果是在冬天，准妈妈可以把手靠近暖气，或者是离暖气近一点儿坐，渐渐地身体的各个部位就会暖和过来，尤其是要保护好脚，脚暖和了，手自然就暖和了，切记不要靠着暖气坐很长时间，这样会让宝宝受不了的，对他的呼吸器官的发育也有影响。

如果是在夏天这种很炎热的季节里，准妈妈还是手脚冰凉，那可能是因为寒性体质的缘故，建议准妈妈多喝一点补气血的汤，从内部调养一下。

有时候晚上你可能因为手脚冰凉而睡不着觉，全身哪里都很暖和，就是手和脚是凉的，这也会让你感觉，虽然被窝很暖，但是打心里总会透出一股子凉气。

这种情况下，建议准妈妈起来冲一杯热牛奶，手捧着温热的牛奶，你的手很快就会暖和，再去泡泡脚，用38℃左右的温水，这样会放松你的神经，而且牛奶也会有助于你的睡眠。

如果以上办法的作用都不大的话，那就要靠准爸爸来处理了，握着妻子的手给她安慰，或给她温暖的眼神，温柔的拥抱，这样不仅温暖了准妈妈的手，也温暖了她的心。

补气血的汤

山药乌鸡汤

（原料）乌鸡1只，山药1根，香菇一小把，枸杞一小把，红枣8粒，八角2粒，葱两段，姜4片，盐适量。

（做法）1. 将乌鸡的爪尖、鸡尾剪掉，冲净表面和内膛后，放在冷水锅中大火煮开，捞出。

2. 另备一个砂锅，加水至砂锅的一半量，煮至水热，将焯过的乌鸡、火腿、泡发过的香菇、枸杞、红枣、八角、葱、姜一起放入，大火煮开后改微火炖约一个半小时。

3. 再将洗净去皮的山药切成大块，放进锅中再炖半个小时至酥烂，加适量盐调味即可。

羊肉黄芪当归汤

（原料）优质羊肉350克，红枣100克，红糖100克，黄芪15克，当归15克。

（做法）1. 将羊肉、红枣、黄芪、当归加1000毫升水一起煮。

2. 在煮成500毫升后，倒出汤汁，分成2碗，加入红糖即可。

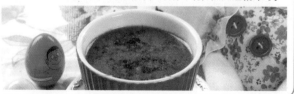

什么是胎位不正，胎位不正该怎么办

胎位是指胎儿先露的部位。在怀孕期间或分娩的时候，准妈妈腹中胎儿身体的某部位，最靠近准妈妈的子宫出口（子宫颈口）处，称为胎儿先露部，此部位就被称为胎位。

胎儿出生前在子宫里的姿势非常重要，它关系到准妈妈是顺产还是难产。子宫内的胎儿是浸泡在羊水中的，由于胎儿头部比胎体重，为了沿着准妈妈骨盆腔轴达到顺利自然的阴道分娩，其头部的姿势会尽量俯往胸前，让胎头的后枕骨做先锋，所以胎儿多是头下臀上的姿势，医学上称之为"头先露"，因胎头的枕骨靠近准妈妈骨盆的前半部，此种姿势又称为"枕骨前位"这种胎位分娩一般比较顺利。

在怀孕的前 6 个月，宝宝还比较小，可以在羊水中自由活动，到了 6 个月以后，宝宝变大，活动起来有些束手束脚了，逐渐地就变成了头下脚上的姿势。

这个姿势就是正常的胎位，是最适合宝宝生出来的姿势，如果不是这个姿势，就是我们常说的胎位不正，也叫胎位异常。

胎位异常包括臀位、横位、枕后位、颜面位等。以臀位多见，而横位对母婴的危害最大。

由于胎位异常将给分娩带来程度不同的困难和危险，故早期纠正胎位，对难产的预防有着重要的意义。

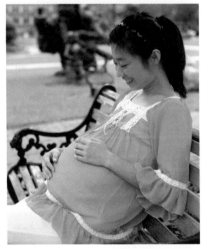

按时检查，胎位如果有偏差可以通过按摩和体操等方式纠正过来。

胎位不正的纠正

30 周后检查胎位仍不能自动复位者，可以经由一些方法来矫正不正的胎位：

● 胸膝卧位

准妈妈跪在床上，采取跪伏姿势，两手贴住床面，双腿分开与肩同宽。

胸与肩尽量贴近床面，脸偏向一侧。

双膝弯曲，大腿与地面垂直。维持此姿势约两分钟，慢慢适应后可逐渐增加至 5~10 分钟，每日做 2~3 次。

小贴士

这个动作只适用于孕 30~34 周的准妈妈调整胎位。在孕 7 个月前发现的胎位不正，只要加强观察即可。因为胎儿相对子宫来说还小，且母亲宫内羊水较多，胎儿有活动的余地，会自行纠正胎位。这个方法要在医生的指导下进行，每次要先解小便、松解裤带。

宝宝将来的性格会因为准妈妈的情绪而受到影响吗

准妈妈的心情会影响未来宝宝的性格，你的精神状态、情感、行为、意识可以引起体内激素分泌异常，影响到宝宝的性格形成。怀孕期间，妈妈的心情好坏与否，是决定宝宝性格好不好的一个至关重要的因素。

准妈妈的情绪影响胎儿性格的塑造

随着宝宝一天天长大，宝宝和妈妈的心灵感应也会日渐明显，如果妈妈的心情好，宝宝自然也会安静愉快，如果妈妈的心情不好，那么宝宝也会躁动不安。

准妈妈能正确对待孕期反应带来的烦恼，积极、坚强地克服怀孕后期和分娩中的痛苦，这种坚强的意志也会影响到你的宝宝，为他出生后能有自尊自强、勇于与困难作斗争的好性格打下基础。

所以为了腹中的宝宝着想，准妈妈应该时时刻刻注意自己的情绪，即便是遇到特别让人生气的事，也要懂得随时调整自己的心态，尽量排除不良情绪，让自己尽快恢复平静。

特别是在宝宝7个月以后，能把感觉转换为情绪。这时他的情感与母亲息息相通。因此，在怀孕过程中，要时刻注意塑造美好的性格。

帮准妈妈改善情绪的几条建议

1 经常观看喜剧电影和喜剧书籍，这可以帮助你调节情绪，忘掉不愉快的事。同时适当地大声笑也有助于舒缓神经。

2 做自己喜欢做的事。在做自己擅长或喜欢做的事的时候，往往都非常愉快。当然，这个爱好必须以健康为前提，长时间上网、吃垃圾食品等都是不对的。

3 多吃水果和蔬菜。水果和蔬菜营养丰富，并且其特殊的芬芳有助于改善情绪，使你获得平静的心情。

4 减少工作量。工作压力常会使人身心疲惫、情绪烦躁，所以

如果你是一位上班族准妈妈的话，就要考虑适当减少工作量，这样做对稳定你的情绪有很大的帮助。

5 不开心的时候找朋友倾诉。倾诉是缓解情绪的好办法。我们在生活中难免会遇到一些不如意的事，如果把这些不愉快全部都积压在心里，不仅会影响宝宝的性格，也会导致免疫力的下降。

相反，你在情绪低落的时候找个朋友倾诉一下，朋友的开导和安慰，也许能很快让你走出低谷，恢复平静。

6 进行放松锻炼。如果心情不好，准妈妈可以尝试平躺在床上，全身放松，想象自己睡在春天的花丛中，或是在某个美丽的海滩享受阳光浴。类似的放松锻炼如果经常进行的话，有助于舒缓紧张情绪，改善心情。

什么动作易导致准妈妈产后腰疼

准妈妈都知道一些高危动作，比如爬高、跳远、摔倒会导致腹中的宝宝有危险，但是也有很多动作你不注意的话，会给你带来一种不必要的痛苦——产后腰痛。

俯身弯腰捡东西

怀孕7个月之后，宝宝的体重会使妈妈的脊椎压力很大。因此，要尽可能地避免俯身弯腰的动作，以免给腰椎造成过大的重负。

如果你需要从地面捡东西，应先屈膝并把全身的重量分配到膝盖上，蹲下来再捡拾物品，而不是直接俯身弯腰。

仰卧时直接从床上起身

当腹部隆起后，很多准妈妈起床时，总是叫丈夫"帮把手"，不是拉她起身，就是从背后推一把才能起身，其实这两种方法都不对。直接从仰卧的姿势起床肯定会对腰部肌肉造成影响。

准妈妈不宜仰卧，以侧卧为好，特别以左侧卧感觉最舒服，为了让全身放松，可以在两腿之间放一个垫子。

如果还觉得背部不舒服，还可以在背部放一个小枕头，可以靠一靠。在床上放多少枕头都不为过，只要让自己觉得舒服就行。

从床上起身时，要缓慢有序地去进行，避免腹部肌肉紧张。

做"辣妈"，太早穿高跟鞋

现在很多准妈妈都是80,90后，即使做了妈妈，也要美美的，想要生完宝宝后立刻穿上自己心爱的高跟鞋，这是极其不对的。

产后过早地穿高跟鞋，使身体重心前移，除了引起足部疼痛等不适外，也可通过反射涉及腰部，使腰部产生酸痛感。

躺的时间太久，不运动

很多准妈妈很娇气，不愿意下床活动，总是躺或坐在床上养胎，或者分娩后依然不下床活动，躺的时间太久，腰部肌肉缺乏锻炼，也容易出现腰痛。

因此，准妈妈要记住，不要贪图安逸过多躺卧，在孕晚期也应坚持做散步等适当运动，以加强腰背部的柔韧度。

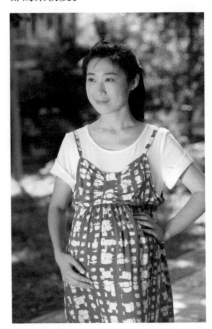

第32周

胎盘　脚指甲　头发

子宫

脐带

子宫颈

宝宝全身长满了绒毛，脚指甲也长出来了。

第218天　孕晚期运动有哪些好处

虽然到了孕晚期，大着肚子很不方便，但是还是要坚持做一点运动。孕晚期运动有以下几种好处。

有利于宝宝的发育

运动能促进血液循环，增加母亲的血液和胎儿血液的交换，增加胎儿氧的供给和废物的排出，促进胃肠蠕动，增进食欲，使胎儿得到更多的营养。能刺激胎儿的大脑、感觉器官、平衡器官，以及循环和呼吸系统功能的发育。

有利于顺利分娩

适当运动能增强准妈妈腹肌、腰肌和骨盆底肌的力量，避免肥胖，减少妊娠水肿和高血压的发生，使胎儿及与分娩直接相关的骨盆关节和肌肉受到锻炼，为日后的顺利分娩创造有利的条件。

缓解孕晚期腰酸背痛

准妈妈内分泌的变化较大，体内的合成代谢与分解代谢显著增加，代谢产生的废物特别需要及时地经血液循环排出。如果缺乏运动，肌肉组织中堆积的

代谢产物乳酸就来不及运走，加上子宫随着胎儿的生长发育而逐渐地增大，增大的子宫挤压周围的脏器，压迫腰部及下肢血管和神经，会产生肌肉酸痛、疲惫无力的现象，以致下肢浮肿，身体笨重，活动不方便。

散步是孕晚期最适合的运动，即使在怀孕前你是一个不喜欢运动的人，怀孕后也要经常散步。在孕晚期，每天晚饭后，准妈妈可以在准爸爸的陪伴下，穿一双舒服的平底鞋去散步，心情尽可能愉快、放松。

准妈妈在孕晚期做散步运动不宜时间过长，以身体不感到疲劳为原则，刚开始时最好步子放慢一些。散步地点宜选在林荫道、公园等空气新鲜、人少的地方。

小贴士

出现以下情况应马上休息

1. 出现疲惫感就应该休息。
2. 出现身体不适应马上休息。
3. 下腹感到不适应马上休息并就医。

冬天怎样防滑

冬天，在我国北方气温很低，尤其是东北，在下雪天地面上经常结冰，加上准妈妈本来就身体笨重，行动不便，因此很容易摔跤和扭伤，引起流产和早产。

在这种情况下，如果一定要出门的话，应有伴同行，穿上防滑的鞋，以免走雪地时滑倒。

随着宝宝的成长，母体的血液循环加重。因此，突然站起、向高处伸手取放东西，都会感到费力，还会发生眼花、头晕，出现脑缺血，因此很容易摔倒。

走路多了，也会使准妈妈感到费力和疲劳，容易滑倒，因此走一段路也要坐下休息一会儿。就是散步锻炼时，也要注意休息。

如果准妈妈不慎摔倒了，不要慌张，如果感觉没事，并无异样感觉也不可大意，要立刻回家仔细检查一下，看有没有流血的症状。

如果有不适症状，要快速去医院检查。

宝宝生活在羊水中，羊水可保护胎儿免受损伤、缓冲外来压力，使胚胎免受震荡，防止羊膜和胚体的粘连，并提供胚胎自由生长活动的条件，维持胚胎发育所需的液态环境。羊水会保护宝宝的。

一般轻微的摔倒对宝宝构不成威胁，一旦你觉得自己要摔倒，并且无法控制的情况下，一定要在尽可能的情况下，放慢速度，减击力。

小贴士

冬天鞋子防滑小窍门

冬天准妈妈外出真是家里的一件大事，任何防滑措施的前提都是你有一双很好的防滑鞋，一般冬天常见的那种雪地靴就很好了，如果你还不放心，那么在此告诉你一个小窍门，在你出门的鞋子上贴上一块风湿膏药，就是店面上常见的那种，防滑效果是相当不错的。

一双平底、柔软、暖和的雪地靴是冬天准妈妈很好的选择。

准妈妈可以吃凉性食物，但是不可以吃过量，因为过凉的食物会产生刺激，对子宫收缩有影响，另外准妈妈吃过凉的食物还会使宝宝躁动不安，在孕晚期更为明显。

但是这不代表准妈妈一点凉的食物都不能吃，其实水果多数也是凉性的，而准妈妈就应该多吃水果。只要准妈妈控制恰当，一些凉性食物是可以吃的，只要不将青菜凉拌着吃，或者将水果冷冻着吃就好了。

很多准妈妈在怀孕前很喜欢吃冷饮，像奶昔、冰粥、糯米糍等，但是老辈人总说怀孕后就不可以吃了，否则会使宝宝流产或胎死，那么这究竟有科学依据吗？

其实，准妈妈是可以吃冷饮的，但要控制进食量，不要一次吃得太多，以免引起胃肠不适，诱发早产。

宝宝对冷的刺激也极敏感，当准妈妈喝冷水或吃冷饮时，宝宝会在子宫内躁动不安，胎动会变得频繁，影响宝宝的正常发育。

此外，准妈妈多吃冷饮可使血管收缩，血流减少，分泌也减少，甚至产后乳汁分泌也会减少。

所以，准妈妈还是要有所注意的。

其实，你也不需要把冰激凌打进黑名单，你完全没有必要因为怀孕而剥夺自己吃冰激凌的权利。

一些甜食，包括冰激凌、酸奶或者是牛奶做成的布丁，都可以成为你饭后的小甜品，它可以提供你每天所需钙质的三分之一。但是切记，不要让它喧宾夺主。

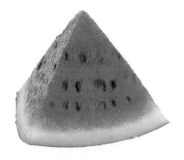
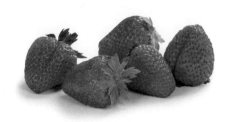
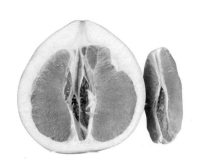

毋庸置疑，没有生过宝宝的准妈妈都会把分娩想象得很痛，所以一提到分娩总是很害怕，其实这是完全没必要的，现在的医学这么发达，准妈妈在分娩过程中所要承受的痛苦，比起从前那是好得多了。

准妈妈要正确对待分娩这个问题，积极地调整好自己的心态，勇敢地去面对这个挑战。

调整自己的心态

分娩的日子临近，此时准妈妈的心情会很紧张，产生许多疑惑和担忧，如担心胎儿是否健康，有无畸形，新生儿是否聪明，会不会发生难产等。

准妈妈要知道的是，分娩是正常的生理过程，只要有良好的心理准备，都能平安渡过分娩这一关的。

准妈妈的精神状态固然受到外界各种因素的影响，但也是完全可以控制，并且可以不断进行自我调整的。

你要信任你的医生，相信现代医学的进步已经能够应付可能出现的意外，保证母子的安全。

其次，事先对分娩的过程有详细的了解，对出现各种不正常的因素，都想好如何配合助产人员是正确的做法。

最后，让自己保持一个不急不躁、泰然处之的心态，良好的心理状态能很好地帮助你克服产前的种种不适，并能促进产后的尽快恢复。

正确认识分娩疼痛

对于分娩疼痛的恐惧是准妈妈此时最为关心的问题。

分娩过程的疼痛是不可避免的，但也因人而异，有人并不感到很痛，大部分准妈妈都认为是可以忍受的。分娩时的阵痛是自然现象，与受伤、疾病的疼痛有本质上的区别。

其实准妈妈产前的精神状况和产痛有很大的关系，感到剧痛可以说是自身造成的，比如严重的紧张、恐惧心理会加重疼痛的感觉。

对于准妈妈来说，心情舒畅，肌肉也会放松，心情越紧张，肌肉就会绷得越紧，可导致原发或继发性宫缩乏力、产程延长等异常分娩，不仅疼痛加剧，还会造成难产、滞产。

所以，从思想上消除对分娩的恐惧不安是准妈妈最该做的事，保持平静的心情，分娩时也就不会感觉太疼痛了。

小贴士

丈夫、家人应热情、耐心地鼓励准妈妈，解除她的紧张心理。丈夫还应多陪妻子到户外散步，以增加活动量，为分娩增加体力。

孕晚期准妈妈腹痛的原因是什么

孕晚期，随着宝宝不断长大，准妈妈的腹部以及全身负担也逐渐增加，再加之离预产期越来越近，出现腹痛的次数会比孕中期明显增加。

1 生理性腹痛

随着宝宝长大，准妈妈的子宫也在逐渐增大。增大的子宫不断刺激肋骨下缘，可引起准妈妈肋骨钝痛。一般来讲这属于生理性的，不需要特殊治疗，采取左侧卧位有利于疼痛缓解。

在孕晚期，准妈妈夜间休息时，有时会因宫缩而出现下腹阵痛，通常持续仅数秒钟，间歇时间长达数小时，不伴有明显下坠感，白天症状即可缓解。

2 病理性腹痛

出现胎盘早剥，多发生在孕晚期，准妈妈可能有妊娠高血压综合征、慢性高血压病、腹部外伤等。

下腹部撕裂样疼痛是典型症状，多伴有阴道流血。腹痛的程度受早剥面积的大小、血量多少，以及子宫内部压力的高低和子宫肌层是否破损等综合因素的影响，严重者腹痛难忍、腹部变硬、胎动消失甚至休克等。

所以在孕晚期，患有高血压的准妈妈或腹部受到外伤时，应及时到医院就诊，以防出现意外。

如果准妈妈忽然感到下腹持续剧痛，有可能是早产或子宫先兆破裂。应及时到医院就诊，不可拖延时间。

3 非妊娠原因的腹痛

在孕期出现一些疾病，也可引起准妈妈孕晚期腹痛，但这些病与怀孕无直接关系，如阑尾炎、肠梗阻、胆石症和胆囊炎等。

因为在孕期出现腹痛比较常见，所以有时出现了非妊娠原因的腹痛，容易被准妈妈忽视。

● 急性阑尾炎

在孕早、中、晚期均可能发生。因为准妈妈发生阑尾炎后病情发展会更为迅速，所以要及时到医院检查治疗。

● 肠梗阻

如果准妈妈孕前做过腹部手术，手术后发生的肠粘连往往是孕期引发肠梗阻的原因。准妈妈发生肠梗阻缺乏典型症状，所以一旦感到腹痛并伴有呕吐、腹泻，应及早去医院检查。

● 胆石症和胆囊炎

由于受到怀孕生理变化的影响，如果孕前有胆石症，稍有不慎便极易导致胆囊发炎。

胆囊发炎时出现上腹疼痛、恶心、呕吐、发烧，且疼痛会因饮食引起或加剧。准妈妈应注意细嚼慢咽，一餐不宜吃过饱，少吃脂肪含量多的食品。

其实，准妈妈没有必要隔几天就去做一次产检。这时候，进入分娩临近阶段，想必准妈妈一定很担心，很紧张，同时又很期待，总是身体一有点不舒服就担心这，担心那，其实这都是杞人忧天。

其实5~8周做一次产检是比较合适的，如果你实在是担心，一个月做一次产检也是可以的。

现在准妈妈已经进入第32周了，产检对你来说并不陌生，但是宝宝在每一周的变化中都可能出现哪些突发病，什么疾病在孕晚期比较容易出现，这些对于准妈妈一定是很陌生了。下面就讲解一下孕晚期容易出现的疾病、孕晚期的检查安排等。

在第29~32周的时候，准妈妈差不多要做第5次产检。以后大概每2周产检一次。

医生要陆续为准妈妈检查是否有水肿现象，由于大部分子痫前症会在孕28周以后发生，所以，在怀孕后期，针对血压、蛋白尿、尿糖所做的检查非常重要。

如果测量结果发现准妈妈的血压偏高，又出现蛋白尿、全身水肿等情况时，准妈妈须多加留意，以免有子痫前症的危险。

另外心电图、肝胆B超的检查也是必要的。还要根据你自身的情况复查血糖、胆汁酸。

在第33~35周时，建议准妈妈做一次详细的超声波检查，以评估宝宝当时的体重及发育状况，并预估宝宝至足月生产时的重量。

一旦发现体重不足，准妈妈就应多补充一些营养物质。

36周前后应该是要计算预产期了，要为生产事宜做准备，从36周开始，准妈妈越来越接近生产期，此时所做的产检，以每周检查1次为原则，并持续观察宝宝的状态。

此阶段的准妈妈，可开始准备一些入院用的东西，以免生产当天太过匆忙，变得手忙脚乱。

38~40周是最后一次产检，胎位开始固定，胎头已经下来，并卡在骨盆腔内，此时准妈妈应有随时准备生产的心理。

在未生产前，仍应坚持每周检查一次，让医生进行胎心监护、B超检查，了解羊水及宝宝在子宫内的状况。

如果超过41周还未有分娩迹象，准妈妈就应该考虑催产了，因为逾期太久，宝宝在宫内将面临缺氧的危险。

小贴士

要注意身体的变化，尤其是一些临产的征兆，比如见红、破水等，一旦出现这种征兆，要马上去医院。

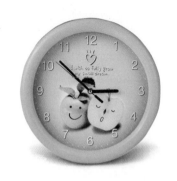

坏处一：频繁摸肚皮好似打催产针

怀孕不到 36 周的准妈妈，千万不要频繁摸肚皮，这样会引起子宫收缩，可能导致宝宝早产。

坏处二：不恰当的手法可造成脐带绕颈

有的准妈妈怀孕后，同事朋友们都很喜欢摸她的肚子，准妈妈也觉得无所谓，摸就摸吧，有的喜欢使劲地来回摸，一天摸几次，有的还拍拍肚子，后来做 B 超发现宝宝脐带绕颈了，这时才想起过去也看到过一些相关的帖子说是多摸肚子，宝宝会以为你在跟他玩，他就积极回应你，结果导致脐带绕颈。

坏处三：不恰当的手法还可造成胎位不正

抚摸肚皮是和宝宝沟通的一种有效的方式，但是，不恰当的手法还可能造成胎位不正，在这里不是说不让准妈妈摸肚子，而是要提醒你用正确的方式去抚摸肚子。

抚摸肚子的正确做法

● 来回抚摸法

准妈妈在腹部完全松弛的情况下，用手从上至下、从左至右，来回抚摸。心里可想象你双手正爱抚在可爱的宝宝身上，有一种喜悦和幸福感。

注意事项：抚摩时动作宜轻，时间不宜过长。每次 2~5 分钟。

● 触压拍打法

准妈妈平卧，放松腹部，先用手在腹部从上至下、从左至右来回抚摸，并用手指轻轻按下再抬起，然后轻轻地做一些按压和拍打的动作，给宝宝以触觉的刺激。

刚开始时，宝宝不会做出反应，准妈妈不要灰心，一定要坚持长久地有规律地去做。一般需要几个星期的时间，宝宝会有所反应，如身体轻轻蠕动、手脚转动等。

注意事项：开始时每次 5 分钟，等胎宝宝做出反应后，每次 5~10 分钟。在按压拍打宝宝时，动作一定要轻柔，准妈妈还应随时注意胎宝宝的反应，如果感觉到胎宝宝用力挣扎或蹬腿，表明他不喜欢，应立即停止。

● 推动散步法

准妈妈平躺在床上，全身放松，轻轻地来回抚摸、按压、拍打腹部，同时也可用手轻轻地推动宝宝，让宝宝在宫内散散步。

注意事项：每次 5~10 分钟，动作要轻柔自然，用力均匀适当，切忌粗暴。

如果胎宝宝用力来回扭动身体，准妈妈应立即停止推动，可用手轻轻抚摩腹部，宝宝就会慢慢地平静下来。

孕九月

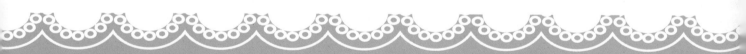

　　你的宝宝在本月里会完全发育成形，你即将成为一名真正的母亲，下个月你就可以和宝宝见面了，现在你的心情肯定是一天比一天激动吧。此时的胎教是对宝宝最有帮助的，因为这时候他已经发育得很完整，可以被叫作一个小人儿了。

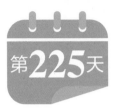

第33周

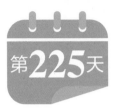第**225**天 第9个月妈妈和宝宝分别是什么样子的

妈妈的样子

怀孕9个月时随着胎儿体重的增加，准妈妈的活动也会越来越不便，甚至每动一下都很困难，这时候准妈妈全身上下也许会显得很臃肿，但是不要担心，之前你补充了那么多的营养，不胖一点儿就不正常了。

宝宝的样子

怀孕9个月结束时，胎儿大小约有53.2~55厘米，体重继续增加。这个月宝宝的体重、个头增长非常明显，约会增长5厘米，增重增长1.13千克，出生时，宝宝身上的脂肪大概占到体重的15%。此间，宝宝已经没有那么大的活动空间了，但是，你要注意，宝宝的蠕动及翻转情况仍然相当重要，在第9个月里，很多宝宝脐带也会长到60厘米，胎盘的重量则达到0.68千克左右，所以准妈妈就要相当小心了。

月初宝宝的软骨头逐渐在变硬，除头部外身体其他部位的骨骼已经变得很结实，不过颅骨还是软软的，也没有完全闭合，这种松动的结构是为生产过程中宝宝的头部能够顺利通过阴道而做准备的。

到中期的时候宝宝眼睛里的虹膜已经能放大放小，对亮光也有了收缩反应，还能够聚焦，另外宝宝可能已经长出了一头浓密的胎发。

小贴士

这个月的宝宝已经可以称为足月儿了，身体一定很健康，其实只要是在第37周至42周出生的宝宝都算是足月出生的宝宝。

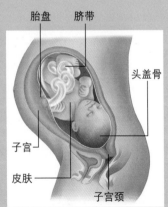

胎盘　脐带

头盖骨

子宫

皮肤

子宫颈

宝宝已经头下脚上做好了出生的准备。

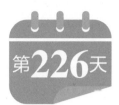

准妈妈都知道分娩有两种方法：一是自然分娩，就是通过自然产道分娩；二是剖腹产，就是进行手术来取出宝宝。

至于什么情况下可以自然分娩，什么时候要剖腹产，准妈妈们只需要听从医生的就好了。

可能有些准妈妈很爱美，不喜欢在肚子上留疤痕，在医生建议剖腹产的情况下还是要坚持自己生，这样就不对了，疤痕是可以消除的，但是在分娩过程中一旦遇到突发情况就是一辈子的事情了，可不要因为一时的错误想法而抱憾终生。

以下四种情况是必须要进行剖腹产的，请准妈妈一定要清楚。

1 胎盘早剥

胎盘在宝宝出生前已经开始从子宫壁上剥离了，宝宝在此时还不出生的话，就会因为缺氧而带来生命危险。

2 宫颈停止扩张

宫颈停止扩张或宝宝停止在产道中继续下降刺激宫缩，而且让生产过程继续下去的各种措施都无效，就要赶紧进行剖腹产。

3 胎心不正常

宝宝也许受不了引产或接下来的生产过程，这时候就需要剖腹产了。

4 脐带从宫颈脱出来

此时要立即让宝宝出生，否则脱垂的脐带会阻断宝宝的氧气供给。

造成宝宝窘迫的原因

造成宝宝窘迫的原因有很多，主要可能来自三方面：

第一方面是来自母体的原因，因为准妈妈的心肺功能不好、高血压等造成母体缺氧，进而使宝宝缺氧。

第二方面是宝宝方面的原因，即宝宝有先天缺陷。

第三方面是胎盘出了问题，胎盘是连接准妈妈和宝宝的桥梁，如果胎盘功能下降可导致宝宝在母亲子宫内缺氧。

剖腹产有哪些缺点

分娩时的第一选择还是倾向于顺产。和顺产相比，剖腹产对产妇的身体伤害较大，容易出现盆腔粘连、子宫破裂等后遗症，再加上腹部的伤口要一层一层长，产后的恢复比起顺产要慢得多。

新生儿没有经过产道的痛苦挣扎，在体力上也比自然分娩的孩子弱一些。

但是，顺产也不是"想顺就顺"的。一早做好了顺产的准备，临时却因为种种变故，不得不选择剖腹产的准妈妈也不在少数，这其中有很多无法预知的因素。

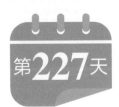

剖腹产的孩子更聪明吗

准妈妈一定不要被不科学的谬传所影响。现在社会上很多人在争论是剖腹产生的孩子聪明还是自然分娩的孩子聪明。

宝宝聪明与否与生产方式无关

许多人认为，剖腹产的宝宝比自然分娩所生的宝宝更聪明，理由是剖腹产的宝宝不受挤压，不会有脑部缺血、损伤等情况的发生。

这完全是毫无科学依据的谬传，准妈妈一定不要相信。正常分娩时，虽然宝宝头部会受到挤压而变形，但一两天后即可恢复正常。他在受压的同时，也是对脑部血管循环加强刺激，为脑部的呼吸中枢提供更多的物质基础，出生后容易激发呼吸而啼哭。

此外，宝宝的头经过子宫收缩与骨盆底的阻力，可将积存在胎儿肺内以及鼻、口中的羊水和黏液挤出，有利于防止吸入性脑炎的发生，这些都是剖腹产所不及的。

其实剖腹产与自然分娩的宝宝在智力上并无差异。孩子聪明与否，取决于父母的遗传，和准妈妈的生产方式无关。认为剖腹产宝宝更聪明之说是不正确的。选择哪种分娩方式，应该本着母子健康的原则，由医生根据产检后的结果而定的。

聪明宝宝与什么有关

● 体重的奥秘

在体重的正常范围内，就是2.5~5.0公斤出生的宝宝，出生时越重的将来越聪明，至少到青年前期都是这样。

● 交流的作用

在宝宝出生后8~14个月大的时候父母与他的谈话方式对他们日后的智力发展也至关重要。所以在此建议父母应该多加注意。

在宝宝出生的最初几个月里，尽管他不会回应，但也要不断地和他说话。

尽量减弱能使宝宝分神的背景噪音。

根据宝宝的成长阶段，说些宝宝可能感兴趣的东西，比如什么奶粉好喝，什么尿片更舒服，等等。

每天至少和宝宝讲话半个小时以上。

坚持母乳喂养，母乳中含的营养物质能促进智力的发展。普通的婴儿配方奶粉中没有这种营养成分。

小贴士

虽然母乳喂养最好，但并不是每个宝宝都能够得到母乳喂养的，这就要靠妈妈的努力了。

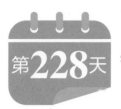

第228天 身材娇小型准妈妈可以顺产吗

不少身材娇小的准妈妈孕晚期总是提心吊胆，生怕自己难产，担心由于自己的身材影响了宝宝在出生时的顺利程度。

那么这种担心有必要吗？会出现这样的问题吗？

经过调查发现，身材娇小的准妈妈难产的发生率确实要高一些。尤其是身高不足 1.55 米、身材明显矮小的准妈妈，由于骨盆比较狭小，难产的发生率就较高。

此外，由于娇小型准妈妈孕前身材普遍瘦弱，体重低，所怀宝宝的体重也相应地偏低，发生产后病症的概率较正常体重儿童高。

那大家就有疑问了，难道上天就这么不公平，身材娇小型的女性就无法怀孕生养吗？答案自然是否定的。

担心归担心，过分的担心就是杞人忧天了。

其实，身材的高矮与骨盆的大小不一定成正比。

宝宝能否顺利分娩还与女性骨盆的形态有关。有些身高超过 1.70 米的准妈妈，有着男性一样的骨盆，盆腔呈漏斗状，骨质厚、内径小，宝宝还是不易通过，为分娩增加了困难。

而很多身高不足 1.60 米的准妈妈，甚至不足 1.50 米的准妈妈们，如果是典型的女性骨盆，臀部宽，盆腔呈桶状，骨质薄、内径大，宝宝就很轻易通过。

此外，宝宝的大小与准妈妈骨盆是否相当也是衡量能否顺产的因素。

因此，身材娇小的妈妈们大可不必忧心忡忡。女性骨盆的形态是否正常，通过骨盆外丈量可以进行初步估计。

现代化的超声波检查手段也可以正确丈量出宝宝的大小。所以，临产时，医生完全可以估测出你是顺产好还是剖腹产好。

女性骨盆的种类

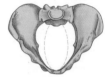

1. 子宫内径的横向直径小于纵向直径的盾牌型骨盆。

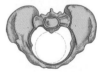

2. 纵横向直径相当的圆形骨盆。

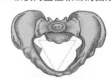

3. 三角形骨盆。

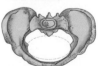

4. 狭窄的椭圆形骨盆。

剖腹产以后还能自然分娩吗

在这里要建议准妈妈，第一胎如果是剖腹产的话，第二胎最好不要顺产，因为宫缩时宫腔内压力是很大的，顺产很容易导致子宫破裂，会危及母婴的生命，所以最好不要顺产。

在剖腹产后，还想再要一个宝宝的话，最好两年后再要第二胎，这是为了使子宫切口处长得牢固，防止早期子宫破裂，即使长得比较牢固，切口处仍是瘢痕组织，尤其在孕晚期要特别注意，要卧床休息，出现腹痛等不适时要及时去医院。

但这也不是绝对的，只要你符合剖腹产后自然分娩的条件，那么你成功分娩的可能性还是很大的。

如果造成你上次剖腹产的原因在第二次怀孕时已经不存在了，那么你成功分娩的可能性就更大了。

剖腹产后再次怀孕期间的注意事项

1 孕晚期要防止腹部受挤压。为预防发生瘢痕处裂开，必须注意保护，不能受到挤压。

孕晚期在日常生活中要多加注意，乘车、走路等要避开拥挤的人群，家务劳动要适当，睡眠应仰卧或侧卧，性生活应有节制，避免腹部受到撞压。

2 注意胎动情况。胎动是宝宝在子宫内发出的不规律的活动，胎动的快慢是他在宫内安危的早期表现之一，每小时要有3~5次或一天至少要有10次以上的胎动。

3 发生腹痛及早就医。瘢痕子宫到孕晚期有的会出现自发性破裂，腹痛是主要表现。

由于子宫瘢痕愈合不良，随着妊娠月份的增加，宫内压力增大，虽无任何诱因，子宫也可从其瘢痕处胀发而破裂。

子宫破裂时可出现轻重不等的腹痛，有时腹痛虽轻但子宫已破裂，必须提高警惕。

4 二次分娩应以剖腹产为宜。第一次剖腹产术后再孕的准妈妈，第二次分娩有八成以上都要做剖腹产，这比自然分娩安全。

再次剖腹产的手术时机要选择适当。过早，胎儿不易存活；过迟，易造成子宫破裂或死胎。只要胎儿发育成熟，便可进行手术，不必非等到临产才做手术。

5 最好提前住院待产。瘢痕性子宫越接近产期，破裂的危险越大。为预防发生子宫破裂或胎儿死亡，应提前两周住院待产，以便发现问题及时处理。

6 再次剖腹产时，应行输卵管结扎。剖腹产手术分娩，一生仅能做两次。为保证妈妈的健康，在第二次进行剖腹产手术的同时，做输卵管结扎手术比较好。

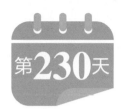

第230天 为什么剖腹产的妈妈越来越多

在现在这个时代，剖腹产的准妈妈越来越多，而愿意自然生产的就越来越少。在古代根本就没有剖腹产手术，那些伟大的母亲们也没有现代这种技术，疼痛和艰辛只有自己扛下来。所以新时代的准妈妈们要感谢现代的医疗技术，同时有这些技术的帮助，准妈妈也应该放心地选择自然分娩的方式。

那究竟为什么选择剖腹产的准妈妈越来越多了呢，这是一个值得讨论的问题。

1 现在的准妈妈大多都对自然分娩有恐惧情绪，电视上、电影里分娩所表现出来的疼痛真的很夸张，吓坏了准妈妈们，也影响了你们对分娩的正确认识。

2 还有很多准妈妈及家人不愿让宝宝有丝毫缺氧及产伤的风险，还错误地认为剖腹产宝宝比自然分娩的宝宝聪明，母亲体形恢复也较好，但是却忽略了很多剖腹产的弊端。

3 准妈妈对法律意识和维权意识不断提高，但是对分娩的高风险性认识却普遍不足，产科医生也不愿承担风险，因为产科医生的工作缺乏有力的法律保护。

因此，对于有异常情况，即可能对母婴不利的某些情况，产科医生就会建议准妈妈实施剖腹产手术，避免承担风险，这种情况下，准妈妈为了宝宝的安全，不得不在手术同意书上签字，接受手术。

4 还有些准妈妈无法忍受分娩过程中长时间的疼痛，从一开始就拒绝自然分娩，家人为了照顾准妈妈的情绪也就妥协了。

5 有些准妈妈及家人还对分娩时间有要求，想选择吉时让宝宝出生，这种迷信的思想也给医生带来了很多不便，为了满足家属的愿望，医生不得不建议准妈妈选择剖腹产。

6 随着人均收入水平的增加，大多数家属都认为多花点钱就可以减轻很多疼痛，没必要叫准妈妈经受长时间的痛苦，这也影响了自然分娩率。

7 自从国家倡导计划生育以来，高龄产妇比例明显增加，对于高龄产妇来说自然分娩的风险较大，自然分娩几乎已经被剖腹产替代。

8 年轻的医生处理难产的经验不足，阴道助产能力下降时，剖腹产就成了解决问题的最佳方法。

这些都是为什么剖腹产妈妈越来越多的原因。

第231天 临近分娩准爸爸要做什么

临近准妈妈分娩的日子，准爸爸也跟着忙碌起来。妻子就要给家里添一个可爱的宝宝了，你们爱情的结晶就要出世了，在这个关键时刻，作为一个爸爸，一个丈夫，你的重要性在分娩前后更是显得极为重要了，因为宝宝和妈妈都需要你。

提前要做的准备

1 为了在妻子突然发生阵痛或破水时不会手忙脚乱，你必须事先建立好各种紧急联系方式，在预产期的前后两周应尽量避免出差。

2 为准妈妈准备好饮用的热水、饼干、巧克力，在准妈妈进入产房前交给护士，以便准妈妈在生产过程中及时补充能量。

3 准备好照相机或摄像机，可以随时记录下宝宝的可爱形象，这可是弥足珍贵的收藏品。

4 抽时间给妻子按摩，帮她放松。从现在开始，你可以坚持每天给妻子按摩，使她感到放松，帮助她更好地适应等待分娩这段艰苦期。

也学会放松自己

第一次迎接新生命，任何人都会感到紧张，准爸爸虽然只能旁观，但也够紧张的了。但是在妻子面临分娩时，你要镇静下来，作为她的精神支柱。

如果准爸爸自己先紧张起来，就一定会影响到准妈妈的情绪，使她更加不安、惶恐。因此，准爸爸一定要学会放松自己，自己先放松，才可能去帮助妻子放松，给予她最大的安慰与支持。

给妻子积极的心理暗示

生宝宝前，不要自己吓自己。如果自己把分娩过程想象成可怕的经历，那么你在迎接挑战之前就已经打败了自己，你都倒下了，那宝宝和妈妈怎么办呢？

因此，作为妻子精神上的支持者，丈夫一定要经常给予妻子积极的心理暗示，让她积极地面对这个自然的生理过程，而不要总是给她带来坏的消息，让她未战先怯。

小贴士

脊柱按摩

让准妈妈侧躺在床上，丈夫用两手在她背部沿着脊柱由上而下地滑动。注意力道应适中，太强的力道会使准妈妈肌肉紧张，太弱又会使她感到酥痒。

腹部按摩

让妻子盘腿坐在地上或是垫子上，你坐在她身后，将手放在她的腹部，轻轻地绕着腹部画圆，用手指做腹部按摩。

第34周

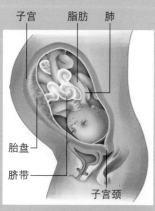

子宫　脂肪　肺

胎盘

脐带

子宫颈

宝宝的大脑基本发育完全了。

怎样练习助产操

腿部练习

方法：左腿固定站好，右腿转动360度，待动作复原后，换另一条腿做同样练习。

作用：促进分娩。

次数：每天早晚各做4次。

肌肉收缩练习

方法：慢慢下压膀胱，然后尽量收缩阴部肌肉，收缩尿道和肛门周围的肌肉。

作用：分娩时减少阴道裂伤，并避免大小便失禁。

次数：每天做2回，每回做3次，不论是站、坐、卧或行走姿势均可以。

腰部练习

方法：双手扶着椅子，慢慢地吸气，手臂用力将身体的重量集中在椅背上，脚尖立起，抬高身体，挺直腰部，然后慢慢地呼气，放松手臂，脚站立恢复原来的样子。

作用：能增加阴部和腹部肌肉的弹性，有助于胎儿从阴道娩出。

次数：每天早、晚各做4次。

胸膝卧式练习

方法：把头转向一边，双手曲起平贴在胸部两旁的毯子上面或床垫上，双膝稍分开，与肩同宽，肩部和胸部尽量贴于毯子面或床垫上，弯曲双膝，臀部高抬，形成臀高头低位，大腿与小腿成90度直角。

作用：借重心的改变促使胎儿由臀位或横位转变为头位。

次数：最好在饭前、进食后2小时或早晨起床及晚上睡前练习，每天早、晚各做1次，每次5~10分钟。

注意的细节

1.练习中准妈妈绝对不要勉强，应该在身体无疲累感的情况下进行，不可过度练习。

2.如果患有心肺等疾病或是有流产征兆的准妈妈不宜进行练习。

3.练习过程中最好有准爸爸陪伴，如帮助妻子整理环境、准备椅子、在地板上铺毯子，以及随时扶助一下准妈妈的身体等。

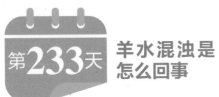

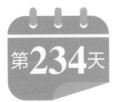

临近待产期，在产检的时候，你可能会发现羊水混浊的现象，可吓坏了准妈妈，但不要担心，那是宝宝在排出排泄物呢。

羊水混浊或呈棕绿色可能是已被胎便污染，胎便是一种棕绿色的，来自宝宝消化道的物质。一般胎便会在宝宝出生后排出。

在某些特殊情况下，当宝宝受到子宫挤压，或当超过预产期时，胎便就会在宝宝出生之前进入羊水中。

看着浑浊的原因

如羊水被胎便污染，B超下可见浓稠、致密的光点，也可能就是所说的混浊。

对于准妈妈来说，分娩是一项重体力活，你的身体、精神都经历着巨大的消耗。

分娩前期的饮食很重要，饮食安排得当，除了补充身体的需要外，还能增加产力，促进生产过程的顺利发展。

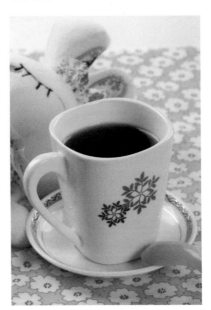

红糖水可以帮助准妈妈储存产力，还有减轻疼痛的效果。

增加产力方法

优质羊肉350克、红枣100克、红糖100克、15~20克黄芪、15~20克当归加1000毫升水一起煮，在煮成500毫升后，倒出汤汁，分成2碗，加入红糖。

在临产前三天开始早晚服用。这个方法能够增加准妈妈的体力，有利于顺利分娩。同时还有安神、快速恢复疲劳的作用。

小贴士

纯水果汁、藕粉、红糖水都是日常很容易做的增加准妈妈产力的食物。

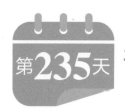

足量羊水的好处

羊水,俗称胞浆水,孕晚期或待产期时的正常羊水量应为1000毫升左右,倘若羊水量减少到不足300毫升时,则称为羊水过少。

1 足量的羊水给宝宝提供了自由活动的空间,使他不会受到挤压,因而避免小身体发生畸形,也避免了因羊水过少,肢体间相互紧紧靠在一起引起的肢体粘连。

2 足量的羊水还可避免子宫壁及宝宝对脐带的直接压迫引起的脐带血流受阻,使宝宝不存在缺氧、窘迫的威胁。

3 足量的羊水有利于宝宝体液平衡,还有保持羊膜腔内恒温的作用,使宝宝赖以生存。

准妈妈分娩后,宫缩产生的压力,通过羊水使之均匀分布,使宝宝免受伤害。

4 羊水也有利于准妈妈顺利渡过妊娠期,进入分娩期。有了适量的羊水,可以减少宝宝在子宫内活动时给母体带来的不适。

5 羊水还能促使宫口扩张,有利于产程进展,破水后,富含溶菌酶的羊水,还可冲洗、消毒阴道,为腹中宝宝的娩出准备了一条清洁卫生的通道。

羊水过少会损害胎儿的健康

羊水过少情况的发生,是由于各种原因引起的胎盘功能减退,如重度妊高症、慢性高血压及慢性肾炎等,它们使胎盘血管钙化、梗塞,或血管痉挛,使胎盘血液供应减少、宝宝脱水,导致羊水减少。

其次是宝宝畸形,如宝宝先天性肾发育不全、输尿管及尿道狭窄等,引起宝宝尿少或无尿,从而导致羊水过少。所以,排除畸形可能后,造成羊水过少的主要因素就是胎盘功能障碍,俗称"胎盘老化"。

它提示准妈妈,宝宝可能会发生宫内缺氧的严重后果。

羊水过多的原因

不过羊水无限制地多也不是好事,羊水过多往往是因为怀有双胞胎或准妈妈有糖尿病引起的,有时候母子血型不合也会引起羊水过多。

小贴士

幸运的是,分娩期期间,可以通过导管将一种盐溶液输入到子宫内部,以补充这种天然资源,这就是我们通常所说的羊水灌输。

临近预产期大小便失禁该怎么办

在孕期后 1~3 个月里，一些准妈妈会开始小便失禁，通常只是在你笑或咳嗽、打喷嚏时发生，这被称为压力性小便失禁，是由于生长的子宫对于膀胱的压力所造成。

要通过鼻嗅的方式来确保泄漏的是尿液，如果闻起来不像尿，要立即报告给医生，因为有可能泄漏的是羊水。如果您确定漏的是尿液，应该注意平时的清洁，也请准妈妈不要担心，这些都是正常情况，在分娩后会立刻好转的。

以下是一些可以缓解大小便失禁的建议，准妈妈不妨试一试。

1 不要摄入那些会刺激膀胱的食物和饮料，包括咖啡、其他含咖啡因的饮料、柑橘类水果和果汁、番茄、辛辣食物、碳酸饮料等。

2 坚持做括约肌练习，这对防止失禁有帮助，也有助于分娩及产后恢复骨盆肌肉。

3 当你感觉要咳嗽或打喷嚏时，或是在您要做一些举起重物的动作时，或做括约肌练习时把两腿交叉。

4 采取措施避免尿路感染。

5 避免便秘，因为堵塞的肠道也会压迫膀胱。同样，排便时过于用力，也会削弱骨盆底部的肌肉。

一些准妈妈会出现急迫性小便失禁，就是突然出现的无法抑制的排尿需要。如果你也出现了急迫性小便失禁，可以通过训练膀胱肌来减轻这一症状。

更频繁地排尿，大概每 30 分钟到 1 小时一次，这样你会在感觉到无法控制需要之前，就解决了问题。

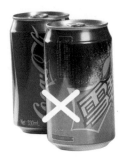
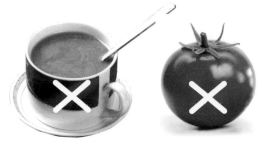

小贴士

继续饮用至少每天 8 杯的水。即使你出现了急迫性小便失禁也不能少喝水。限制对水分的摄入，不会让你的膀胱肌肉阻止尿液的泄漏，反而会导致尿路感染或脱水。

破水后多久可以开始分娩

羊水表层羊膜破裂，俗称"破水"，会从阴道流出多量的淡黄色水样物，液体流出后的 12 小时内，大部分产妇会感觉到真正意义上的首次宫缩，少数产妇会在 24 小时内感觉到，这就意味着分娩可能已经开始或即将开始。

另有极少数（十分之一）的产妇在破水后需要更长时间，分娩才会开始。随着时间的拖延，因羊膜破裂，胎儿和母体羊膜感染的概率也会增大。

如果准妈妈已经接近预产期，医生会在母体胎膜破裂的 24 小时内做引产，也有些医生会在母体胎膜破裂后的 6 小时内做引产。许多有过怀孕经历的准妈妈都希望提前引产，而不愿意经历 24 小时的漫长等待。

有的产妇"破水"时自觉腹内发出"呼"的响声，但有时并未小便，内裤却已湿透，更换之后，再垫上东西仍然湿透。这种情况属早期破水，这时子宫腔变得和阴道一样，成了与外界相通的孔洞，外阴和阴道中的细菌很容易进入子宫，有发生感染的可能。这时首先要做的是给医生打电话。同时尽量保持阴部清洁，避免感染。用湿巾擦净流出物，擦拭时也要从前向后擦。

破水是引起分娩的必要条件。破水时流出的羊水会很多，但并不会完全地流出，胎盘中的胎儿所在的环境也不会立即变干，所以不要紧张，保持冷静是最好的选择。

一旦破水，产妇应立即平卧，因为胎儿脐带容易被羊水冲出，会对胎儿造成生命威胁。

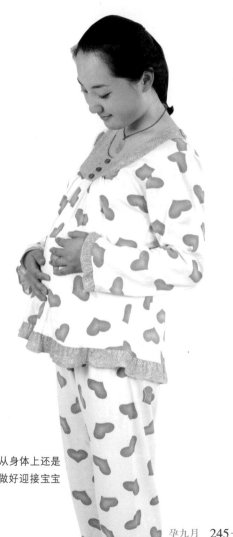

到现在，不管是从身体上还是从心理上，你都已经做好迎接宝宝降生的准备了吧。

高龄产妇容易难产吗

很多大龄准妈妈都有这样的担心，比起那些适龄准妈妈来说，可能总会觉得自己有小小的自卑感。在这里要告诉大龄准妈妈的是，这种想法绝对错误。

那么年龄大了会难产吗？一定要剖腹产吗？因为年龄大而生畸形胎儿的概率高吗？

回答当然全部都是否定的。高龄产妇在分娩时，也许生产过程会久一些，也可能自然生产用不上太多力气，但这并不能说明大龄准妈妈就一定会难产。

大龄准妈妈不一定会难产

不得不承认最佳生育年龄为24~28岁，这一时期女性发育已完全成熟，卵子的质量最好，骨盆韧带和肌肉弹性最佳，子宫收缩力强，这个时期生育，流产、早产、畸形的发生率也最低。

35岁以上的大龄准妈妈生产时确实比正常育龄的准妈妈危险性高

一些。这是因为骨盆和韧带功能往往已经开始退化，软产道组织弹性较小，子宫收缩力相应减弱，易导致产程延长而引起难产，造成胎儿产伤、窒息。

但也不能绝对地说大龄就会难产，有的大龄妈妈身体素质好，平时保养好，即使年龄大了，但身体机能仍处于良好状态。

身体机能好的大龄准妈妈顺产概率也很大。

大龄准妈妈不一定要剖腹产

剖腹产术后新妈妈疼痛的时间长，恢复时间也长，明显影响母乳喂养。一旦宝宝有先天性缺陷，新妈妈再怀孕需等2~3年，否则很有可能会因子宫破裂而影响母子安全。

另外，剖腹产创面大，新妈妈易患羊水栓塞，即羊水进入血液，极大威胁着新妈妈的生命安全，所以如果可以的话，大龄准妈妈可以在孕期多注意养生，为自己培养一

个好的身体机能，照样可以顺利地自然分娩的。

身体机能好的大龄准妈妈完全有能力顺产，甚至比那些适龄的准妈妈还要自信，痛苦还要小。

大龄准妈妈孕前检查要全面

大龄准妈妈的卵细胞易发生畸形变，因此，胎儿畸形及某些遗传病的发生率也较高。但健康的大龄准妈妈所冒的风险，一样比不健康的适龄妈妈要小。

大龄准妈妈在进行产检的时候，尤其是在孕晚期和分娩期过渡的这个阶段，一定要做到全面。不可以为了省事而漏下某一项，早发现、早预防是最好的选择。

小贴士

在任何年龄，有准备、有计划的怀孕都会提高生一个优质宝宝的概率的。

第35周

第239天 酸儿辣女有科学依据吗

酸儿辣女是尽人皆知的一句俗语，特别是如果有准妈妈在场的情况下，人们也习惯用这句话来询问准妈妈的饮食习惯，以推测宝宝的性别。酸儿辣女这么流行，那么它真有科学依据吗？

有的人认为，怀孕前吃酸或者吃辣能决定生男生女。我们知道决定未来宝宝性别的是细胞中的染色体，精子与卵子的结合是随机的过程。有人认为酸儿辣女的依据是人体内的环境是酸性环境还是碱性环境。其实人体环境究竟如何，与口味偏好酸还是辣并没有直接关系，口味酸的物质也未必能造就酸性环境，人体酸碱度不能单纯依靠短期调整食谱来控制，而是与很多因素有关。

那么怀孕之后，准妈妈爱吃酸和爱吃辣是否能说明怀的是男孩还是女孩呢？也不能。孕早期，准妈妈出现食欲和味觉方面的变化很常见，妊娠反应造成食欲下降后，酸辣食物容易刺激食欲也很正常。但消化系统的反应并不能代表孩子的性别，往往与家庭和个人口味偏好相关。

其实也不难发现，酸儿辣女即便用在我们身边的朋友或亲人身上也并不准确。特别提醒的是，怀孕前后，过于酸或过于辣的饮食习惯都算不上非常健康，特别是如果为了改变孩子性别而吃得过酸或过辣，对准妈妈和宝宝的健康都没有好处。

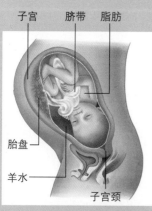

子宫　脐带　脂肪

胎盘

羊水

子宫颈

宝宝已经大到很难活动了。

小贴士

其实宝宝的性别在他是一颗受精卵的时候就已经决定了，所以酸儿辣女的说法一点科学依据也没有，准妈妈不要盲目地相信。

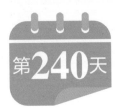

第240天 难产时有哪些紧急措施

难产时有哪些紧急措施，是准妈妈和准爸爸都必须知道的事情。在突发事件来临的时候，首先要做到镇定，千万不能手忙脚乱。

在发现破水或出现一阵一阵的腹痛时，要马上将准妈妈送去医院。如果来不及的话，在身边的人要帮助准妈妈生产，因为要是分娩不及时的话很容易造成严重的后果。

突然感觉阵痛

1 马上把准妈妈送入居室，床上垫上清洁的布毯，让她躺下。

2 带上准备好的住院生活用品，送准妈妈入院。

3 准备好有可能在半路上急产时的用品，如干净的塑料布等。

4 来不及的情况下，要准备好干净的毛巾、布、纱布、过氧化氢溶液、大水盆、温热水、剪刀、粗线、包袱布、热水袋、产妇的衣裤、尺，等等。

分娩开始时

在没有医生在场的情况下，助产人首先要迅速准备好上述接产用的东西，然后用肥皂洗净双手。

1 注意诱导产妇慢慢地使劲，用胸式呼吸的方法。

2 婴儿头部露出时，用双手托住头部，注意千万不能硬拉或扭动。

3 用高兴的语音告诉产妇生产情况，以让产妇安心，使她宽慰。

4 当婴儿肩部露出时，用两手托着头和身体，慢慢地向外提出。

5 等待胎盘自然娩出。

难产流血的情况

1 出血量不大、无疼痛的话，可以扶着产妇进内室躺下，等待救护车。

2 出血增多，出现阵痛的话，要马上送医院。

3 大出血时，让产妇保持躺卧的体位，立即送医院。

4 如有血块流出，用报纸或毛巾包着它带去医院。

小贴士

现在准爸爸要注意了，刚才提到的那些助产用的东西你现在就要全部准备好，放在明显的地方以备不时之需。

第241天 破水了该怎么办

早期破水是什么样的

早期破水就是还没到分娩的时候，产痛还没有开始，准妈妈突然感觉到有较多的液体从阴道排出，然后会持续有少量液体不断流出。

情况因人而异，有的准妈妈在咳嗽、打喷嚏等腹压增加时，阴道有较多液体流出；有的则可能阴道流液排出一段时间后就终断；也有人会感觉到腹部子宫略为变小，胎儿变得比原先清楚。

为什么会发生早期破水

导致早期破水的原因很多，通常与细菌性阴道感染有关，其他的原因包括羊水过多、胎儿异常、子宫颈闭锁不合、多胎妊娠、胎膜发育不良等。

准妈妈如果营养不良，特别是缺乏维生素 C，也比较容易发生早期破水。

破水了该怎么办

如果准妈妈怀疑自己是破水，一定要知道以下紧急措施：

1 无论什么时候感觉破水，都要赶快到医院做检查，确定是不是破水。

2 在发现有破水迹象之后，准妈妈务必要躺下休息，不能再起来活动。为了避免羊水流出过多和脐带脱垂，应该用垫子将后臀部垫高一些。

3 如果要洗澡，不要在阴道里放置任何东西，保持清洁；多喝水，每天定时测两次体温。破水 24 小时之后，可进行白细胞计数检查，以确定是否有感染。

破水后分娩就会开始吗

这个不一定。

医生一般会根据准妈妈怀孕的周数进行处理。如果怀孕已超过 35 周，也就是预产期只剩差不多 4 到 6 个星期，宝宝肺部已经发育成熟，这时候为了预防感染，医生会想办法让宝宝赶快生出来。

怎么区分破水和小便

准妈妈在阵痛开始以前破水，称为胎膜早破。由于破水和小便都表现为有水样物流出，所以由准妈妈来区分破水和小便显得非常困难。

两者的主要区别是：如果是小便流出，流出的水较少，准妈妈有意控制后不再有水流出。

而破水则不同，通常流出的水较多，即使准妈妈有意控制，仍有水流出，这就表明破水了。

因为如果破膜后准妈妈阴道内的细菌可上行感染子宫内胎儿，所以需要及时诊断出破膜并尽早使胎儿娩出。

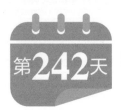

第242天 分娩期的准妈妈房间里不宜放哪些花草

都知道在准妈妈房间放一些花草可以吸灰吸尘，可以改变空气质量，为准妈妈带来很好的视觉、嗅觉，还会带来好的心情，但不是所有的花草都可以放，还有的花草在孕早、中期可以放，分娩期就不可以放了，这些情况准妈妈可要记清楚。

下面就介绍几种在房间不宜摆放的花草：

万年青

万年青的叶子的颜色先是绿色，后变成艳红色，具有较高的观赏价值。但是，其花叶内含有草酸和天门科素，准妈妈误食或者长期闻的话，会引起口腔咽喉、食道、胃肠肿瘤，甚至伤害声带。

夹竹桃

夹竹桃花朵鲜艳，极容易栽培。但是，其叶、皮、花朵和果实，均含有一种叫做夹竹苷的剧毒物质，准妈妈接触会引起中毒，使人昏睡、智力低下，对即将出生的宝宝的智力有一定影响。

夜来香

夜来香香味浓烈，但是香味中含有一种有害的物质，在夜间停止光合作用时，会大量排放废气，会导致准妈妈感到憋闷难受，对健康极为不利。

百合

百合花具有淡雅而清香等特点。但是，由于其花香中含有一种奇特的兴奋剂，准妈妈嗅时间长了以后，如同饮酒一般，会过度兴奋，神思不宁，夜不能寐。

郁金香

郁金香的花朵有毒碱，和它待上一两个小时后会感觉头晕，严重的可导致中毒，过多接触易使人毛发脱落，对准妈妈腹中的宝宝也具有很大的杀伤力，不止是准妈妈，就连普通人也不可以闻很长时间。

含羞草

含羞草之所以一触即羞，是由于其体内含有一种含羞草碱，这是一种毒性很强的有机物，如果分娩期的准妈妈过多地接触，会引起头皮脱落或周身不适等症状。

丁香

丁香到了夜晚会排出二氧化碳，长期与它们共处一室，会导致头昏、咳嗽甚至气喘失眠，尤其对分娩期的准妈妈来说更危险，可能导致胎儿窒息。

一品红

一品红的花朵艳丽，绽放长久。一品红全身有毒，其茎叶中的白色乳汁，极容易沾在人的手和臂上，使皮肤产生红肿等过敏症状。

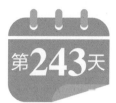

第243天　分娩必备的物品都有什么

很多准妈妈在分娩来临的时候，总是手忙脚乱的，不是忘记带这个，就是忘记带那个，准爸爸也像热锅上的蚂蚁，干着急。为了避免出现这种情况，准父母有必要列一张分娩必备物品的清单，并赶快把物品都买好。以下这些物品准父母一定要提前准备好。

证件类物品

身份证：准妈妈本人或家属的，办理入院手续时需要。

准生证：为了维护宝宝的合法性，这个必须带的。

现金：住院押金在5000~7000元之间，自然生产在3000~4000元左右，剖腹产在7000~8000元左右。除此之外还有一些其他临时性支出，所以家人为了以防万一，带上1万块钱最合适了。

医保卡和孕期的检查档案：家属一定要带好准妈妈自怀孕后在大医院和社区医院里查的单子、检查档案，方便医生、护士在短时间内了解准妈妈的身体状况，遇到突发情况时可及时处理。

食物类物品

巧克力：准妈妈在临产前适当食用巧克力，对大人孩子均有益处。准妈妈如果在临产前吃上两三块巧克力，分娩过程中体内就能产生很多热量，补充所消耗的热量，以保持体力。

生活类物品

靠垫两三个：宝宝出生后，喂奶时使用，会让你感觉更舒服。

杂志书籍：在等待的紧张气氛中，能舒缓情绪。

衣服一套：准妈妈可带一条孕妇裙或套装备着，天气冷的话最好穿连帽的外套，因为产后坐月子时，妈妈的头部不能吹风。

一次性内裤：2~3包。产后恶露容易弄脏内裤，建议穿一次性内裤，买大号更实用。

哺乳文胸：母乳喂养宝宝需要穿专用的文胸，有利于宝宝喝奶的卫生以及防止妈妈乳腺发炎，有的哺乳文胸还有利于保持妈妈的胸型。

乳垫：放在哺乳文胸内，吸收溢出的奶汁。

产妇卫生巾：2~3包。产妇卫生巾比普通的卫生巾要大而且长，是专门为产妇准备的，用来在突发情况下使用的。

湿纸巾：湿纸巾一定要带，产妇走动不方便，可以用湿纸巾擦身、洗手。

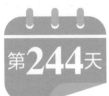

第244天 准妈妈得了产前抑郁症该怎么办

产前抑郁会危害孕妈妈和胎宝宝的健康，不能当做简单的心理问题而不去处理。

产前抑郁的表现

觉得所有的事情都没有意思、没有乐趣。

难以集中精力。

极端易怒或烦躁，或喜欢因小事而哭泣。

睡眠困难或睡眠过多。

过度或从不间断的疲劳。

疑神疑鬼。

暴饮暴食或不吃东西。

没来由的内疚感。

家庭预防与治疗

多学一点分娩相关的知识，恐惧大多源于未知。

做好各项分娩的准备工作，并告诉自己，我准备好了。

多关注一些自己感兴趣的事情，转移注意力。

坚持运动。

多与人交流，心里有什么事情别憋着。

第245天 需不需要提前一个月住院待产

在算好准妈妈的预产期后，没有必要提前一个月住进医院的。

首先，因为医院的环境相对来说比家里要压抑很多，也会不自由很多，准妈妈更容易紧张不安，如果同一间病房的其他待产准妈妈在分娩时遇到了突发情况，会使你产生心理阴影的。

医院虽然天天消毒，但是医院的病人很多，都是不同的病患，即使他们离你很远，但那些医生、护士还是会把细菌带给你的。

其实，在预产期前一个星期，如果想住院的话，那就住吧，有的准妈妈很紧张，非常害怕意外的发生，总觉得住进医院比较好，那么就在预产期前一个星期住院好了，这样可以安慰你紧张的心情。

值得注意的是，在妊娠期有过病情的准妈妈或者是一些高龄准妈妈，建议提前两个星期住进医院，目的不仅仅是待产，还为了方便随时进行产检。

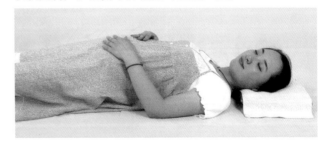

第36周

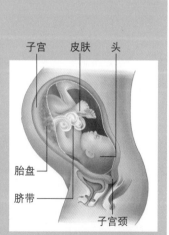

子宫　皮肤　头

胎盘

脐带

子宫颈

宝宝的皮肤都变得细腻柔软了。

第246天 分娩前的宫缩是什么样的

很多准妈妈之前就经历了宫缩，但是分娩前的宫缩是什么样的，准妈妈还是难以区分，有时候可能会错过及时去医院的时间。

分娩前的宫缩是规律的子宫收缩，子宫口开大的速度与宫缩的强弱有很大的关系。

如果出现规律的并且逐渐增强的子宫收缩，持续30秒或以上，间歇5~6分钟，上腹部较之前舒服，进食量明显增多，呼吸较之前轻快，少量阴道流血，都是分娩前的宫缩表现。

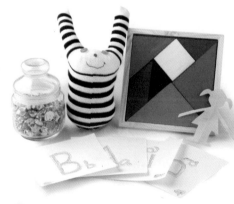

第247天 临近分娩时的产检应注意什么

随着妊娠月份的增加，到了9月末，由于胎儿的迅速生长，已差不多成形，准妈妈身体的负担是平时的数倍，极易超出身体的耐受能力，出现一些不好的问题，所以这时候的产检也要格外注意。

临近分娩时的产前检查是发现问题，及时应对问题，以免出现不测的关键，所以变得越来越重要，如果出现异常情况，医生还会增加检查的次数，以确保母子平安。

一般是越临近分娩，检查的次数越多。临产前检查主要包括了解胎位正与不正、血压高不高，以及有无浮肿、尿蛋白等，还要了解骨盆的大小，测量准妈妈的体重等。

这些检查中了解产妇骨盆大小非常重要，因为胎儿从母体娩出，必须经过骨盆，即所谓的"骨产道"，准妈妈分娩顺利与否和骨盆的大小、形态密切相关。

产前检查可以了解准妈妈骨盆的大小、形态，并估计胎儿大小和骨盆之间的比例。

第248天 如何判断即将分娩

准妈妈在这段时间要提前了解一些关于分娩的征兆了，这样有助于你在发现这些征兆的时候，明白自己就要分娩了，及时去医院，这对生产是很有帮助的。

即将分娩的症状

● 小便次数增加

临产十多天，由于宝宝的头部下降进入骨盆，子宫底也随之下降，但因压迫了膀胱，使膀胱储尿量减少，小便次数就增加了。

● 子宫规律性收缩

就是之前说的分娩真正的宫缩感觉，开始不太规则，逐步转为规律性宫缩，而且收缩力越来越强。随着产程的进展，宫缩持续时间可长达 1 分钟，间歇期可缩短至 1~2 分钟。

● 见红

见红是分娩即将开始的一个比较可靠的症状，临产前经阴道排出少量血性黏液。如果出血量较多，超过月经量，或有鲜血时，应该及时前往医院检查。

● 破水

阴道突然流出清亮的液体，有时含胎便或胎脂，就是我们之前讲过的"胎膜破裂"。破水通常发生在规律宫缩开始后。

胎儿娩出前，破水的准妈妈应立即躺在床上，由家属送往医院，以防脐带脱垂危及宝宝。

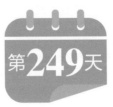

第249天 临产前一两个月有哪些禁忌会影响分娩

1 忌精神过度紧张
紧张会使人变得异常敏感，对疼痛等分娩不适的感觉会加重，这样就会陷入到越紧张越痛、越痛越紧张的恶性循环。

2 忌心情急躁
临产前这段时间有很多事情需要处理，孕妈妈难免会跟着着急，放松心情，把这些事情全都交给准爸爸吧。

3 忌太忙太累
这里主要指的是精神上的，孕妈妈这个月要保持充足的睡眠，用最饱满的状态迎接分娩。

4 忌情绪不佳
产前抑郁这段时间很可能会来拜访你，孕妈妈要学会自己调节情绪，家人也要多多开导。

5 忌饮食随意
最后一两个月是积累产力最重要的时间，切不可在饮食上粗心大意，而应科学安排，储备充足的体力。

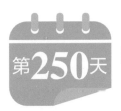

第250天 临产前准妈妈有哪些事情不能做

随着预产期一天一天逼近，准妈妈的心情紧张程度可想而知，但是不要担心的连自己的职责都忘记了，哪些事情能做，哪些事情不能做相信你都了解得差不多了，但是在临产前你还有一些特别的事情不能做，一定要牢牢记住才行。

不可过分害怕

年纪轻的准妈妈对分娩有很多恐惧心理，这种不良心理，不仅会影响你临产前的饮食和睡眠，而且还会妨碍你全身的应激能力，使身体不能尽快地进入到待产的最佳状态，因而影响正常分娩。

不可过度急躁

有些准妈妈，还没到预产期就急切地盼望能早日分娩，到了预产期，更是寝食不安，造成精神不振、忧愁、苦闷。

这种心理会给准妈妈造成无形的压力，也是出现难产的重要因素之一。

不要太累

到了分娩的过渡期，活动量应该适当减少，工作强度应适当减小，特别是要注意休息好，睡眠充足。

避免身体或精神上过度劳累，才能养精蓄锐，使分娩时精力充沛。

避免孤独感

大多数的准妈妈临产前都会出现一定程度的紧张心理，此时她非常希望能有来自亲人尤其是丈夫的鼓励和支持。

所以，作为妻子的精神支柱，丈夫在妻子临产前应该尽可能拿出较多的时间陪伴她，亲自照顾她的饮食起居，使她感到你在和她一起迎接着考验。这是避免准妈妈产生孤独感的最好帮助。

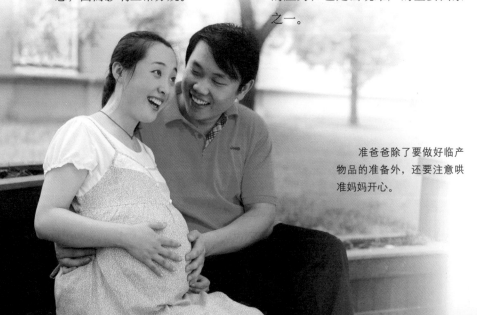

准爸爸除了要做好临产物品的准备外，还要注意哄准妈妈开心。

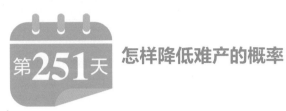

本书之前已经讲过关于难产的问题，对于难产的原因和容易难产的人群，相信准妈妈都有所了解了，如果你正是这一类的人，那也不要担心，现在就来教你一些降低难产率的方法，希望对你有帮助。

1 定时产检，消除难产隐患
定时产检对于保证准妈妈和宝宝的健康是至关重要的，若是母体或者宝宝发生异常情况，产检中可以提早发现，及早做好应对，因此能很好地避免难产发生。

2 了解产程，消除紧张
准妈妈在分娩前期应该充分了解分娩流程，不要听信别人对分娩的痛苦描述，避免紧张和焦虑。学会给自己打气，要对自己有信心，做一个勇敢的准妈妈。

3 合理饮食，充足睡眠
整个孕期，你都应该注意合理饮食，保持充足睡眠，为分娩做好充分的体力准备，因此在确保营养合理的同时，最好开始补充一些能增加力气的食物，来为你即将分娩的那天储存足够的力量。

4 临危不乱，从容应对
在真正的宫缩开始时，准妈妈千万不能因为疼痛而大喊大叫，这会消耗很多体力。哪怕是在危急时刻，你也不要太过紧张，及时和医生沟通，商量解决方案，才是明智的选择。

5 保持体力，迎接最后冲刺
阵痛发生时，临产准妈妈应该学会为自己储备能量。及时在阵痛间隙补充水分和食物，充分休息、储存体力，以最佳的精神状态迎接最后的冲刺。

紧张是难产的重要因素，所以在预产期前一两周，一定要注意调整好自己的情绪。

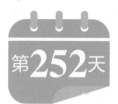

第252天　产后大出血的紧急措施是什么

产后大出血的评定依据

产后大出血是指宝宝娩出后，经阴道自然生产的产妇出血量超过500毫升，或经剖腹生产的产妇出血超过1000毫升。

经阴道自然生产后的出血量普遍被低估，因为在胎盘刚娩出到子宫完全收缩瞬间，往往就可能失血数百毫升，所以准妈妈一定要注意。

产后大出血的正确处理方法

1 严重的产后出血情况多发生在住院期间，除了保持生命迹象，还会依照当时情况，给予新妈妈适当的点滴、凝血因子或输血，并依其发生原因来加以处置。

2 如果是子宫无力引起的产后大出血，可按摩子宫及给予静脉收缩剂以刺激子宫收缩。

3 若因产道裂伤、阴道血肿、胎盘残留、胎盘植入、子宫内翻、子宫破裂等原因引起的产后大出血，则需要立即手术缝合进行止血，移除胎盘，子宫复位。

4 要是因为子宫发炎而引起产后大出血的话，新妈妈需使用抗生素来治疗。

5 最严重的产后大出血是出院回家后突然引起的，这时新妈妈不要擅自用药，更不要以为没什么要紧，或想拖到产后回诊才问医生，而应该马上就医查明原因。

怎样预防产后大出血

现在还不能完全预防产后大出血，但是有部分是可以预防的，包括：事先改善凝血功能，在胎盘剥落前先给予低剂量子宫收缩药，脐带不能太早拉扯，子宫曾开刀者改以剖腹生产方式，注意坐月子时的饮食选择等，都能对产后大出血起到一定的预防作用。

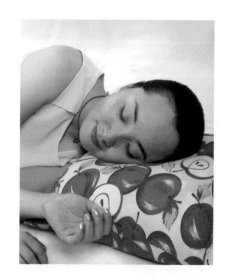

小贴士

产后为了预防大出血或其他严重问题，一般会让妈妈住院观察一两天，所以，出院回家以后大出血的概率还是很低的。

孕十月

进入第 10 个月，相信准妈妈和家人每一天都绷紧了神经，因为宝宝说不定在哪天就会出生，你们也开始关心分娩时可能会出现哪些紧急情况，甚至会杞人忧天地想着万一难产该怎么办。

请准父母不要太过焦虑，本章会对分娩可能发生的问题逐一进行讲解，同时也教准爸爸们一些应急的措施。让我们共同期待宝宝的顺利降生，同时预祝妈妈和宝宝平安、健康。

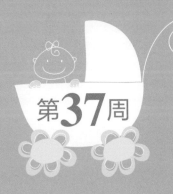

第37周

第10个月妈妈和宝宝分别是什么样子的

妈妈的样子

进入第10个月，妈妈其实与第9个月看上去没什么太大的变化，但是这个月是宝宝要降临的一个月，所以妈妈要格外地小心，并且做好待产的准备。

在本月，准妈妈在上个月的症状将全部消失，随之而来的是经常性的腹痛，这是因为宝宝迫不及待要出来的原因，建议有条件的准妈妈可以住进医院待产，没有条件的也要在分娩日子前一个星期住进医院。

随着预产期的临近，宝宝反而会显得越来越安静。

宝宝的样子

在这期间，宝宝的神经细胞数目已经基本发育完成，他的大脑有近130~180亿个神经细胞。脑细胞数目已与成人基本相同，外表皮肤呈淡红色，皮下脂肪组织发育良好，无褶皱，胖而圆。手脚的肌肉已经发达，骨骼也已经变硬，当他活动时，他的手臂和腿的轮廓会使你的肚子呈现出移动的凸块。

现在，宝宝的肠内积聚了大量的胎便，出生后会很快排泄掉。

小贴士

第10个月饮食上热量要适当减少，主要任务是调节好情绪，为分娩做好准备，可以用这段时间储备一些育儿知识了。

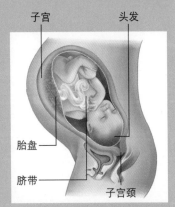

男宝宝的睾丸移出体外，变成阴囊。

准妈妈在过渡到分娩期的这段时间，是不是觉得自己经常情绪激动，越想控制就越控制不了，甚至容易对一些小事情轻易地产生怒火。别担心，这都是正常现象，过段时间就会好的。

那么，产生这种情绪激动的原因是什么呢？

1 激素作祟

分娩过渡期间，准妈妈体内的激素会发生变化。

在某些时间里，你的情绪会特别不稳定。这个时候，要积极与家人沟通，尤其是丈夫，因为你发怒激动的对象大多数也是这个准爸爸，一定要通过沟通让家人理解，并且通过沟通减轻自己的担忧，缓和自己的情绪。

2 过于疲倦

每天挺着个大肚子，走路累，身体各个部位，特别是腰部就更累，晚上睡觉翻身不方便，还要担心不要压到肚子，这样就休息不好，容易产生疲倦感。

此时，准妈妈要掌握好休息时间，并且注意进行适量的助产操运动，提高体力。

3 恐惧心理

对于自己能否顺利生下宝宝，身材会不会走样，选择什么分娩方式，自然分娩到底有多痛等问题，都是准妈妈苦恼的，你也许对所有的未知都充满着恐惧，导致了不安的情绪。

这时候就要转移一下你的注意力，和家人商量一下分娩的事宜，并且把心情放轻松，尽量平静地面对分娩。

同时自我鼓励，建立起信心，相信自己一定能生下健康宝宝。

4 疑心病重

这时候的准妈妈可能对一些人的话特别敏感，因为你可能听多了老一辈人对生宝宝的一些说法，甚是有的带有迷信色彩的，你是不愿意去相信，但是他们说的次数多了，说的有鼻子有眼的，就会让你的心有一点点动摇，每天都会想："这是真的吗？"那当然会情绪激动啦。

这个时候，准爸爸要开解准妈妈，也要多抽点时间陪伴她，让她更有安全感，减轻这种无谓的疑虑。

小贴士

产前心理最主要的还是从自身出发，给自己一个好心情。临产是一件开心的事情，而不是一件可怕的事情。给自己信心，让自己拥有一个健康的分娩心态。

什么情况下必须要剖腹产

准妈妈要知道，自然生产的确很好，但是如果你的身体素质不适合自然生产的话，千万不可以勉强，为了安全，最好还是进行剖腹产。以下这些情况是一定要进行剖腹产的。

胎儿窘迫

由于胎儿缺乏氧气而陷于危险状态，也有可能胎死腹中，倘若心跳少于 120/min 情况就更危急，产妇要尽快进行剖腹产手术将宝宝取出来。

胎儿过大

胎儿体积过大无法经由骨盆腔生产。

胎位不正确

正确的生产应是胎儿头先露出来。而不正确的胎位容易导致宝宝在生产过程中窒息而死，这时候一定要进行剖腹产，让他的小脑袋瓜儿先出来，以便于呼吸。

轻度妊娠高血压综合征

患有高血压、蛋白尿、水肿综合征的准妈妈，宝宝将无法从胎盘获得足够的营养与氧气，也不能承受生产过程所带来的压力。

胎儿未成熟

未成熟的宝宝会较虚弱，通常小于 36 周或者低于 2 千克的宝宝，可能不能承受自然分娩的压力。

胎儿体形比实际月份小

不健全的胎盘导致宝宝营养及氧气供应量不足结果导致胎儿虚弱，体形比实际月份小。

胎盘前置

若是胎盘附着在子宫的部位过低会导致出血，以及阻挡了胎儿出生的通道，那么就一定要用剖腹产了。

胎盘剥离

通常胎盘剥离是由高血压或创伤所引起而导致阴道出血的紧急状况，必须采取剖腹产。

卵巢囊肿

准妈妈的卵巢患有囊肿会阻碍宝宝的出生。

子宫肌瘤

准妈妈的子宫患有肌瘤会阻碍胎儿出生。

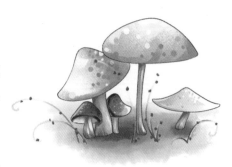

由于第一胎的准妈妈对分娩的不正确认识，导致对分娩产生疼痛的恐惧感，恐惧则会导致准妈妈紧张，紧张更加剧了对疼痛感的敏感度，从心理上加重了疼痛。

这就直接影响分娩的进程，并对产妇的心理产生影响。其实，我们可以通过以下一些技巧来应对。

1 临产前，由家人陪伴，由助产师指导，分散注意力，一起谈谈准妈妈感兴趣的话题，并讲解分娩的过程，使产妇掌握分娩知识，有效地缓解分娩过程中的不适，从而降低对宫缩的感受力。

2 分娩初疼时，调节呼吸的频率和节律，因为当精神紧张时，呼吸频率就加剧。因此主动调整呼吸的频率和节律，可缓解由于分娩所产生的压力，增强产妇的自我控制意识。

3 当转移注意力的方法不能帮助产妇缓解分娩的不适时，可选择慢胸式呼吸，呼吸的频率调整为正常的1/2，随着宫缩频率和强度的增加则可选择浅式呼吸，其频率为正常呼吸的2倍。

不适达到最强的程度时选用喘吹式呼吸，即4次短浅呼吸后吹一口气。

4 适当采用一些可令准妈妈放松的技巧，可以由家人，最好是丈夫触摸准妈妈紧张的部位，并指导其放松。

5 分娩到一定程度时，在准妈妈身边反复地表扬鼓励产妇并讲解进展情况，必要时可使用笑气镇痛。对有一定音乐欣赏能力的产妇可选择舒缓的音乐放松。

孩子来到这个世界的过程

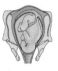

1. 分娩一期：当出现有规律性的腹部阵痛时，就表示子宫收缩即将开始。在初期，子宫收缩会以5~20分钟为间隔出现，每次持续的时间大概是30~60秒，到了活跃期，收缩就会以每2~4分钟为间隔出现，而且每次会持续60~90秒左右。当每次出现的间隔缩小到2~4分钟左右时，就表示生产的过程已进行了一半以上。

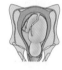

2. 分娩一期即将结束时：随着宫颈口几乎完全敞开，胎儿的头部也会逐渐旋转倒置。当宫颈口完全敞开时，阵痛会以1~2分钟为间隔出现，并持续60~90秒左右。这时伴随着强烈的阵痛胎膜会破裂，进而流出羊水。

3. 分娩二期：这个时期胎儿的脸部会朝下，头部会被会阴部挤压后缓慢从阴道口隐现，此时阴道口将会扩大。婴儿的头部会因为宫颈的收缩若隐若现地重复几次，之后便会旋转着出来。

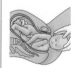

4. 分娩二期结束时：只要头部能够顺利出来，剩下的部分如胳膊、腿和身体出来时就相对容易得多。当肩出来的时候，头部和肩部呈直角，所以头部要向一旁倾斜之后身体才能出来，这时会伴有大量的羊水流出。

发生急产该怎么办

什么是急产

顾名思义，急产就是指生产过程很急促，从产痛出现到实际分娩发生在3小时之内。或者是根本来不及赶往医院，在家中或路途中就已经把宝宝生了出来。

一般来说，急产的发生概率并不高。即便阵痛已经来临，子宫开始规律地收缩，其实离胎儿娩出也还有相当长的时间。

从阵痛来临到子宫颈口完全打开，初产妇一般需要10~12个小时，而经产妇也需要6~8小时。而等到子宫颈口完全打开之后，胎儿通常还需要20~60分钟才能娩出。

所以，即便准妈妈在家中出现阵痛等产兆也不要着急，只要没有其他特殊情况发生，那么留给你去医院的生产时间还是非常充裕的。

发生急产的应急措施

准妈妈如果在家出现产兆，感觉快要生了，而胎头尚未出现在产道，并且觉得还可以再坚持一会儿的时候，那就赶紧前往医院。

如果此时胎头已经出现在阴道中，那就是即将娩出的信号，这时就不要强求去医院生产了，请尽快准备相关物品，以便在家中生产。

同时，家人在生产过程中可与医生保持电话联系，等候医生从医院赶来家中指导生产。

即使是在家发生急产也不要过于紧张，只要依照下面的应变步骤，协助产妇做好前期的简单处理工作就可以了。

1 先冷静下来。对于毫无经验的准父母来说，突然要独自面对宝宝即将出生的状况，那紧张的心情可想而知。

此时应努力告诉自己及家人不要慌张，只有先保持冷静，才能想到合适的应对办法。

2 找宽敞空间。在家中找一块平坦的宽敞空间，铺上干净的大浴巾，请产妇保持一个最舒适的姿势，如斜躺、蹲坐等。

3 准备好本书之前讲过的让你在家准备好的应急物品，如剪刀等物品，烧足够的热水等待医生的到来。

发生急产，最重要的是不能慌乱，所以平时家人学习一点应对的知识是十分必要的。

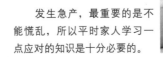

会阴侧切的确是许多准妈妈不愿意看到的事情，不仅遭罪，而且危险系数大，所以准妈妈要相当地注意，现在我们就来学习一下这方面的知识。

会阴侧切的原因

1 会阴弹性差、阴道口狭小或会阴部有炎症、水肿等情况，估计胎儿娩出时难免会发生会阴部严重的撕裂。

2 胎儿较大，胎头位置不正，再加上产力不强，胎头被阻于会阴。

3 35岁以上的高龄准妈妈，或者合并有心脏病、妊娠高血压综合征等高危妊娠时，为了减少产妇的体力消耗，缩短产程，减少分娩对母婴的威胁，当胎头下降到会阴部时，就要做侧切了。

4 子宫口已开全，胎头较低，但是胎儿有明显的缺氧现象，胎儿的心率发生异常变化，或心跳节律不匀，并且羊水混浊或混有胎便。

5 借助产钳助产时。

按摩减少会阴侧切风险

1 洗干净手，坐在一个温暖舒适的地方，把你的腿伸展开，呈一个半坐着的分娩姿势。然后把一面镜子放在会阴的前面，面朝会阴部。这样你就可以清楚地看见会阴周围肌肉组织的情况了。

2 选择一些按摩油，或者水溶性的润滑剂，用你的拇指和手指把按摩油涂在会阴周围。

3 把你的拇指尽量深地插入你的阴道，伸展双腿。

轻柔地继续伸展会阴口，直到你觉得有些轻微的烧灼或刺痛的感觉。保持这种伸展，直到刺痛的感觉平息，然后继续前后地轻柔按摩阴道。

4 轻柔按摩拇指和食指之间的肌肉组织大约1分钟。

会阴侧切一般都是在顺产时根据情况临时决定的，最好是听医生的意见，放松心情，负面情绪对分娩只会有害处。

小贴士

准妈妈按摩的力度要把握好，过于用力会引起会阴部敏感的皮肤出现瘀伤和刺痛。

同时，在按摩期间不要用力按压尿道，因为这样会导致感染和发炎。

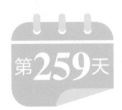

准妈妈如果选择剖腹产生产，不要认为手术成功了你就没有危险了，之后的恢复阶段你要更加注意，尤其是不要做一些危险的动作，这些动作有的看上去很危险，你一定不会去做，就不用再提醒你了，但是有些动作是很多妈妈容易忽视的，下面就来讲一下。

1 产后睡眠姿势一成不变

剖腹产后最佳睡觉姿势是根据时间而变化的。剖腹产妈妈在产后6小时以内，需去枕平卧以预防头痛。但此时不能进食。6小时以后就可以枕枕头了，这时最好采用侧卧位，可以将被子或毯子垫在背后，使身体和床成一定的角度，这样可以减轻身体移动时对伤口的震动和牵拉的疼痛感，会觉得舒服一些。

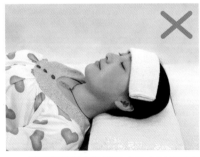

剖腹产妈妈在做完手术6小时后不宜平卧。

2 不活动

手术后，知觉逐渐恢复以后，就应该进行简易的肢体活动，一定要勤换卫生巾，保持清洁。

腹部的沙袋需放置8小时。12小时后，产妇在家人或护士的帮助下可以改变体位，翻翻身、动动腿。

24小时后应该练习翻身、坐起，并下床慢慢活动，因为活动时肠道才能跟着活动，肠道活动了才能排气，排气了才能慢慢进食，恢复饮食了才可以吃一些下奶的东西，让乳汁进一步分泌。

这样有助于产妇体力恢复，促进排尿、排便，促进恶露排出，还可预防肠粘连及血栓形成而引起的其他部位的栓塞。

3 不敢大小便

剖腹产后，由于疼痛致使产妇腹部不敢用力，大小便不能及时排泄，易造成尿潴留和大便秘结，故术后产妇应按平时习惯及时大小便，平时多喝水，冲洗尿道，预防感染，但是不要喝太多，膀胱有一些感觉的时候就要解小便。

4 坐浴或盆浴

进行剖腹产后的妈妈，在伤口拆线前不能淋浴洗澡，要保持腹部伤口的干燥、清洁，可用温水擦洗局部，或是请医生将腹部伤口做好防水保护后再进行淋浴。

要注意的是，在产后4周之内子宫颈尚未闭合，不要进行坐浴或盆浴，以免引起子宫或盆腔感染。

第38周

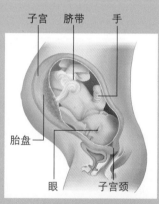

宝宝身上的绒毛和胎脂开始脱落，准备出生了。

子宫　脐带　手

胎盘

眼　子宫颈

第260天　多胞胎如何分娩

有的准妈妈第一胎怀的是双胞胎，在增加了喜悦感的同时，问题就出现了，你会问："双胞胎的分娩一定要用剖腹产吗？"

答案是：不一定，双胞胎在分娩时用什么样的生产方式也是可以选择的。通常你满足以下条件，双胞胎也可以自然分娩：

1 两个宝宝都是头冲下，这大概占双胞胎妊娠的40%。

2 你和你的宝宝们都不存在必须进行剖腹产的情况。

3 生产时，你的孕期至少到35周了。

4 每个宝宝的体重都接近1.8千克以上，他们的发育速度都差不多。

如果你满足所有这些条件，那恭喜你，你可以进行自然生产，相反如果你的第一个双胞胎宝宝，就是指在子宫腔靠下的位置的宝宝，会先生出来，他不是头朝下的话，你就必须进行剖腹产了。

还有一种情况，就是你的两个宝宝在一个羊膜囊里，那么你可能就需要安排做剖腹产了。

第261天　宫缩乏力该怎么办

第一产程

多休息，鼓励多进食，注意营养与水分的补充。不能进食者在医生的指导下进行静脉补充营养，如果准妈妈伴有酸中毒时应补充5%的碳酸氢钠。低钾血症时应给予氯化钾缓慢静脉滴注。

第二产程

这一期间出现宫缩乏力时，也应加强宫缩，给予缩宫素静脉滴注以促进产程进展。若胎头双顶径已通过坐骨棘平面，等待自然分娩，或行会阴后斜切开以胎头吸引术或产钳术助产。若胎头仍未衔接或伴有胎儿窘迫征象，应尽快进行剖腹产手术。

第三产程

当胎儿前肩娩出时，可在医生的指导下静脉推注麦角新碱或静脉推注缩宫素，并同时给予缩宫素静脉滴注，使宫缩增强，促使胎盘剥离与娩出及子宫血窦关闭。

准妈妈一定要牢记以下能加重分娩疼痛的因素，在分娩的时候尽量避免，分娩本来就很辛苦了，如果再加上一些不必要的疼痛，那不就是痛上加痛吗？

孤独

在分娩过程中准妈妈会希望有人陪伴在她的身边，从精神上有依赖的对象，这样会减轻疼痛感。

让你的丈夫陪伴你进产房。辛苦的时候和他说说话、聊聊天都是不错的选择。

过于疲劳

应该注意保存好你的体力，冷静地对待从未感受过的宫缩，及其带来的疼痛和不适，千万不要喊叫或哭闹。

心情紧张或急躁

宫缩来临时不要紧张，学会深而慢的呼吸，沉着冷静，疼痛就会减轻，也可以想一想令你高兴的事情。

怕痛

如果你选择了自然分娩，愿意体验宝宝出生带给你的感受，你就应该欣然承受宫缩带来的疼痛。

如果你只生一个宝宝，这将是你一生仅有的一次体验，把痛当作一种特殊的感受。当宝宝长大时，你可以骄傲地向他讲述你的勇敢和耐力，想到这些你就不会再害怕痛了。

另外，如果有人告诉你生宝宝很痛，简直不是人能忍受的，千万不要让她的话吓着，事实上并没有

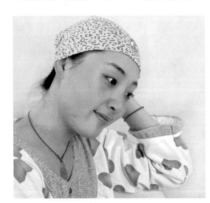

恐惧往往会放大痛觉，调整好心理，可以减轻分娩的疼痛。

她说的那么严重。

如果有人告诉你生宝宝一点也不痛，就像排便一样，也不要轻易相信，否则当疼痛来临时，会因为没有充分的思想准备而惊慌失措。

疼痛是必然的，但你已经事先做好准备了就一定能熬过去的。

舒缓分娩疼痛的方法

1. 心情放松，不要紧绷身体。
2. 让别人按摩或使劲挤压后背部。
3. 频繁变换体位。
4. 后背部放个冰袋。
5. 含块冰，使口腔保持湿润。
6. 注意听从导乐的引导。
7. 当宫缩越来越频繁，越来越强烈时，放慢呼吸节律或做深呼吸。
8. 宫缩间歇期间可小睡片刻，或静静地休息，或吃些你喜欢的食品。
9. 感到热或已经出汗时，用微凉的湿毛巾擦一擦脸。

其实，在预产期前后两周内分娩，都属正常情况。因为分娩肯定是因人而异的，前后一两周的误差都是可以的，对准妈妈和宝宝没有危害。

在怀孕第42周以后才出生的宝宝，被称为逾期产宝宝。如果准妈妈已经过了预产期，还没出现分娩征兆，那就必须注意以下几点了：

1 继续进行产检，并把孕早期的检查结果及胎动出现的时间、结果告诉医生，让医生给你再次核对预产期。

2 不要过度紧张，即使孕周准确，预产期后两周内分娩对母婴的影响也不大，但要注意胎动情况。

胎动监护是孕晚期最好的自我监护手段，能反应宫内胎儿生存状况，一旦胎动每小时少于3次或在12小时内少于15次，需要马上到医院做进一步检查，医生会根据情况决定分娩时机。

3 加强产前检查，缩短检查时间间隔，随时与医生取得联系，告知宫内胎动情况。

如果预产期推迟到两周后，达到临床所谓逾期妊娠时，由于部分准妈妈的胎盘会出现老化，宝宝会出现缺氧窒息的情况，对宝宝的危害较大，应及时和医生商量是不是要进行催产手术了。

如果准妈妈可以选择生产的方式，那么经过之前的学习，你一定会选择自然分娩，但是如果你没的选择，一定要做剖腹产的话，那么就要注意了，剖腹产会带来一些后遗症，准妈妈在生产后要时刻注意，以免带来不必要的伤害。

影响母子感情

自然分娩时脑部剧烈活动能调节产妇的情绪和日常行为，帮助她们日后成功照顾小孩。而剖腹产采取在产妇腹壁开刀方式，直接把宝宝从子宫取出，改变了母体分娩过程中的"神经和激素体验"，可能使母亲与孩子的亲密程度降低。

严重伤害子宫

剖腹产对子宫造成伤害不容小觑。不少准妈妈都因为害怕疼痛或误认为剖腹产的孩子比自然分娩的孩子聪明，自身的身材也不会受损，所以选择了剖腹产，结果给子宫带来了伤害。

留下难看的疤痕

有些第二胎妈妈会发现，自己第二胎剖腹产的疤痕比第一胎丑多了，这是因为第二胎的妈妈认为自己有了生育的经验，往往掉以轻心，不注意护理。

分娩的疼痛期分为等待分娩、分娩的产程两个部分，前一个部分主要是准妈妈来自心理上的压力，后一部分则是分娩的疼痛感。

准爸爸怎样帮助产妇缓解疼痛

1 在等待之前，准爸爸可以带准妈妈去看望那些婴儿室里漂亮健康的小宝贝们，并一起想象自己宝宝的可爱样子。

2 通过各种方式给准妈妈以积极的心理暗示，可以帮助她克服对分娩疼痛的惧怕，对自己的分娩充满期待。

3 待产时，准爸爸的陪伴有利于准妈妈的情绪稳定。

在准妈妈疼痛时，可用爱、抚摩、拥抱、亲吻、赞美来帮助她转移注意力，这些都是准爸爸对准妈妈的最好鼓励。

4 帮助准妈妈放松身体，使她的肘、腿、下腰、脖子都有地方支撑，并检查她身体各部位是否完全放松。

准妈妈自己怎样来缓解疼痛

1 学习相关的知识，有充分的思想准备，避免无谓的恐惧。

2 在待产室、产房，要密切配合医生，为减轻疼痛、顺利分娩尽最大努力。

3 改变姿势有时对于缓解阵痛能够获得意外效果。有的医生推荐立式分娩更符合自然状况。减轻疼痛，前提是产妇必须有这方面的经验。

4 拉梅兹呼吸法须经正规培训才能实行，可向医生请教后再行练习。

5 注意补充水分，深呼吸、出汗都会让水分大量流失，最好事先要有准备，用可弯曲的吸管可方便产妇饮用。

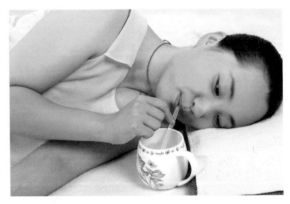

补充水分可以使产程顺利，间接减缓分娩疼痛。

分娩时，准妈妈忍受不了分娩的疼痛时该怎么办

分娩的疼痛是每个准妈妈都要经历的事情，当产妇感觉疼痛难忍时，可采取一些方法来稍微缓解一下疼痛。

1 放松心情

给自己正面的心理暗示，紧张的情绪会让准妈妈对疼痛更加敏感。当发现有负面的消极情绪时，赶紧调整自己的注意力，吃点东西，和家人说说话，和医生说说话，以此来分散注意力。

准妈妈可对自己进行积极的心理暗示，比如终于要见到日思夜想的宝宝了；真高兴我还很有力气，生宝宝一定没问题。也可以幻想一下宝宝可爱的样子来给自己鼓劲。

2 用呼吸法让全身放松

很多准妈妈孕期都学习过帮助分娩的呼吸法，分娩时使用这个呼吸法能有效地转移注意力，让你把注意力集中在对自己呼吸的控制上，并能将原本疼痛时出现肌肉紧张的状况，经过多次呼吸练习转化为肌肉放松，从而能减轻疼痛。

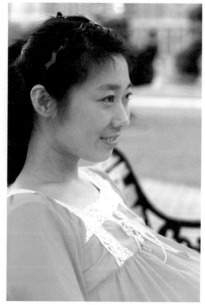

提前两三个月就学习呼吸法，分娩的时候可以帮大忙。

3 阵痛是渐进的、间歇的

在分娩开始的 12 小时之内，即宫口由 0 开至 3 厘米的这个过程中，疼痛较轻而且每次阵痛的持续时间短，所以大多数准妈妈都能承受。

渐渐地，疼痛感增强，持续时间也开始延长，但这是一个缓慢的过程，所以准妈妈会有足够的时间去适应，并找到自己的节奏来配合这个过程。

小贴士

家人的鼓励和安慰，尤其是来自丈夫的，对正在分娩的辛苦的妻子来说比任何止痛药都有效。

第39周

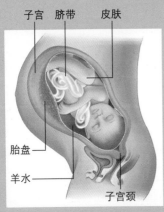

子宫　脐带　皮肤

胎盘

羊水

子宫颈

脱落的物质混入羊水，被宝宝喝进去，形成胎便。

什么是拉梅兹呼吸法

拉梅兹呼吸法的原理

拉梅兹分娩呼吸法能有效地让产妇在分娩时将注意力集中在对自己呼吸的控制上，从而转移疼痛，适度放松肌肉，能够充满信心地在分娩过程发生产痛时保持镇定，以达到加快产程并让宝宝顺利出生的目的。

拉梅兹呼吸法的基本步骤

● 胸部呼吸法

此方法应用在分娩开始的时候，此时宫颈开3厘米左右，所采用的呼吸方式是缓慢的胸式呼吸。

准妈妈学习用鼻子深深吸一口气，随着子宫收缩就开始吸气、吐气，反复进行，直到阵痛停止才恢复正常呼吸。

● 轻浅呼吸法

轻浅呼吸法应用在宝宝慢慢由产道下来的时候，就是子宫颈开7厘米以前。随着子宫开始收缩，采用胸式深呼吸，当子宫强烈收缩时，采用浅呼吸法，收缩开始减缓时恢复深呼吸。

准妈妈要让自己的身体完全放松，眼睛注视着同一点。用嘴吸入一小口空气，保持轻浅呼吸，让吸入及吐出的气量相等，呼吸时完全用嘴呼吸，保持呼吸高位在喉咙，就像发出"嘻嘻"的声音。

● 喘息呼吸法

当子宫开至7~10厘米时，准妈妈感觉到子宫每60~90秒钟就会收缩一次，这已经到了产程最激烈、最难控制的阶段了。宝宝马上就要临盆，子宫的每次收缩维持30~90秒。

准妈妈先将空气排出后，深吸一口气，接着快速做4~6次的短呼气，感觉就像在吹气球，比"嘻嘻"轻浅式呼吸还要更浅，也可以根据子宫收缩的程度调解速度。

● 哈气呼吸

进入第二产程的最后阶段，准妈妈想用力将宝宝从产道送出，但是此时医生要求不要用力，以免发生阴道撕裂，等待宝宝自己挤出来，准妈妈此时就可以用哈气法呼吸。

分娩时该如何运用腹压力

在分娩的过程中，准妈妈往往因为疼痛而忘记用力，或者用不上力，这样既拖延了时间又增加了疼痛，真的是很遭罪的事情，那么分娩时该如何用力呢？其实主要是靠腹压来用力。

正确运用腹压，在分娩时十分重要。当你的子宫口开全后，肛门括约肌松弛及会阴膨胀，此时你应在宫缩时正确用力，以增加腹压增加压力，协助宫缩促进分娩。

宫缩时你会不自主地向下屏气，助产医生会将你的双腿架起或让双足蹬在产床上，两手拉住床边的把手，在宫缩时先吸一口气，闭紧喉头，如排便时一样用力，向下屏气增加腹压，配合宫缩力加快胎儿的分娩。

宫缩间歇时，准妈妈应安静休息，以便恢复体力。如腹压和宫缩力配合得当，可使分娩时间明显缩短，如果准妈妈喊叫哭闹，那只能

徒然消耗体力，造成疲劳，并且导致子宫收缩乏力，影响产程进展。

当胎头下降到很低的时候，最适宜运用腹压。此时医生会检查，当看见胎头后才会让你运用腹压。

但是如果你的子宫口未开全，即使你有剧烈的排便感想要使劲时，也千万不要用力，以免造成分娩后期乏力，这时候你应该在宫缩时张大口呼吸，放松全身肌肉。

运用腹压的时间，要根据具体情况而定，主要是看胎头下降程度。

如果胎头进展缓慢，但已在阴道口看到胎头，用腹压时间较长，

已经30分钟，甚至1小时了，宝宝还是没怎么动的话，这时候就要用产钳等工具来帮助分娩，并对产妇施行会阴侧切术。

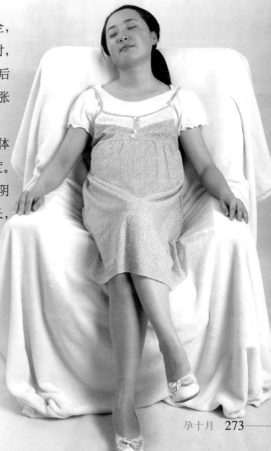

在生产前三四个月，准妈妈就应该学习并不断练习分娩如何用力了。

对于新妈妈，顺产后多久会来月经是一个很困惑的问题，有的新妈妈来的很早，有的新妈妈来的很晚，那么到底顺产后多久来月经才算正常呢？

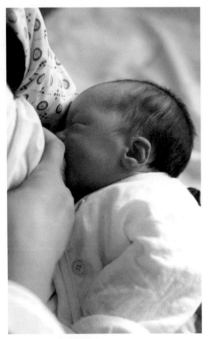

产后首次月经来的时间跨度很大，和各人身体情况有关，但是并不影响正常哺乳。

这个是要因人而异的，每个新妈妈的情况都不一样，并没有一个非常明确的时间。最早的可以在宝宝满月后月经就来了，最晚的可能是产后一年才来月经。

一般来说，这个时间与妈妈的年龄、是否哺乳、哺乳时间的长短、卵巢功能的恢复等情况有关。总体来说，没有哺乳的妈妈会比哺乳的妈妈较早恢复正常的月经。

如果新妈妈没有哺乳，月经通常在产后6~8周内会来。哺乳的新妈妈，在产后12周就可能会来月经了，大多数哺乳的新妈妈通常要到18周以后才完全恢复排卵机能。

产后泌乳激素持续维持高数值时，新妈妈会发生产后无月经症。

我们称血中泌乳激素过高为"高泌乳激素血症"。哺乳期新妈妈没来月经，是因为哺育母乳会使血中的泌乳激素升高，激素分泌素分泌减低或停止，而造成没有排卵周期不能排卵。

母乳喂养宝宝的新妈妈，排卵及月经恢复较迟，有的要在一年后才来月经。大多数新妈妈第一次的月经量比平时月经量多，第二次月经就恢复了，这些都是正常现象，因此不必担心。

新妈妈要注意的是不要把产后恶露当成月经，如疑似自己有产后恶露一定要在医生的指导下尽早除去。

小贴士

恶露是由阴道排出的瘀血、黏液，要和月经区分开来，产妇分娩后随着子宫蜕膜，特别是胎盘附着物处蜕膜的脱落，含有血液、坏死蜕膜等组织经阴道排出称为产后恶露。

第270天　在产房里什么事情准爸爸不能做

在产妇生产的时候，是可以有一名家属陪同产妇进产房的，大多数都是准爸爸，因为准爸爸是妻子最贴心的强大的精神支柱。

有许多准爸爸不知道的，在产房里不可以做的事，赶快来学习一下吧。

1 由于产妇在分娩的时候，听觉和嗅觉会比平时灵敏许多，所以无论是开门的声音还是你小声嘀咕的声音都会影响到产妇。由于这个原因当你坐下时不要发出太多的噪音。

2 当看见医生在检查产妇的子宫口打开了多少时，你最好不要讲笑话。特别是医生准备检查的时候，你不要叫妻子做深呼吸，最好静静地待在一边。

3 在妻子开始分娩的那一刻，不要打开摄像机。准爸爸可以将开始之后的这一过程拍下来，但宝宝出来以后，你要压制住看回放录像的想法。

4 最后，就是不要自认为自己是世界上最有趣的人，拼命地讲笑话，或者对宝宝的生理开玩笑。

其实，只要你安安静静地待着，给妻子安慰和鼓励，就足够了，专业的事情，就交给大夫吧。

第271天　分娩后还要在医院住多久

有的产妇认为产后要在医院待很久，做个全面的检查，给宝宝做个全面检查，等等。其实，这些是没有必要的。

顺产的新妈妈无须待太久，生的是第一胎的新妈妈一般产后在医院休养2~5天就可以了，有的甚至可以在产后6个小时就允许离开医院，这都是因人而异的。

剖腹产的新妈妈要在医院待得稍微久一些，因为剖腹产会引发一些术后的问题，一般需要在医院住8天。

如果你要求提前出院，医生也认为你可以出院，产后5天左右，也可以允许母子回到家里，到时候派一位医生到家里拆线，并检查术后恢复情况就可以了。

现在剖腹产大多采取横切口，5天就可以拆线，如果使用能吸收的线缝合，不需要拆线，术后3天左右就可以出院了。

但在此建议新妈妈最好一周以后再出院，有什么问题，可以及时得到医生的帮助，让你和家人都比较放心。

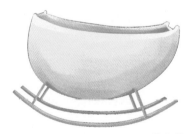

第272天 分娩后数小时产妇为什么不可以吃鸡蛋

可能有的爸爸遇到过这样的情况，当产后虚弱的妻子睁开眼睛想要吃东西，你小心翼翼地剥开一枚鸡蛋想要喂她的时候，医生会严厉地制止你，这是为什么呢？

因为在分娩过程中，产妇体力消耗较大，出汗多，体液不足，消化能力也会下降。若分娩后立即吃鸡蛋就很难消化，这会增加胃肠负担。

因此在分娩后数小时内，应吃半流质或流质食物。建议可以喝些红糖水，因为红糖中的营养成分较高，有较丰富的矿物质和微量元素等，还有补血养气的功效。

虽然在产后数小时之内不可以吃鸡蛋，但是鸡蛋是新妈妈坐月子期间必不可少的食物。

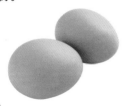

第273天 宝宝出生后是什么样子的

新妈妈曾经不止一次幻想过宝宝的样子，长得像爸爸还是像妈妈，眼睛是大还是小，但是当你看见宝宝的第一眼时，可能没有你想象的那么好，可不要失望啊。

宝宝刚出生时，看起来肯定不如父母想象的那样漂亮，因为身上有血迹，并有一层光滑呈白色的胎脂，皮肤也皱皱的。

头看起来比较大，与小身体不成比例，占身长约四分之一左右。不过，随着宝宝不断地长大，一两个星期后，你就会发现他长"开"了。

有的宝宝出生时头看上去比较长，可能是有比较大的产瘤，这是由于产道的挤压造成的，妈妈不必担心，一段时间后即会恢复正常。

宝宝刚出生时头发的多少不一，有的宝宝头发又多又黑，而有的宝宝头发又稀又少，实际上这时宝宝头发的多少并不能表明以后头发的好坏，而且这些头发在6个月左右会全部脱落而生出新的头发来。

由于产道的挤压和羊水的作用，新出生的宝宝眼睛肿胀或眼球发红，一般在1~2天后就会恢复正常。

有的宝宝眼部周围皮肤出现血管痣，这也不必担心，4~6个月左右就会消失。

其实你的宝宝长到快满月的时候，就会十分可爱了，新妈妈会感觉怎么看也看不够，亲一亲，摸一摸，和小宝宝说话、唱歌都会让初为人母的你乐此不疲的。

第40周

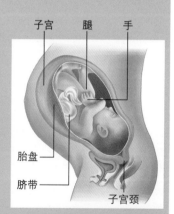

子宫　　腿　　手

胎盘

脐带

子宫颈

宝宝已经完全发育成熟，做好了出生的准备。

第274天　新生儿出生后要做什么检查

1 宝宝出生之后，他的第一声啼哭很重要，这说明他的肺已经开始工作了。医生会用器械吸宝宝的嘴巴和鼻腔，以清除残留在里面的黏液和羊水，从而确保鼻孔完全打开，畅通地呼吸。

2 护士会用毯子把宝宝包起来放在你身上，让你们亲近一会儿，如果你是剖腹产，护士会把宝宝抱起来给你看。

然后，宝宝被交给爸爸。如果是早产或是出现呼吸困难，就会立刻被送入新生儿特护病房，接受检查。

3 如果宝宝体重超过4000克则要验血，因为过重的新生儿在出生后的几小时内有可能出现低血糖。

4 这回该要剪脐带了，脐带通常在新生儿出生后几分钟内就会被剪掉。医生用钳子钳住脐带，如果爸爸被允许进产房，那么这光荣的使命就会交给爸爸来完成。

5 宝宝出生1分钟及5分钟之后，需要分别接受一次阿普伽新生儿评分，就是对新生儿的肤色、心率、反射

应激性、肌张力及呼吸力等5项进行评分，以此来检查新生儿是否适应了生活环境从子宫到外部世界的转变。

然后，护士会给宝宝称体重、量身长，并且检查有无疾病症状。

6 做好保护性措施。所有的新生儿都要注射维生素K，它是用来帮助血液凝结的，以免宝宝出血过多，因为新生儿的肝脏分泌维生素K的器官还未发育成熟。

此外，为了防止受感染，护士还会在新生儿的眼睛里抹上含有抗生素的药膏或药水。

7 约30分钟后，护士会把宝宝放在温暖的婴儿推车里送入婴儿室。如果医院允许母婴同室，他就会和你一起被送入产后恢复病房，在那里继续接受检查。

8 第一次体格检查是在宝宝出生后24小时之内，医生会对他进行检查，把对宝宝的各种测量结果与妈妈怀孕头几周内测得的数据进行比较，验证它们是否吻合。

第275天 胎教和早期教育的联系是什么

胎教当然是在宝宝还没出生，身为一个胎儿时的教育，但是当宝宝出生后，父母同样可以继续对他进行胎教时候所用到的恰当的教育方法，其实这时候的教育，对宝宝将来的性格、气质、爱好才开始起到真正意义上的引导作用。

新生儿离开母体独立生活，胎教训练可以说已经完成。经过胎宝宝期间，各种人为干预刺激训练，使新生儿具有良好的感觉器官功能和反应能力，为早期教育打下了基础。

但是如果出生后即停止了训练，胎教的效果就会逐渐地消退乃至消失，因此要重视将胎教和早期教育衔接起来。

语言教育

新妈妈可以和宝宝说说话，像以前胎教那样，聊一聊家里的摆设，外面的世界，讲一个好听的小故事，读一首唐诗等都可以，这次的说话可以看着宝宝的眼睛，虽然他不会看你，但是你的话一定会影响到他的。

说话时语气要温和、轻柔，也可以在宝宝睡觉的时间唱摇篮曲，这样可以培养宝宝将来那种温文尔雅的气质。

音乐教育

当宝宝还在妈妈肚子里的时候，你所选的音乐只是你认为对她好的，但不一定是宝宝喜欢的，而你也没法知道宝宝的喜好，但是现在就不同了，小宝宝在听到自己喜欢的音乐时会开心地笑，甚至会很不老实地扭动。

兴趣教育

也许新妈妈会说兴趣的培养是不是还太早了呀。

其实不是的，兴趣最好的培养方法就是在宝宝尚小，智力还没有完全开发的时候，难道你没听过"潜意识"这个词吗？现在宝宝虽然什么都不懂，但是他会有本能的潜意识，将来在他长大后，在接触到小时候这种刺激到他潜意识的东西时就会本能地产生好感。

英语教育

人们都知道语言的培养当然是越小越好，当宝宝还没有思考能力的时候爸爸妈妈可以在日常对话中涉及到英语对话，这样长此以往，你会发现在宝宝长大后学习英语会很快的。

体能教育

当然不能让宝宝做一些所谓"体能锻炼"的事，因为他还那么小，这是不可能的，这里的体能训练是爸爸妈妈要在宝宝精力旺盛的时候多陪他玩一玩，训练宝宝小手、小脚的灵活性。

坐月子是为了什么

坐月子是因为事实证明，产后的新妈妈要恢复至少整一个月，才会把分娩时所消耗的体力和气血都补回来，所以叫坐月子。

经过生产时的气血、体力耗损，产后的新妈妈处于血不足，气亦虚的状态，大约需6~8周的时间才能恢复到怀孕前的生理状态。

新妈妈在这段时间的调养正确与否，关系到未来日子的身体健康，如果能抓住生产的机会调整体型，或治疗某些生产之前身体上的小病，按照正确的方法坐月子，好好地补充营养、充分休息，就能带给你以后几十年的健康身体。

坐月子期间沐浴、洗头注意保暖

新妈妈产后应注意阴部的护理，要定时更换棉垫、护垫，洗澡以淋浴为主，使用弱酸性的沐浴用品清洁外阴，阴道内不要冲洗，并且尽量穿宽松棉质的内裤，避免阴部不适及感染。

因为你主要失去的就是气血，所以在洗头洗澡时一定要注意保暖，因此坐月子期间沐浴、洗完头发后，最好赶快在房间内擦干、吹干，不要着凉。

冬天可额外备好一个暖炉在身旁，但要避免在浴室内使用电器，预防意外的发生。

产后不要吹风

新妈妈一定要非常注意坐月子时不能吹风，因为产后气血虚弱、筋骨松弛，风寒湿邪易趁虚而入，引起感冒、风湿、关节酸痛、腹泻等疾病。

冬天坐月子的话还好说，夏季炎热的气候就最难熬了，绝对不可直接吹冷气、洗冷水澡。

那么如何让室温舒适呢？在家中可以把电扇对着反方向吹，让风打在墙壁上反弹回来，使室内空气流通，冷气不可直接吹到产妇，必须向着无人的地方吹，间接感受凉意即可。

同时，最好穿着宽松、轻薄的长袖衣物，预防环境冷热变化，以免出入冷气房或是汽车内外而引起感冒。

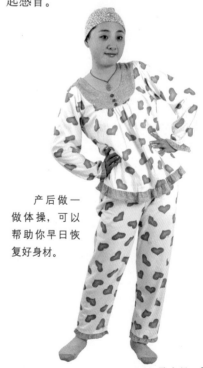

产后做一做体操，可以帮助你早日恢复好身材。

坐月子期间补身体的食物有哪些

蔬菜水果

蔬菜水果一直是新妈妈在产后，坐月子期间最好的营养来源之一，在怀孕的时候多吃蔬菜、水果，在坐月子期间也要多吃，尤其是含有丰富的维生素C和各种矿物质的蔬菜和水果，有助于消化和排泄，增进食欲。

水果虽然都可以吃，没什么忌口，但是由于个人的体质不一样，有些水果需要区别对待，比如体质属寒性的产妇，尽量少吃寒性的水果。

同时，由于此时产妇消化系统的功能尚未完全恢复，不要吃得过多。冬天气温低，水果太冷，可以先煮一下，然后连同水果汁一起喝掉。

鸡蛋

鸡蛋是传统上做月子期间可以多吃的食物之一，可以说是中国的产妇在月子期间必吃的食物。

鸡蛋里面的蛋白质、氨基酸、矿物质含量高，消化吸收率高。吃的形式有煮鸡蛋、蛋花汤、蒸蛋羹，或打在面汤里等，其中煮鸡蛋的营养价值最高。

有的很传统的老人说产妇坐月子时，每天至少要吃十个八个鸡蛋，那也太夸张了，其实两三个鸡蛋已完全可以满足营养需求，吃得太多人体也无法吸收。

红糖、红枣、红豆等红色食品

红糖、红枣、红豆等红色食品富含铁、钙等,对血色素的提高有利,可帮助产妇补血、去寒。但要注意红糖是粗制糖，杂质较多，应将其煮沸再食用。

各种美味炖汤

美味可口的炖汤，不仅营养丰富，易消化吸收，还可以促进食欲及乳汁的分泌，能很好地帮助产妇恢复体力。鸡汤、排骨汤、牛肉汤、猪蹄汤、肘子汤每天轮换着喝，其中猪蹄炖黄豆汤是传统的下奶食品。

小米粥

富含维生素B、膳食纤维和铁。可单煮小米或将其与大米合煮，有很好的补养效果。但不要完全依赖小米粥，因小米所含的营养毕竟不是很全面。

鱼类

营养丰富，通脉催乳，味道鲜美。其中鲫鱼和鲤鱼是产妇坐月子期间的首选，可清蒸、红烧或炖汤，汤肉应一起吃，有很好的催乳效果。

芝麻

富含蛋白质、铁、钙、磷等营养成分，滋补身体，非常适合产妇的营养要求。

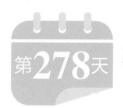

第278天 产后要如何运动才可以减肥

产后减肥是许多现代妈妈最重视的话题，但值得注意的是，新妈妈不可贸然减肥，急于求成，更不要为了快速恢复以往的好身材而滥用药物，或者节食、过分运动等，这些都是禁止的。

一般产后运动应坚持四个原则

● 避免剧烈运动

为了快速瘦身，许多产妇采取剧烈的运动计划，这很容易造成疲劳，不仅如此，还会损害健康。

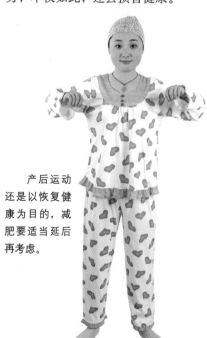

产后运动还是以恢复健康为目的，减肥要适当延后再考虑。

产后立即进行剧烈运动减肥，很可能影响子宫的康复并引起出血，严重时还会使生产时的手术创面或外阴切口再次遭受损伤。

在进行运动之前，事前的热身运动与事后的缓和运动可不能少，否则容易造成运动伤害。

● 选择轻、中等强度的有氧运动

选择轻、中等强度的有氧运动，并做到持之以恒。这样既有利于减肥，又能有效防止减肥后体重出现反弹。

有氧运动有极佳的燃脂效果，有氧运动指的是使用到全身肌肉的运动，包括慢跑、快走、游泳、登山、骑脚踏车、有氧舞蹈等，且进行的时间至少要持续15~20分钟以上，若想有效燃烧脂肪，应持续进行30分钟以上，或是一天之内累积到30分钟以上才有效果。

● 循序渐进

新妈妈的产后运动应注意循序渐进，如能坚持在分娩后进行5个月左右的必要的身体锻炼，不仅对体质及形体的恢复有益，还可将全身的肌肉练得结实一些，消除腹部、臀部、大腿等处多余的脂肪，恢复怀孕前的健美身姿。

● 切忌急于求成

新妈妈要切忌急功近利的心态和懒惰好逸的心态。

产后健身的信念一旦树立，就不要轻易打破自己的心理防线，不可"放纵"。一方面不能半途而废，另一方面也不要急于成功，甚至扎进健身房一待就是几小时。要心态平和地面对产后减肥。

怎样消除妊娠纹

新妈妈在妊娠期为适应宝宝生长的需要，腹部皮肤快速拉伸，过多食用高脂肪及高糖食物导致产后体内脂肪堆积形成内源性张力，使皮肤真皮纤维组织断裂又不能及时修复，就出现了妊娠纹。

想要消除妊娠纹，可通过按摩和饮食的方法达到淡化甚至消除的目的。

按摩法

以 20 毫升按摩精油为底油，配合以下配方，以顺时针打圈的方式按摩于减肥纹或妊娠纹处，每天按摩 5~10 分钟。

> 配方一：橙花精油 5 滴 + 薰衣草精油 3 滴
>
> 配方二：花梨木精油 4 滴 + 乳香精油 3 滴 + 薰衣草精油 2 滴
>
> 配方三：乳香精油 3 滴 + 薰衣草精油 2 滴 + 柠檬草精油 2 滴

这种方法不仅可以循序渐进地消除产后的妊娠纹，还可以通过精油的芬芳来改善你的皮肤状态和精神状态，使你心情愉悦，精神饱满，在妊娠纹越来越少的同时，皮肤也变得光滑细腻。

饮食法

一定要减少动物性脂肪的摄取。

食用过多的奶油或乳酪，不仅易使血液倾向酸性，让人易于疲劳，也会让脂肪囤积于下半身，造成臀部增大，产生伸展纹。

所以新妈妈最好以大豆之类原植物性蛋白质，或是热量低且营养丰富的海鲜为主，可以促进新陈代谢与体内脂肪的消耗。

同时，尽量以玉米油、橄榄油与葵花油取代动物性脂肪，它们均含有大量不饱和脂肪酸，能让你兼顾美丽与健康。

其他方法

● 沐浴预防留下肥胖纹

沐浴时，使用柔软的毛刷或天然丝瓜布磨擦肌肤，以刷掉干燥皮屑，可刺激淋巴循环。然后将沐浴乳加一汤匙的浴盐混合在一起，均匀摩擦在皮肤上后冲洗干净。

● 加强按摩分解脂肪

经常使用金莲花、有机碘及有机硅等成分制成的美体专用精华乳及精华液加以按摩。

按摩时间在 10 分钟以上，以便让精华液充分被吸收，因为按摩乳具有加强分解脂肪、代谢毒素的作用,轻轻按摩对于护理、淡化妊娠纹、消除赘肉具有很显著的效果。

● 增加粗纤维的摄入量

粗纤维具有纤体排毒的功效，因此在平日三餐中应多摄取西芹、南瓜、甘薯与芋头这些富含膳食纤维的食物，可以促进胃肠蠕动，减少脂肪堆积。

哺乳期可以帮助下奶的食物有哪些

新妈妈在哺乳期最关心的就是如何下奶，让宝宝"吃"得更好，那么就一起来学习一下吧。

猪蹄汤、鲫鱼汤、酒酿煮鸡蛋、排骨海带汤等都是很好的下奶的食物。

坐月子期间，新妈妈的奶水不多，宝宝会经常"吃"不够。但是出了月子，奶水就会明显好起来，基本上不用给宝宝加配方奶了。

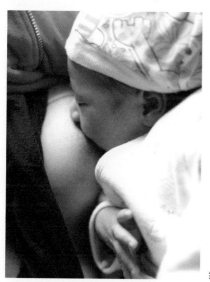

经常让宝宝吸吮也能帮助下奶。

新妈妈都知道母乳喂养是最好、最健康的，想要在坐月子期间也有足够的奶水来供给宝宝，那么就可以试试以下方法。

1 汤水必须多喝，只喝一点点汤是不够的。

2 饭菜必须多吃，光喝汤是不行的。

坐月子期间新妈妈应该多吃，营养要全面，蛋、鱼、肉、豆制品、蔬菜、水果、粗粮、汤水等都应该吃。

还要多喝豆浆和含有维生素AD 的牛奶。

3 哺乳期的妈妈心情要好，哪怕没有太多奶水，也要自信自己慢慢会变好的。

产后一两周内奶水少是正常的，只要宝宝多吮吸，就能逐渐增多。

4 妈妈睡眠要好，充足的休息会促进乳汁分泌，所以一定要多睡觉。

温馨提示

一般哺乳期每日食谱应当至少包括：

粮食：500~700 克

蛋类：200 克（大约有 4 个）

肉类：200~250 克

豆制品：50~100 克

牛奶：250 毫升

汤水：1000~1500 毫升

蔬菜：500 克，其中最好以绿叶蔬菜为主

小贴士

回奶的食品

回奶食品主要是：大麦茶、麦芽糖、韭菜、花椒、大料、味精、豆角等，哺乳期妈妈一定要小心这些食品。

附录A 孕期关键日子

受孕最佳时机

- **最佳受孕月份**：7~8 月
- **最佳受孕日子**：排卵当天及前 3 天、后 1 天
- **最佳受孕时间**：晚上 9~10 点

根据月经时间计算预产期：

月份 = 最后月经月份 +9（或 -3）

日期 = 最后月经日期 +7

排卵期

● 月经周期一向较规律的女性

从月经来潮的第一天算起，倒数 14±2 天就是排卵期。例如，月经周期为 28 天，如果这次月经来潮的第一天是在 7 月 28 日，那么这个月的 12，13，14，15，16 日就是可能排卵日。

● 月经周期不规律的女性

排卵期第一天 = 最短一次月经周期天数减去 18 天

排卵期最后一天 = 最长一次月经周期天数减去 11 天

在采用此公式计算之前，要求本人连续 8 次观察、记录自己的月经周期（月经周期的计算是从此次月经来潮的第一天到下次月经来潮的第一天），得出自己月经周期的最长天数和最短天数，代入以上公式得出的数字分别表示该女性排卵期的开始和结束的时间。比如，通过观察，前 8 个月的月经周期最长为 30 天，最短为 28 天，代入公式为：

排卵期第一天 = 28-18= 10

排卵期最后一天 = 30-11=19

即这位女性的排卵期开始于本次月经来潮的第 10 天，结束于本次月经来潮的第 19 天。

孕期检查

- **首次检查时间**：停经 1 个月内，或出现早孕反应时。
- **产前检查时间**：一般怀孕 3 个月开始产前检查，每个月 1 次；8 个月后每 2 周 1 次；最后 1 个月每周 1 次，有特殊情况时更应检查，或听从医嘱。

早孕反应

- **早孕反应出现时间**：一般受孕后 40 天左右开始。

关于流产

- **自然流产发生时间**：28 周以前均为流产，大多数发生在怀孕 3 个月内。
- **人工流产适宜时间**：停经后 2 个半月内，7~9 周最适宜。
- **中期引产适宜时间**：妊娠 16~24 周内。

胎动

- **自觉出现胎动时间**：妊娠 16~20 周内。
- **胎动最频繁、最活跃时间**：妊娠 28~34 周内。
- **胎动正常次数**：每 12 个小时 30~40 次，不应低于 15 次。
- **胎心音正常次数**：每分钟 120~160 次。

早产

- **早产发生时间**：妊娠 28~37 周内。

产后恢复

- **产妇可以下床活动时间**：顺产后 24 小时。
- **产妇可以做一般家务时间**：产后 5~6 周。
- **产妇身体完全恢复正常时间**：产后 6~8 周。

宝宝哺育

- **新生儿可以喂奶时间**：出生后半小时。
- **妈妈每周增加体重正常值**：应少于 0.15 公斤。
- **新生儿出生后体重**：正常为 2500~3500 克。超过 4000 克为巨大儿，低于 2500 克者为未成熟儿或早产儿。
- **婴儿前 3 个月体重增长值**：平均每月 500~900 克。

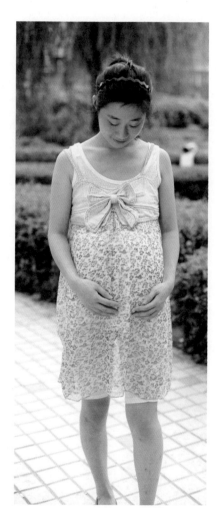

附录B 孕期检查详表

孕龄	检查重点	详细内容
0~5 周	确认怀孕	请专科医师为你检查。妊娠试验为阳性，恭喜你；阴性，也不要大意，如一周后仍未来潮，还要复查。
5~6 周	超声波检查看胚胎数	此时通过超声波检查，大致能看到胚囊在子宫内的位置，若仍未看到，则要怀疑是否有宫外孕的可能。
6~8 周	超声波检查看胚胎	若能看到胎儿的心跳，则代表胎儿目前处于正常状态下。
9~11 周	做绒毛膜采样	若准妈妈家族有遗传性疾病史，可在这个时间段做绒毛膜采样。
12 周（第 1 次正式产检）	领取《孕妇健康手册》	大多数准妈妈在孕 12 周左右开始进行第 1 次产检。一般医院会给准妈妈办理《孕妇健康手册》。
13~16 周（第 2 次产检）	唐氏筛查	除了唐筛以外，从第二次产检开始，准妈妈每次必须做基本的例行检查，包括称体重、量血压、问诊、查子宫大小及看宝宝的胎心音等。
17~20 周（第 3 次产检）	详细超声波检查	孕 20 周做超声波检查，主要是看胎儿外观发育上是否有重大问题。
21~24 周（第 4 次产检）	查妊娠糖尿病	医生会抽取准妈妈的血液样本进行筛查试验，看看血糖指数是否超标。
25~28 周（第 5 次产检）	查乙型肝炎抗原、艾滋病抗体、梅毒血清试验	此阶段最重要的是为准妈妈抽血检查梅毒、艾滋病，以及乙型肝炎有关抗原、抗体。
29~32 周（第 6 次产检）查	预防子痫前症	在孕 8 月以后，准妈妈的产检是每 2 周检查 1 次。医师要陆续为准妈妈检是否有水肿现象。
33~35 周（第 7 次产检）	超声波检查评估胎儿体重	到了孕 34 周时，建议准妈妈做一次详细的超声波检查，以评估胎儿当时的体重及发育状况，并评估胎儿至足月生产时的重量。
36 周（第 8 次产检）	为生产事宜做准备	从 36 周开始，准妈妈越来越接近生产的日子，此时所做的产检，以每周检查 1 次为原则，并持续监视胎儿的状态。
37 周（第 9 次检查）	检查临产征兆	随着胎儿长大，准妈妈宜随时注意胎儿及自身的情况，以免胎儿提前出生。
38~42 周（第 10 次产检）	了解临产状况	准妈妈应有随时准备生产的心理。在未生产前，仍应坚持每周检查一次，让医生进行胎心监护、B 超检查，了解羊水以及胎儿在子宫内的状况。